R. Malling-Hausen

Perioden im Gewicht der Kinder und in der Sonnenwärme

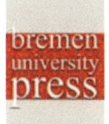

R. Malling-Hausen

Perioden im Gewicht der Kinder und in der Sonnenwärme

ISBN/EAN: 9783955621995

Auflage: 1

Erscheinungsjahr: 2013

Erscheinungsort: Bremen, Deutschland

@ Bremen-university-press in Access Verlag GmbH, Fahrenheitstr. 1, 28359 Bremen. Alle Rechte beim Verlag und bei den jeweiligen Lizenzgebern.

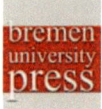

Perioden

im Gewicht der Kinder und in der Sonnenwärme,

Beobachtungen

von

R. Malling-Hansen,

Direktor und Prediger an der Kgl. Taubstummen-Anstalt in Kopenhagen.

Fragment III. A.

(Hierzu 44 Tafeln im Fragment III. B.)

Kopenhagen.

Vilhelm Tryde's Buchhandlung.

1886.

Auf der Kgl. Taubstummen-Anstalt zu Kopenhagen wurden seit Anfang Mai 1882 alle c. 130 Zöglinge, Knaben und Mädchen, täglich gewägt. Seit Mitte Februar 1884 wurde an den meisten Schultagen die Höhe der Kinder gemessen.

Die Veranlassung dieser täglichen Wägungen und Messungen war das Verlangen nach einer neuen Verköstigungsordnung für die Anstalt. Ich hielt es in dieser Sache für massgebend, über das Gedeihen der Zöglinge unter der alten Ordnung zur Klarheit zu kommen, um dasselbe später mit den Wirkungen einer neuen Verköstigungsordnung vergleichen zu können. Es war mir einleuchtend, dass die zunächst liegenden, wenn auch nicht völlig zulänglichen Mittel zu einer solchen Untersuchung durch häufige Wägungen und Höhenmessungen der Zöglinge zu gewinnen seien. Eine tägliche Wägung und Messung aller Zöglinge schien mir keine besondere Schwierigkeit darzubieten. Mit Beihülfe des Lehrerpersonals der Anstalt musste man im Laufe weniger Minuten die Höhe jedes einzelnen Zöglings bestimmen können, und wenn auch die Zeit nicht dazu langte, täglich jeden einzelnen Zögling für sich zu wägen, so war doch die Summe des Gewichts aller Zöglinge leicht und schnell zu ermitteln, wenn man die Kinder in eine passende Anzahl Gruppen einteilte und jede Gruppe für sich wägte.

Schon im Jahre 1877 fing ich an, eine grössere Anzahl von Zöglingen täglich zu messen. Diese Messungen, die ungefähr ein Jahr lang fortgesetzt wurden, und die später

August, wo die Kinder in den Sommerferien vom Institut abwesend sind. Die im Folgenden zu behandelnden Wägungen der Knaben geschehen jeden Abend um 9 Uhr, ausgenommen im Juni und Juli um 9'/2 Uhr. Die Knaben waren früher in acht bestimmte Gruppen verteilt, jetzt nur mehr in vier, jede von 16—18. Nach den gewöhnlichen abendlichen Entleerungen entkleiden sich die Knaben gruppenweise und stellen sich auf die Wage, nur mit Oberhemd, Wollhemd und Strümpfen bekleidet. Die eigentliche Wägung jeder Gruppe nimmt gewöhnlich nur c. 15 Sekunden in Anspruch. Unmittelbar nach der Wägung geht jede Abteilung zu Bett. Die im Schlafsaal aufgestellte Wage ist eine Centesimalwage, deren Genauigkeit häufig untersucht wird und die sich als vollkommen zuverlässig bewährt hat. In den ersten acht Monaten führte ich selbst alle Wägungen aus; seitdem sind die Abend-Wägungen fünf Lehrern der Anstalt abwechselnd übertragen.

Die Höhenmessungen geschehen um 9 Uhr Vormittags an den meisten Schultagen, nämlich an den Tagen, wo die Schüler von 8 bis 9 Uhr auf der Schulbank gesessen haben. Die Gründe dieser Beschränkung werden im Schluss dieser Abhandlung dargelegt werden. Die Messungen werden von sieben Lehrern der Anstalt ausgeführt, und zwar so: das Kind betritt ohne Schuhe eine mit Holzklötzen versehene Platte, wodurch die Stellung der Füsse bestimmt wird, und lehnt den Rücken gegen einen mittels dicker Eisenbänder gesteiften hölzernen Ständer; es lehnt dann den Nacken gegen einen am Bande des Ständers befindlichen Metermasstab; der Lehrer lässt ein Winkelband auf den Kopf des Kindes herabgleiten und liest mittels einer am Winkelband befindlichen Visierlinie die Höhe in Millimetern ab. Die Messung sämtlicher Zöglinge ist in fünf

Minuten zu Ende gebracht. Die durch Veränderungen in der Luftwärme hervorgebrachten Schwankungen der Apparate sind für die Ergebnisse der Wägung und Messung ohne Belang.

Nach den vorstehenden einleitenden Erläuterungen teile ich jetzt über die Anzahl, das Alter u. s. w. der gewägten und gemessenen Knaben das nötige mit*), um dann die Gewicht- und Höhenzahlen mitzuteilen, die die Grundlage der nachfolgenden Untersuchungen bilden.

1. Mai   1882 Bestand 68 Knaben im durchschnittlichen Alter von 12 J. 7 Mt.
1. Sept. 1882   —   72   —   —   — — 12 2
1. Sept. 1883   —   71   —   —   — — 12 6
1. Sept. 1884   —   75   —   —   — — 13 3
1. Sept. 1885   —   69   —   —   — — 13 8

Die Anzahl der Knaben in jeder Altersklasse war folgende:

1. Mai 1882	1. Sept. 1882	1. Sept. 1883	1. Sept. 1884	1. Sept. 1885		
2 Knaben	6 Knaben	3 Knaben	3 Knaben	3 Knaben	im gefüllten	9. Jahr.
10 —	13 —	11	4 —	3 —	—	10. —
19 —	19 —	13 —	12 —	4 —	—	11. —
12 —	13 —	19 —	12 —	12 —	—	12. —
7 —	7 —	13 —	19 —	12 —	—	13. —
10 —	11 —	7 —	13 —	19 —	—	14. —
3 —	2 —	5 —	7 —	12 —	—	15. —
4 —	1 —	0 —	5 —	3 —	—	16. —
1 —	0 —	0 —	0 —	1 —	—	17. —

Das Schuljahr 1881—82. In diesem J. wurden vom Mai bis zu den Sommerferien täglich die selben 68 Knaben gewägt.

---

*) Mehrere dieser Aufschlüsse werden im Folgenden keine Anwendung finden, sind aber zum Besten solcher Leser hergesetzt, die die Gewicht- und Höhenschwankungen auf den einzelnen Knaben in einem gewissen durchschnittlichen Alter anwenden wollen.

Das Schuljahr 1882—83. Von den 68 Zöglingen des vorigen Schuljahrs gingen vor den Sommerferien 1882 sieben Knaben von der Anstalt ab, die den 1. September 1882 ein durchschnittliches Alter von 16 J. 2 Mt. gehabt hätten. 61 Knaben gingen also in das neue Schuljahr 1882—83 über, und es traten 11 Knaben ein mit dem durchschnittlichen Alter von 10 J. Das Schuljahr 1882—83 fing also mit 72 Knaben an; die selben 72 Knaben wurden das ganze Schuljahr hindurch täglich gewägt.

Das Schuljahr 1883—84. Von den 72 Zöglingen des vorigen Schuljahrs gingen im Juli 1883 neun Knaben von der Anstalt ab, die den 1. September 1883 ein durchschnittliches Alter von 16 J. gehabt hätten. 63 Knaben gingen in das neue Schuljahr 1883—84 über, und es traten 8 neue Knaben ein mit dem durchschnittlichen Alter von 10 J. Das Schuljahr 1883—84 fing also mit 71 Zöglingen an. Diese 71 wurden täglich gewägt bis zum 28. April 1884, wo ein Knabe (12 J. 7 Mt. alt) von der Anstalt abging. Bis zum Schluss des Schuljahrs wurden dann die 70 Knaben täglich gewägt.

Das Schuljahr 1884—85. Alle 70 Knaben des Schuljahrs 1883—84 gingen in das Jahr 1884—85 über, und es kamen 5 neue Knaben hinzu mit dem durchschnittlichen Alter von 10 J. Alle 75 Knaben wurden bis zum 25. November täglich gewägt, danach vom 26. November an 74 Knaben. Der ausgetretene Knabe war 10 J. 1 Mt. alt.

Das Schuljahr 1885—86. Von den 74 Zöglingen gingen im Juli 1885 neun Knaben ab, die den 1. Sept. 1885 ein durchschnittliches Alter von 16 J. 10 Mt. gehabt hätten. 65 Knaben gingen ins Schuljahr 1885—86 über, und es traten 4 neue Knaben ein mit dem durchschnittlichen Alter von 9 J. 10 Mt.

Abendgewicht der Knaben*).

Tage.	1882.								1883.
	Mai	Juni	Juli	Aug.	Septbr.	Oktbr.	Novbr.	Decbr.	Januar
1		4498	4394		4595	4662	4751	4833	4851
2		4470	4405		4583	4707	4766	4800	4844
3		4448	4411		4594	4724	(4768)	4779	4842
4	4480	4435	4460		4584	4677	4758	4811	4848
5	4483	4446	4420		4613	4724	4759	4809	4873
6	4440	4458	4427		4580	4734	4748	4783	4849
7	4435	4441	4439		4596	4681	4792	4769	4859
8	4462	4468	4408		4630	4699	4774	4822	4866
9	4474	4464	4426		4613	4701	4776	4806	4877
10	4474	4432	4365		4603	4726	4792	4814	4840
11	4479	4434	4415		4609	4683	4760	4833	4845
12	4481	4427	4400		4648	4726	4763	4846	4870
13	4450	4461	4445		4608	4725	4787	4825	4861
14	4437	4420	4443		4643	4707	4793	4820	4862
15	4432	4467	4393		4670	4685	4768	4855	4875
16	4470	4448	4399		4637	4694	4775	4844	4877
17	4467	4407	4394		4626	4730	4773	4839	4855
18	4486	4434	4398		4653	4723	4761	4832	4860
19	4456	4422	4415		4681	4729	4779	4833	4891
20	4434	4444			4638	4737	4770	4811	4884
21	4455	4420			4678	4720	4788	4809	4874
22	4472	4472			4674	4689	4771	4812	4887
23	4464	4457			4637	4739	4805	4812	4899
24	4458	4419		4575	4650	4766	4807	4837	4884
25	4486	4412		4596	4641	4737	4795	4837	4866
26	4468	4415		4566	4691	4753	4794	(4842)	4887
27	4436	4441		4567	4640	4773	4783	(4823)	4879
28	4461	4431		4564	4694	4741	4803	4827	4851
29	4435	4453		4582	4689	4754	4789	4863	4864
30	4460	4452		4541	4667	4743	4814	4832	4870
31	4445			4588		4781		4818	4844

*) Das Gewicht ist in Pfunden (= $^1/_2$ Kilogr.) angegeben. Im Mai, Juni und Juli 68 Knaben; vom 24. August bis Ende Januar 72 Knaben. Die vom Schuljahr 1881—82 übergegangen 61 Knaben hatten in der Zeit vom 19. Juli bis zum 24. August eine Gewichtzunahme von 61 Pfund. Diese Zunahme und die entsprechenden Gewichtsteigerungen in den folgenden Sommerferien sind nach dem später zu veröffentlichenden Gewicht der einzelnen Knaben-Gruppen berechnet.

Abendgewicht der Knaben*).

Tage.	1883.								
	Febr.	März	April	Mai	Juni	Juli	Septbr.	Oktbr.	Novbr.
1	4831	4885	4907	4911	4955	2475,5		2387,1	2438,2
2	4847	4892	4917	4883	4957	2481,3		2390,5	2453,4
3	4852	4899	4917	4915	4964	2475,1	2342,3	2377,6	2443,9
4	4834	4896	4908	4922	4976	2445,1	2333,7	2387,6	2453,3
5	4848	4909	4893	4924	4963	2475,6	2330,8	2394,4	2455,0
6	4872	4921	4913	4910	4931	2475,6	2335,1	2376,2	2454,1
7	4853	4891	4903	4919	4976	2474,0	2339,6	2396,9	2452,7
8	4858	4893	4869	4922	4963	2475,3	2326,9	2392,4	2455,0
9	4868	4919	4895	4902	2480,7	2471,4	2344,7	2395,4	2461,7
10	4882	4911	4916	4909	2486,5	2468,9	2347,1	2391,7	2452,0
11	4878	4900	4884	4918	2465,1	2454,0	2349,7	2396,0	2469,6
12	4903	4910	4885	4891	2485,0	2460,8	2336,1	2404,7	2464,7
13	4894	4911	4894	4885	2472,3	2467,7	2352,9	2401,7	2472,7
14	4896	4887	4883	4898	2483,1	2466,6	2358,6	2420,6	2469,0
15	4850	4880	4893	4892	2475,9	2455,0	2343,4	2413,5	2471,6
16	4887	4891	4939	4879	2472,7	2449,8	2366,4	2421,4	2477,8
17	4883	4888	4929	4904	2470,5	2442,7	2369,8	2421,6	2459,4
18	4881	4866	4901	4908	2482,0		2366,9	2419,0	2476,2
19	4890	4879	4889	4913	2484,1		2356,8	2434,2	2472,3
20	4898	4883	4917	4940	2468,2		2363,7	2413,6	2478,2
21	4898	4890	4923	4945	2474,4		2368,2	2430,8	2474,1
22	4878	4859	4906	(4935)	2477,2		2349,2	2434,1	2475,0
23	4903	4879	4927	4915	2476,4		2370,6	2430,6	2478,0
24	4901	4869	4926	4941	2480,3		2364,6	2481,1	2468,2
25	4910	4874	4902	4955	2480,9		2371,1	2437,2	2482,0
26	4907	4895	4912	4946	2484,6		2374,1	2441,0	2479,4
27	4908	4905	4924	4958	2469,3		2377,7	(2423,7)	2488,2
28	4897	4886	4925	4968	2483,1		2387,5	2440,8	2480,3
29		4881	4920	4957	2481,4		2363,8	2439,5	2495,1
30		4900	4916	4948	2475,4		2384,0	2448,5	2491,1
31		4903		4961				2442,4	

*) Vom 1. Februar bis zum 8. Juni ist das Gewicht in Pfunden angegeben, von da an in Kilogr. Vom Februar bis zum Juli wurden 72 Knaben gewägt; im September, Oktober und November 71 Knaben. 63 Knaben kamen vom Schuljahr 1882—83 herüber; in der Zeit vom 16. Juli—3. September nahmen dieselben Kilo. 65,2 an Gewicht zu.

Abendgewicht der Knaben*).

Tage.	1883. Decbr.	1884. Januar	Febr.	März	April	Mai	Juni	August	Septbr.
1	2475,1	2512,0	2497,4	2505,4	2532,0	2507,1	2492,6		2643,7
2	2488,0	2501,5	2482,4	2521,3	2524,5	2507,9	2498,7		(2647,1)
3	2488,3	2508,6	2490,6	2516,3	2529,7	2497,4	2496,8		2648,4
4	2487,9	2507,8	2489,9	2519,5	2525,8	2505,6	2495,4		2662,9
5	2484,8	2489,8	2498,4	2517,2	2520,6	2492,8	2500,6		2665,6
6	2485,2	2496,3	2494,4	2522,4	2533,7	2504,5	2500,0		2641,4
7	2490,3	2495,1	2501,5	2521,9	2523,2	2505,7	2490,3		2670,7
8	2479,4	2500,9	2493,7	2510,4	2529,1	2512,3	2490,8		(2655,3)
9	2503,0	2490,7	2486,3	2522,4	2529,8	2509,0	2488,9		2669,4
10	2495,9	2497,7	2506,2	2518,4	2541,5	2497,0	2485,3		2665,2
11	2502,2	2493,9	2493,9	2526,7	2535,1	2510,1	2484,3		2667,4
12	2494,2	2482,8	2502,9	2527,0	2526,5	2502,3	2484,0		2676,2
13	2499,7	2487,4	2499,0	2537,5	2541,2	2507,0	2490,5		2658,0
14	2508,0	2484,9	2500,8	2533,6	2551,0	2498,9	2481,9		(2679,9)
15	2495,9	2492,6	2494,4	2526,0	2540,2	2510,5	2480,2		2685,3
16	2500,9	2485,4	2490,9	2529,7	2539,7	2509,5	2476,2		2685,6
17	2496,0	2494,1	2504,5	2533,3	2545,4	2498,4	2479,3		2682,6
18	2499,3	2490,3	2498,2	2538,1	2543,3	2510,3	(2480,9)	2630,7	2688,6
19	2493,3	2482,8	2506,7	2533,0	2539,3	2499,4	2482,3	2634,8	2693,7
20	2505,3	2486,0	2504,2	2535,2	2549,7	2501,7	2492,7	2622,8	2679,6
21	2504,2	2483,8	2511,6	2530,8	2546,6	2492,9	2475,8	2624,1	2692,6
22	2493,7	2494,3	2512,7	2522,4	2545,7	2501,4	2479,2	2633,9	2698,8
23	2494,3	2484,7	(2504,0)	2531,8	2547,7	2505,9	2468,8	2618,5	2705,6
24	2496,7	2490,6	2505,7	2517,7	2549,9	2496,6	2471,0	2631,8	2693,6
25	2504,6	2487,5	2510,5	2524,9	2548,2	2499,1	2465,2	2632,8	2703,5
26	2508,6	2486,3	2514,7	2528,6	2538,6	2488,9	2469,3	2639,7	2707,7
27	2516,9	2499,8	2512,1	2526,2	2545,1	2494,7	2465,8	2622,4	2690,4
28	2511,0	2487,0	2516,5	2530,2	2535,5	2494,3	2456,4	2631,6	2707,8
29	2498,9	2494,3	2513,9	2527,2	2502,5	2496,8	2464,7	2641,0	2709,6
30	2510,9	2489,9		2529,6	2501,3	2491,4	2459,6	2624,5	2721,9
31	2503,3	2495,9		2526,5		2482,7		2637,1	

*) Das Gewicht ist in Kilogr. angegeben. Vom 1. December—28. Apri wurden 71 Knaben gewägt, von da an bis zum 30. Juni 70. Der ausgetretene Knabe wog Kilo. 37,6. Alle 70 Knaben gingen in das neue Schuljahr über; in der Zeit vom 30. Juni—18. August nahmen dieselben Kilo, 58,8 an Gewicht zu. Vom 18. August an wurden 75 Knaben gewägt; 5 neue waren hinzugekommen.

Abendgewicht der Knaben*).

Tage.	1884.			1885.				
	Oktbr.	Novbr.	Decbr.	Januar	Febr.	März	April	Mai
1	2706,0	2750,9	2749,8	2799,9	2817,4	2831,4	2852,0	2854,4
2	2708,9	2772 8	2761,9	2804,8	2826,6	2832,4	2855,5	2844,9
3	2703,5	2764,6	2754,6	2797,1	2816,1	2840,6	2854,0	2851,8
4	2692,0	2767.7	2764,5	2798,6	2825,2	2837,5	2840,7	2845,3
5	2706,1	2752,2	2765,8	2807,5	2827,0	2840,7	2863,3	2857,2
6	2706,9	2774,6	2765,2	2805,2	2827,2	2846,8	2861,3	2857,5
7	2716.1	2768,5	2770,3	2815,9	2816,3	2830,4	2859,7	2863,4
8	2708,3	2768.6	2778,7	2817,5	2817,4	2839,4	2872,2	2860,5
9	2726,7	2779,4	2766,9	2816,6	2824,5	2837,5	2874,4	2850,2
10	2725,0	2773.3	2769,5	2798,2	2811,5	2845,9	2880,1	2852,0
11	2708,1	2779,9	2776.9	2810.2	2823,1	2842,5	2862,0	2852,2
12	2722.4	2767,8	2775,5	2810,2	2823,8	2849,5	2863,8	2852,5
13	2722,8	2779,0	2761,6	2804.3	2824.5	2846,5	2861,9	2850,3
14	2730,5	2777.8	2775,2	2812,0	2819,6	2835,0	2862,7	2849,0
15	2727,8	2781,2	2780,1	2819,0	2820,0	2851,1	2866,5	2853,1
16	2748,7	2785,4	2766.8	2813,5	2815.5	2846,5	2863,3	2847,1
17	2742,4	2784,0	2766,9	2804,6	2843,3	2855,0	2875,9	2852,8
18	2720,2	2791,6	2771,6	2806.3	2839,2	2848,9	2861,1	2854,1
19	2750,4	2776,6	2769,3	2817,3	2843,5	2845,0	2855,9	2859,9
20	2745,1	2785.4	2758,9	2808,5	2839,2	2853,4	2859,7	2852,9
21	2748,9	2786,6	2772,0	2815,0	2821,5	2839,0	2876,0	2849,5
22	2753,6	2786,5	2776,7	2818,8	2827,0	2841,5	2872,5	2855,5
23	2764,5	2786 6	2760.3	2823,8	2825,2	2841,7	2869,8	2847,7
24	2760,9	2785,9	2777,5	2810,6	2841,5	2855,4	2871,8	2851,6
25	2740,4	2790,9	2789,8	2810,5	2837,4	2857,7	2853,5	2856,2
26	2767,5	2752,3	2797,8	2825,5	2837,4	2855,6	2864.5	2857,3
27	2754,6	2760,7	2787,5	2816.7	2842,2	2860,9	2861,0	2852,7
28	2757,2	2755,7	2790,1	2822,9	2827,6	2851,2	2860,3	2862,2
29	2761.3	2753,6	2796,0	2832.2		2853,3	2858,4	2861,6
30	2763.8	(2748,1)	2790,0	2828,8		2848,1	2851,8	(2852,8)
31	2770,3		2793,8	2810,4		2854,0		(2852,6)

*) Das Gewicht in Kilogr. Vom 1. Oktober—25. November wurden 75 Knaben gewägt; von da an 74 bis Ende Mai. Der ausgetretene Knabe wog Kilo. 30,7.

Abendgewicht der Knaben*).

Tage.	1885.	
	Juni	Juli
1	(2853,0)	2839,2
2	2850,5	2844,5
3	2848,3	2844,3
4	2856,1	2834,4
5	2853,1	2833,1
6	2844,4	2826,6
7	2840,0	2831,5
8	2836,1	2817,4
9	2847,4	2823,8
10	2839,3	2821,9
11	2839,3	2819,6
12	2839,5	2826,4
13	2840,3	2811,6
14	2843,6	2810,0
15	2841,5	
16	2834,5	
17	2835,0	
18	2835,2	
19	2843,2	
20	2834,3	
21	2832,5	
22	2826,3	
23	2838,2	
24	2834,6	
25	2828,5	
26	2853,2	
27	2849,1	
28	2847,6	
29	2839,8	
30	2850,8	

Höhe der Knaben**).

Tage.	1884.				
	Febr.	März	April	Mai	Juni
1			. . . .		. . .
2			. . . .	99,861	98,819	. . .
3			—,852	—,763	. . .
4		99,660	—,906	. . . .	
5		—,624	—,907	—,848	. . . .
6		—,705	. . . .	—,828	99,152
7		—,708	100,020	. .	—,181
8		—,690	. .	—,814	.
9		. .		. . . .
10		—,703	.	. . . .	—,184
11		—,701	. .	. .	—,122
12		. . .	. .	—,855	—,230
13	Meter.	—,726	. .	—,851	
14		—,801	. . .	—,918	
15	99,549	—,734	. . .	—,904	
16	—,476	. .		—,910	
17	. .	—,771	. . . .	—,899	
18	—,496	—,771	100,064	. .	
19	—,508	—,778	—,066	—,945	
20	—,507	—,788	. . . .	99,016	
21	—,547	—,787	—,091	. .	
22	—,618	—,768	—,105	. . .	
23	—,557	. . .	. .	99,054	
24	. .	—,844	—,123	—,033	
25		—,836	—,198	. .	
26	—,594	. . .	{ 100,196 / 98,710 }	—,033	
27	. .	—,825	. . . .	—,063	
28	—,530	—,875	98,774	98,964	
29	—,606	—,901	—,767	99,055	
30		. . .	—,769	.	
31		—,892		. . .	

*) Im Juni und Juli wurden 74 Knaben gewägt.
**) Die Summe der Höhe von 71 Knaben bis zum 26. April; danach von 70 Knaben. Der ausgetretene Knabe mass 1486 Mm.

Höhe der Knaben*).

Tage.	1884.					1885.
	August	Septbr.	Oktbr.	Novbr.	Decbr.	Januar
1		. . . . .	. . . . .	. .	. .	. . . .
2		106.166	106,323	. . . . .	105,458	. . . .
3		—,188	—,369	106,607	. . . . .	. . . .
4		—,229	—,324	—,570	—,512	. . . .
5		—,212	. . . .	. . . .	—,545	. . . .
6		—,157	—,422	—,587	—,423	105,939
7		. . . .	—,380	—,622	. . . .	—,921
8		—,162	. . . .	—,576	—,602	—,984
9		—,220	—,401	. . . .	—,579	106,005
10		. . . .	—,439	—,539	—,584	105,924
11		—,244	—,350	—,535	—,557	. . .
12		—,291	. . . .	—,536	—,610	—,970
13		—,291	—,383	—,597	—,575	106,017
14		. . . .	—,387	—,592	. . . .	—,010
15		. . . .	—,377	—,565	—,581	—,004
16		—,337	—,374	. . .	—,630	—,028
17		—,317	—,499	—,620	—,572	105,996
18		—,295	—,382	—,641	—.633	. . . .
19		—,304	. . .	. . .	—,674	106,014
20		—,295	—,433	—,696	. . . .	—,008
21		. . . .	. . . .	—,676	. .	105.957
22		—,316	. . . .	—,654	. .	106,085
23		—,334	—,478	. . .	. .	—,093
24	Meter.	. . . .	—,541	—,640	. . . .	—,044
25		—,326	—,474	—,658	. . . .	.
26	106,082	—,313	. . .	{106,712 / 105,421	. .	—,098
27	105,920	—,324	—.451	105,440	. . .	—,099
28	106,037	. . . .	—,456	—,448	. . .	—,154
29	—,024	—,311	—,489	—.423	. . .	—.205
30	—,046	—,402	—,512	. .	. . .	—.228
31	. . . .		—.551		. . . .	. .

*) Die 70 in das Schuljahr 1884—85 übergegangenen Knaben hatten in der Zeit vom 12. Juni 26. August Meter 0,922 an Höhe zugenommen. 75 Knaben wurden vom 26. August—26. November gemessen; von da an 74 Knaben. Der ausgetretene Knabe mass 1291 Mm.

Höhe der Knaben*).

Tage	1885.					
	Februar	März	April	Mai	Juni	August
1	. . . . .	. . . . .	. . . .	. . .	107,612	
2	106,234	106,477	. . .	. . . .	. . . .	
3	—,212	—,447	. . .	. . . .	—,580	
4	…,184	—,445	. . . .	107,229	—,568	
5	—,232	—,485	. . .	—,258	. . . .	
6	—,199	—,530	.	—,235	—,611	
7	—,202	—,481	. .	—,295	. . .	
8	. . . .	. . . .	. . .	—,227	. . .	
9	—,222	—,583	106,924	—,245	—,700	
10	—,246	—,560	107,002	. . . .	—,626	
11	—,282	—,529	106,944	—,316	. . .	
12	—,276	—,525	. . . .	—,314	—,716	
13	—,275	—,596	—,944	—,358	—,662	
14	—,254	—,587	107,025	. . .	. . .	
15	. . . .	. . .	. .	—,337	—,720	
16	. .	—,657	—,040	—,361	—,665	
17	—,420	—,667	—,060	. . . .	—,734	
18	—,351	—,633	—,009	—,409	—,745	
19	—,362	—,656	. . . .	—,429	—,857	
20	—,373	—,615	—,077	—,399	—,735	
21	—,324	—,620	. . . .	—,415	. . .	
22	. . . .	. . .	—,174	. . .	—,810	
23	—,327	—,696	—,118	. . . .	—,812	
24	—,403	—,674	—,238	. . . .	—,883	
25	—,431	—,740	—,175	. . .	.	
26	—,423	—,785	.	.	. . .	98,914
27	—,491	. . . .	—,227	. . .	—,944	—,934
28	.	—,750	—,217	—,559	. . .	—,982
29		. .	. .	—,582	—,924	—,907
30		—,814	—,173	—,562	108,001	. . .
31		. . . .		. . .		—,920

*) In den Monaten Februar—Juni wurden 74 Knaben gemessen, vom 26. August an 69 Knaben. Die in das Schuljahr 1885—86 übergegangenen 65 Knaben nahmen in der Zeit vom 30. Juni—26. August M. 0,617 an Höhe zu.

Höhe der Knaben*).

Tage.	1885.				1886.	
	Septbr.	Oktbr.	Novbr.	Decbr.	Januar	Februar
1	98,991	99,184	....	....	....	....
2	....	....	99,418	....	....	100,271
3	—,978	—,194	—,424	99,716	....	..
4	99,021	...	..	—,718	....	—,257
5	—,021	—,240	—,469	—,660	....	—,339
6	...	—,203	—,447	...	....	—,330
7	....	—,260	—,483	—,737	100,012	...
8	—,084	—,251	....	—,769	—,056	—,324
9	—,086	—,291	—,500	—,722	—,079	—,403
10	—,098	—,275	—,449	—,701	....	—,332
11	—,085	..	—,490	—,686	—,019	—,350
12	....	—,291	—,491	—,711	—,022	—,403
13	....	—,328	—,488	....	—,119	—,463
14	—,090	—,321	—,491	—,737	—,108	....
15	—,077	—,311	....	—,816	—,106	—,440
16	—,095	—,297	—,473	..	—,129	—,414
17	—,120	—,308	—,509	—,818	...	..
18	—,134	..	...	—,790	—,174	—,428
19	—,098	....	—,474	—,842	—,155	
20	....	....	—,568	...	...	
21	—,104	—,282	—,544	—,754	—,203	
22	—,154	—,368	....	—,824	—,239	
23	—,156	—,350	—,569	..	—,195	
24	—,109	—,369	—,605	...	....	
25	—,113	....	—,601	.	—,241	
26	—,134	—,392	—,550	...	—,261	
27	...	—,403	—,625	...	—,310	
28	—,138	—,372	—,591	....	—,285	
29	—,180	—,394	.	...	—,277	
30	—,186	....	—,661	...	—,254	
31		—,325		....	...	

*) Vom 1. September—18. Februar wurden 69 Knaben gemessen.

Perioden ir. Wachstum der Knaben.

Eine flüchtige Untersuchung der vorstehenden Gewichtzahlen zeigt eine Periode von sieben Tagen in den Gewichtschwankungen der Kinder. Am Montag und Freitag der ersten Hälfte von 1884 z. B. findet sich ein sehr niedriges Gewicht, am Mittwoch und Donnerstag das höchste jeder Woche, u. s. w. Über diese wöchentliche Periode, die für die vorliegenden Untersuchungen ohne Belang ist, habe ich mich schon im »Fragment II« ausgesprochen. Diese wöchentliche Periode gründet sich auf der verschiedenen Esslust der Kinder den Mittagsmahlzeiten gegenüber, welche sich durchgängig alle sieben Tage wiederholten.

Es ist leicht ersichtlich, dass diese vorherrschende wöchentliche Periode aus den vorliegenden Zahlen eliminiert werden muss, bevor etwaige andere Perioden der Gewichtschwankungen deutlich hervortreten können. Ich habe mich dazu der Formel $\frac{h-a}{7} = h_1$ bedient. Sei a das Gewicht der Knaben an einem Montag Abend, h das Abendgewicht des nächsten Montags*), so bezeichnet $\frac{h-a}{7}$ die Gewichtzunahme der Knaben vom Abend g (Sonntag) bis zum Abend h. — Das gewonnene Resultat ist gleich der Gewichtsumme von 7 Tagen, vom Dinstag *(b)* bis zum Montag *(h)* — die Gewichtsumme von 7 Tagen, vom Montag *(a)* zum Sonntag *(g)*, mit 7 dividiert.

Die vorstehenden Gewichtzahlen, nach dieser Formel zur Eliminierung jener wöchentlichen Periode behandelt,

---

a Montag, *b* Dinstag, *c* Mittwoch u. s. w.

Gewichtschwankungen der Knaben*).

Tage.	1882.							1883.	
	Mai	Juni	Juli	Septbr.	Oktbr.	Novbr.	Decbr.	Januar	Febr.
1		1	— 4	0	2	2	4	2	— 5
2		1	— 1	2	9	2	1	0	— 6
3		1	0	4	5	— 1	— 2	2	— 4
4		— 3	2	3	5	3	4	3	— 2
5		1	— 1	4	4	0	0	2	— 3
6		0	— 4	6	7	1	0	2	1
7		— 1	— 2	1	2	2	— 7	6	1
8		— 4	2	5	5	3	— 1	2	4
9	Pfund.	— 1	3	4	— 1	1	0	5	3
10		— 2	— 6	2	0	4	6	0	4
11	0	0	— 7	3	1	0	3	— 1	6
12	0	— 3	— 3	5	1	1	5	0	8
13	1	1	3	1	— 2	5	7	2	3
14	0	— 3	0	7	4	0	7	0	7
15	— 4	— 1	— 2	6	— 2	— 1	4	2	— 2
16	— 1	— 2	— 4	3	— 1	0	6	0	3
17	3	— 3	5	3	1	— 2	3	2	0
18	1	0	— 3	7	5	0	0	3	1
19	— 3	— 1	2	4	1	2	— 2	3	— 2
20	— 3	— 3		5	1	— 2	— 2	3	0
21	3	0		5	2	— 1	— 2	2	1
22	6	1		0	1	0	— 6	1	4
23	— 1	1		0	6	5	— 4	3	2
24	— 1	2		4	5	4	— 1	5	3
25	0	— 3		— 2	2	5	1	0	4
26	1	— 1		1	4	2	1	0	2
27	1	0		1	5	2	2	— 1	2
28	0	1		2	3	2	3	— 3	— 1
29	— 5	— 3		2	9	3	7	— 3	
30	0	0		4	1	1	3	— 5	
31	— 2				2		— 3	— 5	

*) Nach der S. 16 gemachten Bemerkung über die Elimination der Wochenperiode ist $\frac{h-a}{7} = \frac{b+c+d+e+f+g+h}{7} \div \frac{a+b+c+d+e+f+g}{7}$; also ist jede der obenstehenden Schwankungszahlen die Differenz zweier wöchentlichen Mittelzahlen, deren Grösse vom Gewicht der Kinder an jedem einzelnen der betreffenden acht Tage abhängig ist. Eine Datierung dieser Differenzen ist demnach genau genommen unberechtigt; da eine solche Datierung indessen dennoch durchgeführt ist, besonders mit Rücksicht auf die Zusammenstellung der Gewicht-

Gewichtschwankungen der Knaben*).

Tage.	1883.								
	März	April	Mai	Juni	Juli	Septbr.	Oktbr.	Novbr.	Decbr.
1	1	5	— 2	0	— 0,7		3,2	0,2	1,0
2	— 1	3	— 3	1	0,0		2,8	1,7	0,8
3	0	1	0	1	— 1,3		0,4	2,9	1,3
4	— 2	4	0	3	— 3,5		1,4	1,8	0,0
5	0	1	0	0	— 1,1		1,0	2,2	0,6
6	2	2	— 2	— 2	— 0,8		1,8	0,8	— 1,4
7	— 1	0	1	2	— 0,2		1,8	1,5	2,2
8	1	— 5	1	1	0,0		0,8	2,4	0,6
9	4	— 3	3	0,4	— 1,4		0,7	1,2	2,1
10	2	— 1	— 1	0,7	— 0,9		2,0	1,1	1,1
11	0	— 3	0	— 3,5	1,2		1,2	2,4	2,0
12	0	— 1	— 5	0,5	— 2,1	0,7	1,3	1,4	1,4
13	— 1	— 3	— 4	0,8	— 1,1	2,6	3,7	2,6	2,1
14	— 1	— 3	— 3	— 0,8	— 1,1	2,7	3,4	2,3	2,5
15	— 2	4	— 4	— 0,9	— 2,9	2,4	3,0	2,4	2,3
16	— 4	6	— 3	— 1,1	— 3,0	3,1	3.7	2,3	— 0,3
17	— 3	2	— 1	— 2,3	— 3,8	3,2	4,3	1,1	0,1
18	— 5	2	— 1	2,4		2,5	3,3	0,9	— 0,5
19	— 4	1	3	— 0,1		2,9	4,3	1,1	— 0,1
20	— 4	3	8	— 0,6		1,6	1,7	0,8	0,8
21	0	6	6	— 1,2		1,3	1,4	0,7	0,6
22	— 3	2	7	0,1		0,9	3 0	0,5	— 0,4
23	— 1	— 2	5	0.6		0,6	1,3	0,0	— 0,9
24	— 3	0	5	1,4		— 0,8	0,9	1,3	0,1
25	1	0	7	— 0,1		0,6	2,6	0,8	0,8
26	2	3	4	0,1		2,5	1,0	1.0	1,3
27	3	1	3	0,1		2,0	1,4	1,5	1,6
28	0	0	2	1,3		2,7	1,5	0,8	1,0
29	3	2	3	0,6		2,1	0,7	2.9	0,8
30	3	— 1	5	— 0,2		1,9	2,6	1,9	2,3
31	5		3				2,0		1,0

schwankungen unter einander und mit andern Schwankungsarten, so sei hier daran erinnert, dass überall, wo im Folgenden auf Grundlage dieser Differenzzahlen von Schwankungen im Gewicht der Knaben *von Abend zu Abend* die Rede ist, dieser Ausdruck der Kürze halber und anstatt des Inhalts der obigen Formel gebraucht ist. Inwiefern $\frac{h-a}{7}$ vielleicht besser Freitag (*e*) als, wie geschehen, den folgenden Montag (*h*) zu datieren wäre, wird in der Folge näher beleuchtet werden.

*) Bis zum 8. Juni sind die Gewichtschwankungen in Pfunden, von da an in Kilogr. angegeben.

Gewichtschwankungen der Knaben.

Tage.	1884. Januar	Febr.	März	April	Mai	Juni	Aug.	Septbr.	Oktbr.
1	1,0	1,4	0,2	1,0	— 0,7	— 0,9		1,6	1,8
2	— 0,1	— 0,5	2,2	— 0,6	— 0,3	1,4		1,1	0,8
3	— 1,2	— 1,3	0,8	0,5	— 0,5	0,3		3,7	— 0,6
4	— 0,5	0,4	0,7	— 0,6	— 0,2	0,2		4,5	0,2
5	— 1,3	0,6	0,7	— 0,9	— 2,1	0,5		3,5	— 0,2
6	— 2,1	0,6	0,8	0,6	0,3	1,2		2,4	— 0,4
7	— 1,1	0,8	1,1	— 0,5	0,6	1,1		4,8	— 0,8
8	— 1,6	— 0,5	0,7	— 0,4	0,7	— 0,3		1,7	0,3
9	— 1,6	0,5	0,2	0,8	0,2	— 1,4		3,2	2,5
10	— 1,5	2,3	0,3	1,7	— 0,1	— 1,6		2,4	3,1
11	— 2,0	0,5	1,0	1,3	0,6	— 1,6		0,6	2,3
12	— 1,0	0,7	1,4	0,8	1,4	— 2,4		1,5	2,3
13	— 1,3	0,6	2,2	1,1	0,4	— 1,4		2,4	2,3
14	— 1,4	— 0,1	1,7	4,0	— 1,0	— 1,2		1,3	2,1
15	— 1,2	0,8	2,2	1,6	— 0,3	— 1,5		4,3	2,8
16	— 0,8	0,7	1,0	1,4	0,1	— 1,8		2,3	3,1
17	— 0,5	— 0,2	2,1	0,6	0,2	— 0,9		2,5	2,5
18	— 0,5	0,6	1,6	1,2	0,0	— 0,5		3,0	1,7
19	0,0	0,5	0,9	1,8	— 0,4	— 0,2		2,5	4,0
20	— 0,2	0,7	— 0,3	1,2	— 0,8	0,3		3,1	3,2
21	— 0,2	1,5	— 0,4	— 0,6	— 0,9	0,9		1,8	2,6
22	0,3	1,9	— 0,5	0,8	— 1,3	— 0,1		1,9	3,7
23	— 0,1	1,9	0,3	1,1	— 0,7	— 1,1		2,9	2,3
24	— 0,5	0,2	— 2,2	0,6	— 0,3	— 1,2		1,6	2,6
25	— 0,4	1,8	— 1,9	0,7	— 1,6	— 2,2	0,3	2,1	2,9
26	0,5	1,1	— 0,6	— 0,1	— 1,5	— 1,9	0,7	2,0	2,4
27	2,0	1,1	— 1,3	— 0,7	— 1,0	— 3,8	— 0,1	1,5	1,4
28	0,4	0,7	— 0,1	— 1,6	0,2	2,8	1,1	2,2	1,2
29	0,0	0,2	0,7	— 0,8	— 0,7	— 2,1	1,0	1,5	1,1
30	0,8		— 0,3	— 1,2	— 2,1	— 1,3	0,9	2,3	— 0,1
31	0,7		1,3		— 2,0		0,8		1,3

Gewichtschwankungen der Knaben.

Tage.	1884.		1885.						
	Novbr.	Decbr.	Januar	Febr.	März	April	Mai	Juni	Juli
1	1,5	— 0,8	1,4	1,0	0,6	— 0,8	— 2,5	— 0,5	0,7
2	0,8	0,3	1,0	0,2	1,0	0,0	— 1,2	— 1,0	2,3
3	1,4	0,3	1,4	— 0,1	— 0,1	— 1,0	— 1,8	— 0,6	- 1,3
4	1,5	0,5	1,2	0,3	0,0	— 1,5	— 2,2	— 0,9	— 2,1
5	— 1,3	1,4	1,6	— 0,7	0,5	1,4	— 0,4	— 1,2	— 2,1
6	1,5	1,7	2,2	— 0,2	0,7	1,9	— 0,1	— 1,2	— 1,9
7	— 0,3	3,2	3,2	0,8	0,4	0,8	1,7	— 1,8	— 2,8
8	2,5	4,1	2,5	0,0	1,1	2,9	0,9	— 2,4	— 3,1
9	0,9	0,7	1,7	— 0,3	0,7	2,7	0,8	— 0,4	— 3,0
10	1,8	2,1	0,2	— 0,7	0,8	3,7	0,0	— 1,3	— 3,2
11	1,7	1,8	0,7	— 0,3	0,7	3,0	1,0	— 2,4	— 2,1
12	2,2	1,4	0,4	— 0,5	1,3	0,1	— 0,7	— 1,9	— 1,0
13	0,6	— 0,5	— 0,1	— 0,4	0,0	0,1	— 1,0	— 0,6	— 2,1
14	1,3	0,7	— 0,6	0,5	0,7	0,4	— 2,1	0,5	— 3,1
15	1,8	0,2	0,2	0,4	1,7	— 0,8	— 1,1	0,8	
16	0,9	0,0	— 0,4	— 0,9	1,3	— 1,6	— 0,4	— 1,8	
17	1,0	— 0,4	0,9	4,5	1,3	— 0,6	0,1	— 0,6	
18	1,7	— 0 8	— 0,6	2,3	0,9	— 0,1	0,3	— 0,6	
19	1,3	— 0,9	1,0	2,8	— 0,6	— 1,1	1,1	0,5	
20	0,9	— 0,4	0,6	2,1	1,0	— 0,3	0,4	— 0,9	
21	1,3	— 0,5	0,4	0,3	0,6	1,9	0,1	— 1,6	
22	0,8	— 0,5	0,0	1,0	— 1,4	0,9	0,3	— 2,2	
23	0,2	— 0,9	1,5	1,0	— 0,7	0,9	0,1	0,5	
24	0,3	1,5	0,9	— 0,3	0,1	— 0,6	— 0,2	— 0,1	
25	— 0,1	2,6	0,6	— 0,3	1,3	— 1,1	0,3	— 1,0	
26	0,9	4,1	1,2	— 0,9	1,5	1,2	— 0,4	1,4	
27	0,9	4,1	1,2	0,4	1,1	0,2	0,0	2,1	
28	0,0	2,6	1,1	0,9	1,7	— 2,2	1,8	2,2	
29	— 0,3	2,8	1,9		1,7	— 2,0	0,9	1,9	
30	— 1,1	4,2	0,7		0,9	— 2,6	0,7	1,8	
31		2,3	0,0		— 0,2		0,1		

ergeben folgende Zahlen für die Gewichtschwankungen der Knaben, so dass darin die für die bevorstehenden Untersuchungen bedeutungslosen kleinen Schwankungen im Alter und der Zahl der Knaben ausser Betracht gelassen sind.

Nach der Elimination der wöchentlichen Periode aus den ursprünglichen Gewichtzahlen (S. 8—12) mittels der Formel $\frac{h-a}{7}$ geben also nun die Zahlen S. 17—20 die Schwankungen im Gewicht der Knaben von Abend zu Abend an.

Diese Schwankungszahlen sind Ordinat-Differenzen der Kurven in Taf. 1, die Tage Abscissen. A zeigt die Gewichtschwankungen vom 11. Mai—19. Juli 1882, B diejenigen vom 12. September 1882—17. Juli 1883, C diejenigen vom 12. September 1883—30. Juni 1884 (die Sommerferien fingen in dem Jahre früher als gewöhnlich an), D diejenigen vom 12. September 1884—14. Juli 1885. E ist die Mittel-Kurve (mit Ausschluss des Schalttages 1884) für das Gewicht aller drei Jahre $=\frac{B+C+D}{3}$, für 72 Kinder berechnet, doch ist die Kurve A im Jahre 1882 statt des entsprechenden Stückes der Kurve B eingesetzt. Diesen Umtausch veranlasste die unregelmässige und 21 Tage hindurch, von Mitte Mai 1883, andauernde bedeutende Gewichtzunahme der Zöglinge, eine Folge der neu eingeführten Verköstigungs-Ordnung. Über diese kurze Gewichtzunahme und deren Verhältnis zu der Verköstigung habe ich mich im »Fragment II« ausgesprochen. Über die Zahl der gewägten Knaben und deren Alter sind im Vorhergehenden (S. 6 u. Tabb. 8—12) Aufschlüsse gegeben.

Die Biologie hat bisher angenommen, dass das Wachstum einer Sammlung ungleichaltriger Kinder durchschnittlich und das Jahr durch gleichmässig von Statten gehe, und zwar so, dass dasselbe für die Summe einer grösseren Anzahl Kinder, sowohl bezüglich der Gewichts- als der Höhenzunahme, durch eine schräg ansteigende Gerade bezeichnet werden könne. Ein Blick auf die Gewichtkurven Taf. 1 und die Höhenkurven Taf. 2 zeigt indessen, dass diese Annahme irrig sein muss. Die Gewichtlinien der ungef. 70 Kinder haben bei weitem keine gleichmässige Steigung; sie zeigen das Jahr hindurch Veränderungen, und zwar sehr grosse Veränderungen, die den Kindern gemeinsam sein müssen. Nach Taf. 1 fand in jedem der drei Jahre die lebhafteste Gewichtzunahme im Herbst und bis in den Anfang des Winters statt; danach war die Gewichtzunahme wieder schwächer bis gegen Ende April, wonach sogar eine durchgängige Gewichtabnahme erfolgte.

Ferner zeigen die Kurven *A*, *B*, *C* und *D*, dass die Gewichts-Entwickelung der Kinder dann und wann plötzlich und mehrere Tage hindurch still stand, z. B. ungefähr 10 Tage in der Mitte des Oktober 1882, ja, dass sie sogar während der Zeit der Gewichtzunahme mehrere Wochen hindurch und gemeinschaftlich bedeutende Gewichtverluste erleiden konnten, z. B. vom Schluss des Januar bis in den Anfang des Februar 1883, sowie im grössten Teil des Januar 1884, u. s. w. Ferner zeigt eine vorläufige Untersuchung der vier Gewichtkurven, dass es den Anschein hat, als wären mehrere dieser zeitweiligen Stillstände in der Gewichtzunahme von Jahr zu Jahr ungefähr zu der selben Zeit eingetreten, doch mit einer leichten Verschiebung nach links, so dass also diese Stillstände in der Entwickelung im folgenden Jahre etwas früher, als im vorhergehenden eintraten. In dieser Weise sieht man, wie der Stillstand in der Gewichtzunahme Mitte Oktober 1882 sich in demselben Monat 1883 etwas früher und schwächer wiederholt, und ebenfalls im Anfang des Oktober 1884. Gegen den Schluss des December und um den Anfang des Februar bieten alle drei Jahre ebenfalls eine Verminderung der Gewichtzunahme, ja sogar Gewichtverluste, im Verhältnis zu der vorhergehenden und nachfolgenden Zeit.

Nach dieser vorläufigen Orientierung sind jetzt die gemeinschaftlichen Eigentümlichkeiten der Gewichtsteigerung aller drei Jahre, so wie sie aus der Kurve E, Taf. 1 hervorgehen, zu untersuchen:

Die Mittelkurve E erstreckt sich durch 307 Tage, vom 12. September—16. Juli, und zeigt die Mittel-Gewichtveränderungen von 72 Knaben von Abend zu Abend die genannte Zeit hindurch. Das durchschnittliche Alter der Knaben war c. $12^{1}/_{2}$ Jahr. Die punktierten Linien heben die drei deutlichen gemeinsamen Perioden heraus: eine Maximalperiode von 95 Tagen, 12. September—16. December, eine mittlere Periode von 131 Tagen, bis 26. April, und eine Minimalperiode von 81 Tagen bis 16. Juli.

Die Gewichtsveränderung der 72 Knaben betrug in diesen drei Perioden:

In der Maximalperiode,	in der mittleren Periode,	in der Minimalperiode,
nach 95 Tagen,	131 Tagen,	81 Tagen.
+ 140 Kg.	+ 64 Kg.	÷ 52 Kg.
täglich + 1,47 —	+ 0,49 —	÷ 0,64 —

Die tägliche Gewichtzunahme der Kinder in der Maximalperiode war 1,47 Kg., in der mittleren Periode 0,49 Kg., also in der ersteren dreimal so viel täglich als in der letzteren.

In der Minimalperiode verloren die 72 Knaben 52 Kg. an Gewicht, oder fast den ganzen Gewinn der mittleren Periode. Das Gewicht in den ersten Tagen des Januar hatten die Kinder auch in der Mitte des Juni, nach 6¹/₂ Monaten.

Die nachhaltige Gewichtzunahme, die hauptsächlich in den hier aufgezeichneten c. 3 Monaten der Maximalperiode (Kurve E) vorgegangen ist, beträgt im ganzen 152 Kg. (140 + 64 ÷ 52 Kg.), oder 0,49 Kg. täglich.

Die 307 Tage vom 12. Sept.—16. Juli gaben also durchschnittlich dieselbe tägliche Gewichtzunahme von 0,49 Kg., wie die mittlere Periode, deren Plus, wie gezeigt, von dem Gewichtverlust in der Minimalperiode fast aufgehoben wurde.

In dem Vorhergehenden habe ich die Gewicht-Entwickelung leider nur durch 307 Tage aus jedem der drei Jahre zusammenstellen können. Die jährlichen Sommerferien und dazu der Umstand, dass dieselben im Jahre 1884 mehrere Wochen früher als in den übrigen Jahren eintrafen, haben es unmöglich gemacht, die Gewichtschwankungen der Jahre in ihrer vollen Ausdehnung zu vergleichen. Dieser Mangel an meinem eingesammelten Material wird darum besonders nachteilig, weil derselbe eine deutliche Beobachtung der Grenze zwischen der Minimal- und der nachfolgenden Maximal-Periode des Gewichts unmöglich macht. Einige Aufschlüsse über die Gewichtverhältnisse in den im Vorhergehenden nicht behandelten 58 Tagen des Jahres, vom 16. Juli—12. September jedes Jahres, vermag ich doch zu geben.

16. Juli—12. September 1882:

Die nach den Ferien in die Anstalt zurückgekehrten 61 Knaben hatten während der Ferien 19. Juli—24. August 1882, d. h. in 36 Tagen, 30,5 Kg. an Gewicht zugenommen. Die 72 Knaben (die Knaben-Anzahl der

Mittelkurve) hätten also in derselben Zeit c. 36 Kg. oder
1 Kg. täglich zugenommen.

Nach den Ferien nahmen 72 Knaben in 8 Tagen vom
24. August—1. September 10 Kg. zu, d. h. *1,25 Kg. täglich.*
Vom 1.—12. September, in 12 Tagen, nahmen die 72
Knaben 19,50 Kg. zu, d. h: *1,62 Kg. täglich.*

Es ist also ersichtlich, dass in der Übergangszeit
zwischen der Minimal- und der Maximal-Periode eine Steigerung in der Gewichtzunahme stattgefunden hat, — dass
diese während der Abwesenheit der Kinder von der Anstalt geringer gewesen, nämlich 1 Kg. täglich für alle 72
Knaben, — dass sie im Schluss des August in der Anstalt
bis 1,25 Kg. täglich und danach sogar bis 1,62 Kg. täglich gewachsen ist, was zwar mehr beträgt als die tägliche
mittlere Steigerung in den folgenden drei Monaten (*E*, Taf. 1),
nämlich die vorher angeführten 1,47 Kg. täglich, doch
weniger als mehrere Gewichtsteigerungen während ebenso
grosser Zeitabschnitte im folgenden Herbst.

Die Maximalperiode hat also während der Abwesenheit der Kinder von der Anstalt ihren Anfang genommen,
und die Gewichtzunahme ist während der ersten Zeit auf
der Anstalt nach den Ferien immer mehr gestiegen; hier
können wir aber auch nicht weiter: — Mit Sicherheit anzugeben, *wann* die Minimalperiode oder die Zeit der Gewichtabnahme abgeschlossen und von der Maximalperiode
abgelöst worden, das ist bis jetzt unmöglich.

Es ist anzunehmen, dass die Gewichtabnahme der
Kinder auf der Anstalt im Schluss des Schuljahrs wegen
der hier eintreffenden Jahresprüfung, sowie auch wegen der
Aufregung und Sehnsucht der Kinder nach den bevorstehenden Ferien und der Heimreise zu den Ihrigen, etwas
grösser ist, als es unter ruhigeren und gewöhnlichen Ver-

hältnissen der Fall gewesen wäre. Es ist ebenfalls recht wahrscheinlich, dass der Abschluss der Gewichtabnahme und der Anfang der Gewichtzunahme eingetroffen ist unmittelbar nachdem die Kinder in ihrer Heimat unter den Einfluss einer wohl schwerlich besseren, aber doch veränderten Verköstigung, sowie einer gesunderen Luft, als wir sie hier in der unmittelbaren Nähe der Hauptstadt haben können, gekommen sind. Die völlige Freiheit von geistiger und geregelter Arbeit mag auch mit beigetragen haben. Umgekehrt ist anzunehmen, falls die Zöglinge während der Ferien in der Anstalt geblieben wären, dass die Minimalperiode, die Anfang Juli ihren Gipfel erreicht zu haben schien, sich über den Schluss dieses Monats hinaus erstreckt haben würde.

Im Vorhergehenden wurde über die Gewichtzunahme von 72 Knaben vom 19. Juli—12. September 1882 Aufschluss gegeben, es fehlen also noch Aufschlüsse über das Gewicht der Knaben vom 16.—19. Juli. Diese Zeit ergab eine Gewichtsteigerung von 2 Kg. für 68 Knaben, $=$ 2,1 Kg. für 72 Knaben.

Die ganze Zeit vom 16. Juli bis 12. September 1882, die in die Kurve E Taf. 1 nicht aufgenommen ist, brachte also den 72 Knaben eine Gewichtzunahme von 2,1 Kg. (16.—19. Juli) + 36 Kg. (19. Juli—24. August) + 10 Kg. (24. August—1. September) + 19,50 Kg. (1.—12. Septbr.) $=$ 67,51 Kg. in 58 Tagen, d. h. 1,16 Kg. täglich für die ganze Zeit*), also 0,21 Kg. weniger, als in der Maximalperiode unter E Taf. 1.

---

*) Da die Knaben im grössten Teil dieser Zeit (16. Juli—12. Septbr. 1882) nicht täglich gewägt wurden, da ferner die wöchentliche Periode während der ersten 8 Tage der Wägezeit nach den Ferien

16. Juli bis 12. September 1883:

In 49 Tagen, vom 16. Juli bis 3. Septbr., nahmen 63 Knaben 65,2 Kg. an Gewicht zu; 72 Knaben hätten also c. 74,51 Kg. zugenommen, d. h. 1,52 Kg. pr. Tag.

Vom 3. bis 12. Septbr. nahmen 71 Knaben 16 Kg. zu; 72 Knaben hätten also in den 9 Tagen 16,2 Kg. = 1,8 Kg. täglich zugenommen.

Die Gewichtzunahme von 72 Knaben in der Zeit vom 16. Juli bis 12. Septbr. 1883 ist demnach zu 74,51 + 16,20 = 90,71 Kg., oder *1,56 Kg. täglich* in den 58 Tagen anzusetzen.

16. Juli bis 12. September 1884:

Die Ferien fingen den 30. Juni an. In der Zeit vom 30. Juni bis 18. August 1884, in 49 Tagen, hatten die 70 Knaben 58,8 Kg. an Gewicht zugenommen. Der erste Teil der Ferien fiel in die Zeit der Minimalperiode. Nimmt man an, dass die Knaben in der Zeit vom 30. Juni bis 16. Juli 1884 den selben Gewichtverlust erlitten, wie in den vorigen Jahren zu derselben Zeit, so musste dieser Verlust c. 17,2 Kg. betragen, und die Knaben mussten also, nach diesem in den ersten 16 Tagen der Ferien erlittenen Verlust, in den nächsten 33 Tagen ihres heimischen Aufenthalts 76 Kg., oder 2,3 Kg. täglich gewonnen haben. Dies ist eine so bedeutende Gewichtzunahme, dass aus diesem Grunde, wie vorerwähnt, wiederum anzunehmen ist, dass der Umtausch der Verhältnisse auf der Anstalt mit den

---

nicht hat eliminiert werden können, und da endlich das Gewicht der 72 Knaben vor den Ferien verhältnismässig grösser ist, als nach denselben (weil die neu aufgenommenen Knaben weniger wiegen und an Gewicht weniger zunehmen, als die ausgetretenen), so kann diese Berechnung nur annähernd richtig sein.

heimischen sogleich eine Gewichtzunahme der Kinder herbeiführte.

Da 70 Knaben in den 49 Tagen vom 30. Juni bis zum 18. August 1884 58,8 Kg. zunahmen, so würden 72 Knaben 60,5 Kg., d. h. 1,23 Kg. täglich, und in den 33 Tagen vom 16. Juli bis zum 18. August 40,7 Kg. zugenommen haben.

Vom 18. August bis zum 12. Septbr. 1884 betrug die Gewichtzunahme von 75 Knaben 32,1 Kg. in 25 Tagen. 72 Knaben hätten also 30,8 Kg., d. h. 1,23 Kg. täglich zugenommen.

Während aller 58 Tage vom 16. Juli – 12. Septbr. 1884 würden also 72 Knaben eine Gewichtzunahme von c. 40,7 + 30·8, oder 71,5 Kg.   *1.23 Kg. täglich* erfahren haben.

Die 58 Tage vom 16. Juli—12. Septbr. jedes Jahres, welche in die graphischen Kurven Taf. 1 keine Aufnahme gefunden haben, brachten also nach dem Vorstehenden den 72 Knaben

eine Gewichtzunahme von 67,51 Kg.   1,16 Kg. tägl. im J. 1882,
—   —   — 90.71 —   1.56 —   — — 1883,
—   —   — 71,50 —   1.23 —   — — 1884.

Die Mittelzahl der Gewichtzunahme von 72 Knaben in den 58 Tagen jedes Jahres war also 76.57 Kg., oder 1,32 Kg. täglich.

Da die Gewichtzunahme der 72 Knaben in der Durchschnittszeit vom 12. Septbr.—16. Juli 152 Kg. betrug, und da nun für die Zeit vom 16. Juli—12. Septbr. eine Gewichtzunahme derselben von 76,57 Kg. gefunden wurde, so ist also die Gewichtzunahme dieser Knaben, die im durchschnittlichen Alter von 12½ Jahren stehen, für das ganze

Mitteljahr zu 228,57 Kg. anzusetzen, wo denn auf jeden Knaben eine Gewichtzunahme von 3,17 Kg. kommt.

Auf Grund des Vorstehenden ist also anzunehmen, dass die Maximalperiode der Gewichtzunahme in der Zeit der Sommerferien angefangen hat, und zwar wahrscheinlich sogleich nach der Ankunft der Kinder in der Heimat. Wären die Kinder in der Anstalt geblieben, so wäre die Gewichtzunahme während der dort zugebrachten Sommerferien wahrscheinlich geringer gewesen, und die vorausgehende Gewichtabnahme hätte sich gewiss über den Schluss des Juli hinaus erstreckt. Die Gewichtzunahme aller drei Sommerferien ist geringer gewesen, als die der nachfolgenden Maximalperioden; jene betrug durchschnittlich 1,32 Kg. täglich, diese 1,47 Kg. täglich für die 72 Kinder zusammengenommen. Demnächst erhellt aus dem Vorstehenden, dass *frühzeitige* Sommerferien grössere Gewichtzunahme geben, als spätere, oder vielmehr einen Gewichtverlust ersparen, und ferner, dass diese Gewichtzunahme durch keine nachfolgende Abnahme der Gewichtsentwickelung getilgt wird.

Sollte sich auf Grund dieser dreijährigen Gewicht-Beobachtungen eine gemeingültige Regel für die Gewichtsentwickelung der Kinder aufbauen lassen, so müsste dieselbe lauten wie folgt:

Das Körpergewicht eines 9 bis 15jährigen Knaben unterliegt alljährlich drei Perioden, einer Maximal-, einer mittleren, und einer Minimalperiode. Die Maximalperiode fängt im August an und schliesst in der Mitte des December, dauert also 4½ Monate. Die Mittelperiode erstreckt sich von Mitte December bis Ende April, 4½ Monate. Die Minimalperiode dauert von Ende April bis Ende Juli, also 3 Monate. Während der Maximalperiode ist die tägliche Gewichtsentwickelung dreimal so gross wie in der Mittelperiode.

Fast die ganze in der Mittelperiode gewonnene Gewichtzunahme geht während der Minimalperiode verloren.

Eine Behandlung der Unterschiede zwischen der Gewichtsentwickelung der Knaben in dem einen Jahr und derjenigen im zweiten oder dritten Jahre liegt ausserhalb der in dieser Abhandlnng bezweckten Untersuchungen. In dieser Beziehung verweise ich jedoch auf mein »Fragment II«, wo eine solche Zusammenstellung zwischen zweien der Jahre gemacht wurde.

Die tägliche *Höhen-Summe* der Knaben ist oben S. 12—15 angeführt, wo zugleich die Anzahl der gemessenen Knaben angegeben ist. Die entsprechenden Kurven finden sich Taf. 2.

$A-B$ Taf. 2 ist die nach den erwähnten Höhenzahlen der Kinder aufgezeichnete Kurve für die Zeit vom 15. Februar—12. Juni 1884. Die in diesen Höhenzahlen eingeschlossene wöchentliche Periode ist so undeutlich und so unregelmässig, dass ich von einer Elimination derselben absehen konnte. Die Entfernung von einem horizontalen Strich der Tafel zum folgenden bezeichnet eine gesamte Höhenveränderung von 10 Centimeter für sämtliche Kinder.

DE und GH zeigen ebenfalls die gesamten Höhenschwankungen der Knaben bzw. vom 12. Septbr. 1884 bis 28. Juni 1885 und vom 12. Septbr. 1885 bis 18. Februar 1886. Die punktierten Kurven AC, DF und GI zeigen die Gewichtveränderungen der Kinder in der den genannten Höhenkurven entsprechenden Zeit. Durch die vier Stücke von Höhenkurven KM, KL, NP und NO ist die Zeit angegeben. Die Kurve R (unten rechts auf der Tafel) zeigt die Summe des täglichen Dicken-Wachstums von Baumstämmen vom 4. Mai bis zum 12. Septbr. 1885. Vom 4. bis 31. Mai wurden 8 Bäume gemessen, später 5 weitere, vom 1. Juni an 13 Bäume.

Die Höhenkurven der Knaben *AB. DE* und *GH**) zeigen, dass das Höhen-Wachstum der Kinder zu den verschiedenen Zeiten der Jahre verschieden gewesen; diese Verschiedenheiten treten jedoch bei weitem nicht so deutlich hervor, wie die Unterschiede in der Gewichtsentwickelung der Kinder ein Jahr durch. Dass jedoch die Variationen im Höhen-Wachstum ein Jahr hindurch ziemlich bedeutend sind, und grösser, als es auf den ersten Blick in die Tafeln den Anschein hat, ist aus den vier Taf. 2 oben angebrachten Stücken von Höhenkurven (*KM. KL. NP* und *NO*) ersichtlich: — Während 70 Tagen des Früjahrs 1885 (4. März —12. Mai) nahmen 74 Knaben ungefähr zweimal so viel an Höhe zu, wie 75 Knaben im Herbst 1884 (12. Septbr. —20. Novbr.), ja sogar im Winter (22. Decbr. 1885—1. März 1886) konnte die Höhenentwickelung der Knaben (69 an der Zahl) fast zweimal so gross sein, wie im Herbst (12. Septbr.—20. Novbr. 1885).

Dass diese Verschiedenheiten im Höhen-Wachstum noch grösser sein können, geht aus Folgendem hervor: — In 36 Tagen, vom 12. Septbr. bis 18. Oktober 1884 *(DE)*, wuchsen 75 Knaben zusammen nur 91 Mm. an Höhe; während der 102 Tage vom 20. März bis zum 30. Juni 1885 *(DE)* nahmen 74 Knaben zusammen 1386 Mm. zu. *Das tägliche Höhen-Wachstum war also in dem letzteren Zeitraum ungefähr $5^1/2$ Mal so gross, wie in dem ersteren.*

---

*) Die Kurven haben durch die Abründung der Linien etwas an Deutlichkeit eingebüsst. Die Höhen-Tabellen werden indessen genauere Aufschlüsse über die Schwankungen geben können.

Nach diesen vorläufigen Aufschlüssen über die Höhenkurven wird eine genauere Untersuchung derselben darthun können, dass das Höhen-Wachstum der Knaben, ganz wie die Gewichts-Entwickelung, drei verschiedenen Perioden unterliegt, *doch in einer andern Reihenfolge.* Das vorliegende Material umfasst indessen nur 2 Jahre, nicht wie die Wägungen 3 Jahre.

Minimalperiode des Höhen-Wachstums.

In 73 Tagen, vom 12. September bis zum 24. November 1884 wuchsen 75 Knaben 349 Mm. an Höhe (*DE*, Taf. 2). Die 72 Knaben des oben behandelten Mitteljahrs (*E*, Taf. 1) würden in dieser Zeit 355,04 Mm., d. h. *4,45 Mm. täglich* zugenommen haben.

Vom 11. September bis 19. November, in 69 Tagen des folgenden Jahres, war der Höhen-Zuwachs von 69 Knaben 389 Mm. (*GH*, Taf. 2), also der von 72 Knaben 406 Mm., d. h. *5,88 Mm. täglich.*

In den ungefähr in die selbe Zeit des Herbstes fallenden 73 und 69 Tagen dieser zwei Jahre betrug also der tägliche Höhen-Zuwachs der 72 Knaben durchschnittlich 5,17 Mm.

Mittlere Periode des Höhen-Wachstums.

In 116 Tagen, vom 24. November 1884 bis 30. März 1885, wuchsen die 74 Knaben der Anstalt 1266 Mm. an Höhe *(DE)*, was für die 72 durchschnittlichen Knaben 1231,78 Mm., oder *10,62 Mm. täglich* ausmacht.

Die Mittelperiode des folgenden Jahres lässt sich nicht in ihrer vollen Ausdehnung untersuchen, weil die Mass-Zahlen mit dem 18. Februar 1886 *(GH)* schliessen. Für den Rest der Mittelperiode lässt sich doch die Kurve *AB* ausnutzen, die die Zeit vom 15. Februar 1884 bis gegen

Ende Juni des selben Jahres umfasst. Hiernach erhält man folgende Zahlen für die Mittelperiode des zweiten Jahres:

Vom 19. November 1885 bis 18. Februar 1886, in 91 Tagen, wuchsen die 69 Knaben der Anstalt 954 Mm. an Höhe *(GH)*, die 72 Knaben also 995,48 Mm., oder *10,94 Mm. täglich*. In dem Rest der Mittelperiode, der also vom Jahre 1884 hergenommen ist (*AB*, Taf. 2), wuchsen die 71 Knaben der Anstalt 356 Mm. in 45 Tagen, während der Zeit vom 18. Februar 1884 bis 3. April des selben Jahres. Die 72 Knaben würden also in der Zeit 361,01 Mm., oder *8.02 Mm. täglich* an Höhe zugenommen haben. Mit notwendiger Berücksichtigung der verschiedenen Anzahl von Tagen (91 und 45 T.) ergeben die beiden gefundenen Zahlen für den täglichen Höhen-Zuwachs während der behandelten Mittelperiode des zweiten Jahres (10,94 Mm. und 8,02 Mm.) einen durchschnittlichen Höhen-Zuwachs der 72 Knaben von *9,97 Mm. täglich*.

Die 116 Tage umfassende Mittelperiode von 1884—85 ergab, wie erwiesen, einen täglichen Höhen-Zuwachs für die 72 Knaben von 10,62 Mm.; die 136 Tage lange Mittelperiode des folgenden Jahres (darunter doch ein Stück des Höhen-Zuwachses von 1884) ergab 9,97 Mm. täglich. *Die gesamte Höhen-Entwickelung der 72 Knaben in den beiden Mittelperioden betrug also c. 10.3 Mm. täglich.*

Maximalperiode des Höhen-Wachstums.

In 102 Tagen, vom 30. März 1885 bis 30. Juni des selben Jahres, nahmen die 74 Knaben der Anstalt zusammen 1386 Mm. an Höhe zu, die 72 durchschnittlichen Knaben also 1348,54 Mm,, oder *13,22 Mm. täglich*.

In der Maximalperiode eines andern Jahres, vom 3. April 1884 bis 12. Juni des selben Jahres, wuchsen 70

Knaben in 70 Tagen 864 Mm. an Höhe, 72 Knaben also 888,69 Mm. in 70 Tagen, oder *12,70 Mm. täglich*.

Mit Berücksichtigung der verschiedenen Länge der beiden Perioden erhält man also *einen Mittelwert für die gesammelten beiden Maximalperioden von 13.01 Mm. täglichen Höhen-Zuwachses für 72 Knaben.*

Während sich die Wägezeit in jedem der drei Jahre durch 307 Tage, vom 12. September bis zum 16. Juli, erstreckte, umfasst die oben behandelte Zeit der Höhenmessung in dem ersten Jahre 291 Tage, vom 12. September bis zum 30. Juni, und in dem zweiten Jahre (welches einen Tag früher anfängt und einen Schalttag von 1884 enthält) 275 Tage, vom 11. September bis zum 12. Juni, also 16 Tage weniger, als das Vorjahr. Es ist indessen anzunehmen, dass die Höhen-Entwickelung der Kinder in diesen 16 Tagen wesentlich dieselbe gewesen ist, wie in der zunächst vorangegangenen Maximalzeit. In Folge dessen lassen sich für die Dauer der drei Höhen-Perioden folgende *annähernd richtige* Zahlen aufstellen.

Während der Messzeit des ersten Jahres dauerte *die Minimalperiode* 73, in dem zweiten 69 Tage, durchschnittlich also *71 Tage, vom 12. September—22. November*. Der Anfang dieser Periode muss, wie ich später darlegen werde, wahrscheinlich gegen den Schluss der Sommerferien eintreffen.

Die *Mittelperiode* dagegen fällt in ihrer ganzen Ausdehnung innerhalb der Messzeit; sie dauerte im ersten Jahre 116, im zweiten 91 + 45 Tage (s. oben), durchschnittlich also *126 Tage, vom 22. November—28. März*.

Die *Maximalperiode*, deren weitere Entwickelung und Beendigung während der Abwesenheit der Zöglinge von der Anstalt in den Sommerferien stattgefunden haben muss, erstreckte sich innerhalb der Messzeit in dem ersten Jahre durch 102 Tage, in dem zweiten 70 + 16 Tage, umfasste also durchschnittlich *94 Tage, vom 28. März—30. Juni*.

Wir sind nun auf den Punkt gelangt, dass wir folgende Mittelzahlen für 2 Jahre aufstellen können rücksichtlich der Dauer und des Gehalts der Höhen-Perioden, insofern dieselben innerhalb der oben behandelten Messzeit vom 12. September bis 30. Juni fallen:

	In der Minimalperiode	der Mittelperiode	der Maximalperiode
wuchsen 72 Knaben in	71 Tagen,	126 Tagen,	94 Tagen,
täglich	5,17 Mm.	10,30 Mm.	13,01 Mm.
zusammen c.	363 —	1298 —	1223 —

Die Summe des Höhenzuwachses von 72 Knaben im Mitteljahre war also in 291 Tagen 2884 Mm. oder ungefähr 10 Mm. täglich; jeder der durchschnittlich 12^1/$_2$ Jahr zählenden Knaben nahm während der ganzen Zeit 40 Mm. zu.

Der tägliche Höhenzuwachs war in der Mittelperiode zweimal so gross und in der Maximalperiode 2^1/$_2$ Mal so gross wie in der Minimalperiode.

Es ist unmittelbar ersichtlich, dass die Unterschiede im Gehalt der drei Höhen-Perioden bedeutend geringer sind als bei den Gewicht-Perioden. Dieser Punkt wird später genauer behandelt werden; vorerst muss die Untersuchung darauf gerichtet bleiben, einen wie grossen Höhenzuwachs die Kinder ausserhalb der oben behandelten Messzeit, also hauptsächlich in den Sommerferien, erfahren haben, um dadurch eine Übersicht über die Höhen-Entwickelung derselben durch zwei ganze Jahre zu gewinnen.

Es sind also jetzt die Höhenverhältnisse in der Zeit vom 30. Juni bis zum 12. September 1884 und vom 30. Juni bis zum 12. September 1885, 74 Tage jedes Jahres, zu untersuchen.

30. Juni—12. September 1884.

Die Messungen vor den Sommerferien von 1884 wurden schon den 12. Juni abgeschlossen und nach den Ferien am 26. August wieder aufgenommen. Es ergab sich, dass die nach den Ferien zurückgekehrten 70 Knaben einen Höhenzuwachs von 922 Mm. erfahren hatten, was für die 72 durchschnittlichen Knaben 948 Mm. in den 75 Tagen vom 12. Juni bis 26. August gegeben hätte. Während der Tage vom 12 Juni bis 30. Juni, die in die Maximalperiode der Höhe fielen, haben die 72 Knaben laut Berechnung S. 33 einen täglichen Höhenzuwachs von 12,70 Mm. gehabt, also in diesen 18 Tagen zusammen 228,60 Mm. Die 72 Knaben haben also in der Zeit vom 30. Juni bis 26. August c. 948 Mm. ÷ 228,60 Mm. = 719,40 Mm. zugenommen. Es fehlt noch der Höhenzuwachs vom 26. August bis zum 12. September 1884; dieser betrug aber nach der Tabelle S. 13 209 Mm. für die 75 Knaben der Anstalt. Die 72 durchschnittlichen Knaben würden also in der Zeit einen Höhenzuwachs von 200,64 Mm. erfahren haben.

Der Höhenzuwachs von 72 Knaben in den 74 Tagen vom 30. Juni bis 12. September ist also zu 719,40 Mm. ⊥ 200,64 Mm. ¬ c. 920 Mm., oder 12,43 Mm. täglich anzusetzen.

Da der tägliche Höhenzuwachs dieser Knaben in der zunächst vorangehenden Zeit zu 12,70 Mm. täglich berechnet ist (s. oben), so sieht man jetzt, dass sich die Maximalzeit bis in die Sommerferien erstreckt hat, jedoch bei etwas abnehmendem Höhen-Wachstum, nämlich von 12,70 Mm. täglich bis 12,43 Mm. täglich, also mit beginnendem Übergang zu der nach den Sommerferien eintretenden Minimalzeit.

30. Juni—12. September 1885.

Die nach den Ferien zurückgekehrten 65 Knaben der Anstalt hatten in den 57 Tagen vom 30. Juni bis 26. August 1885 einen Höhenzuwachs von zusammen 617 Mm. erfahren. Die 72 durchschnittlichen Knaben würden also in der selben Zeit 683,45 Mm. gewachsen sein. Vom 26. August bis 12. September (17 Tage) nahmen die 69 Knaben der Anstalt 171 Mm. zu, die 72 Knaben also 178,43 Mm.

In den 74 Tagen vom 30. Juni bis 12. September 1885 würden also 72 Knaben einen Höhenzuwachs von 683,45 Mm. + 178,43 Mm. = 861,88 Mm., oder 11,65 Mm. täglich erhalten haben.

Oben S. 33 ist der tägliche Höhenzuwachs dieser Knaben in der zunächst vorangehenden Zeit zu 13,22 Mm. berechnet. Während der Sommerferien 1885 hat also, wie in der selben Zeit 1884, die tägliche Höhen-Entwickelung abgenommen, nämlich von 13,22 Mm. zu 11,65 Mm. täglich, oder etwas mehr als 1884. Beide Jahre zeigen also, dass *die Sommerferien eine Übergangsperiode von der Maximalzeit der Höhen-Entwickelung zu der Minimalzeit derselben gebildet haben, oder dass die letztere vielleicht schon im Schluss der Sommerferien ihren Anfang genommen, während die Maximalzeit im Anfang der Ferien kulminierte.*

Die Mittelzahl der Höhen-Entwickelung vom 30. Juni bis 12. Septbr. dieser zwei Jahre ist $\frac{12{,}43 + 11{,}65}{2}$ = c. 12 Mm. täglich für 72 Knaben, oder zusammen $\frac{920 + 862}{2}$ = 891 Mm. in den 74 Tagen des Durchschnittsjahres, die ausserhalb der einheitlich behandelten Messzeit liegen.

Nachdem wir in dieser Weise für das Höhenwachstum der Knaben ausserhalb der Messzeit annähernd richtige Werte gefunden, werden wir jetzt das Höhenwachstum der Kinder im Durchschnitt von zwei ganzen Jahren überblicken können.

In den 281 Tagen der Messzeit nahmen dieselben 2884 Mm. (S. 35) an Höhe zu, und in den (im Durchschnittsjahre fehlenden) 74 Tagen 891 Mm., also zusammen in dem ganzen Durchschnittsjahr 3775 Mm. — Jeder der im Durchschnitt $12^1/_2$ Jahr zählenden 72 Knaben hat also in dem ganzen Jahr c. 53 Mm. an Höhe zugenommen.

Hiermit ist zu vergleichen die oben (S. 29) angeführte jährliche Gewichtzunahme von 3,17 Kg. für jeden Knaben. Für jeden Millimeter, den die Knaben am Schluss des Durchschnittsjahres an Höhe gewonnen, haben sie eine Gewichtzunahme von c. 0,06 Kg. erfahren, oder für 1 Centim. Höhe etwas mehr als $^1/_2$ Kg. Gewicht.

Wenn es jetzt thunlich wäre, auf Grund der Höhenbeobachtungen von 2 Jahren eine allgemeine Regel für die Höhen-Entwickelung der Knaben ein Jahr hindurch aufzustellen, so müsste diese ungefähr so lauten:

Das Höhen-Wachstum eines 9 bis 15jährigen Knaben unterliegt alljährlich drei Hauptperioden, einer Minimal-, einer mittleren und einer Maximal-Periode. Die Minimalperiode beginnt im August und dauert bis gegen Ende November, c. $3^1/_2$ Monate. Die mittlere Periode reicht vom Schluss des November bis gegen Ende März, dauert also c. 4 Monate. Die Maximalperiode reicht vom Ausgang des März bis in die Mitte des August, und umfasst c. $4^1/_2$ Monate. Der tägliche Höhenzuwachs ist in der Mittelperiode zweimal so gross und in der Maximalperiode $2^1/_2$ Mal so gross wie in der Minimalperiode.

Das oben vor kurzem aufgestellte *Verhältnis zwischen Höhenzuwachs und Gewichtzunahme* gilt selbstverständlich nur für die Summe des im ganzen Jahre stattgefundenen Höhenzuwachses und die Summe der Gewichtzunahme. Es geht schon aus dem Vorhergehenden hervor, soll aber jetzt genauer dargelegt werden, dass das Verhältnis zwischen dem Höhenwachstum und dem durch Gewichtzunahme der Kinder sich äussernden Wachstum keinesweges — wie es die Physiologie bisher angenommen hat — zu den verschiedenen Zeiten des Jahres konstant, sondern vielmehr in hohem Grade veränderlich ist.

Ein Blick auf die zusammengestellten Höhen- und Gewicht-Kurven (Taf. 2) giebt schon hierüber Aufschluss. Die vom 12. September 1884 ausgehenden Kurven (*DE* die Höhe, *DF* das Gewicht) zeigen, dass die Kinder nach 40 Tagen von dem genannten Tage an eine Gewichtzunahme von c. 80 Kg. erfahren haben, während der Höhenzuwachs in der selben Zeit nur c. 15 Centimeter beträgt, d. h. sie haben in den 40 Tagen 5 Kg. an Gewicht für jeden Centimeter an Höhe gewonnen, was eine verhältnismässig 10 Mal grössere Gewichtzunahme ergiebt, als die beim Ausgang des Mitteljahrs gefundene, die als Resultat des jährlichen Wachstums nur $^1/_2$ Kg. Gewicht für jeden Centimeter Höhe ergab.

In einem Teil des Herbstes entsprach also ein Centimeter Höhenzuwachs 5 Kg. Gewicht. Betrachten wir nun die Stücke der selben beiden Kurven (*DE* und *DF*), die sich auf den Vorsommer 1885 beziehen, so zeigt sich ein ganz anderes Verhältnis zwischen Höhenzuwachs und Gewichtzunahme. Ungefähr von dem 210. Tage an (Taf. 2 oben), d. h. von den ersten Tagen des April bis Ende Juni, nehmen die Kinder in 80 Tagen c. 80 Centimeter an Höhe zu, während sie gleichzeitig c. 20 Kg. an Gewicht *abnehmen*. Einem Centimeter Höhenzuwachs entspricht somit in dieser Zeit ÷ $1/4$ Kg. — Also:

In 40 Tagen des Herbstes 1884 entsprach 1 Centim. Höhenzuwachs 5 Kg. Gewichtzunahme.

In 80 Tagen des Vorsommers 1885 entsprach 1 Centim. Höhenzuwachs ÷ $1/4$ Kg. Gewichtzunahme.

In dem ganzen Mitteljahr entsprach 1 Centim. Höhenzuwachs $1/2$ Kg. Gewichtzunahme.

Nachdem wir jetzt im Verhältnis zwischen Höhenzuwachs und Gewichtzunahme zwei grosse Gegensätze gefunden, schreiten wir demnächst auf Grundlage der bisher gewonnenen Resultate zur Darlegung der Variationen im Verhältnis zwischen diesen beiden Äusserungen des Wachstums im Durchschnitt der drei Hauptperioden und der Sommerferien:

*Gewicht*zunahme von 72 $12^1/2$ jährigen Knaben. Mittelzahl von 3 Jahren:

	Maximalperiode.	Mittelperiode
In	95 Tagen (12. Sept —16. Dec.),	131 T. (16 Dec.—26. Apr.)
zus.	+ 140 Kg.	+ 64 Kg.
tägl.	+ 1,47 —	+ 0,49 —
	Minimalperiode	Ferien u. a.
In	81 Tagen (26. Apr.—16. Juli),	58 T. (16. Juli—12 Sept.)
zus.	÷ 52 Kg.	+ 76,57 Kg.
tägl.	÷ 0,64 —	+ 1,32 —

*Höhen*zuwachs von 72 Knaben, Mittelzahl von 2 Jahren:

	Minimalperiode.	Mittelperiode.
In	71 Tagen (12. Sept.—22. Nov.),	126 T. (22. Nov.—28. Mz.)
zus.	363 Mm.	1298 Mm.
tägl.	5,17 —	10,30 —

	Maximalperiode.	Ferien u. a.
In	94 Tagen (28, Mz.—30. Juni),	74 T. (30. Juni—12. Sept.)
zus.	1223 Mm.	891 Mm.
tägl.	13,01 —	12,04 —

Folglich entspricht ein Centimeter Höhenzuwachs

im Max. des Gew. und im Min. der Höhe einer Gew.-Zun. v. 2,84 Kg.	im Mittel des Gew. und der Höhe 0,48 Kg.	
im Min. des. Gew. und im Max. der Höhe ÷ 0,49 Kg.	in den Ferien u. a. 1,1 Kg.	im ganzen Jahre 0,60 Kg.

Dieses variierende Verhältnis zwischen Höhenzuwachs und Gewichtzunahme ist bezüglich der drei Hauptperioden auf beigefügter Zeichnung veranschaulicht, wo · die punktierten Linien den durchschnittlichen Höhenzuwachs in jeder Periode angeben, während die vollen Linien die entsprechende Gewichtzunahme zeigen. Die Figuren gehen gemeinsam vom 12. September der Mitteljahre aus; ihre Höhe zeigt die Grösse des Höhenzuwachses und der Gewichtzunahme, ihre Breite giebt die Tage-Zahl der Perioden an.

Mittels dieser Zeichnung treten folgende, schon im Vorhergehenden liegende, Ergebnisse an den Tag:

Die Amplitude der Gewichtperioden ist bedeutend grösser, als die der Höhenperioden. — Die Gewichtperioden schwanken zwischen + 1,47 und ÷ 0,64 Kg.; die Höhenperioden zwischen 1,3 Centimeter und 0,5 Centim.

In der Maximalperiode der Gewichtzunahme findet ein so geringer Höhenzuwachs statt, dass diese Periode eine Ruhezeit der Höhen-Entwickelung zu nennen ist.

Die beiden Mittelperioden fallen in ihrer grössten Ausdehnung zu gleicher Zeit, der Höhenzuwachs ist aber in dieser Zeit verhältnismässig bedeutend grösser als die Gewichtzunahme.

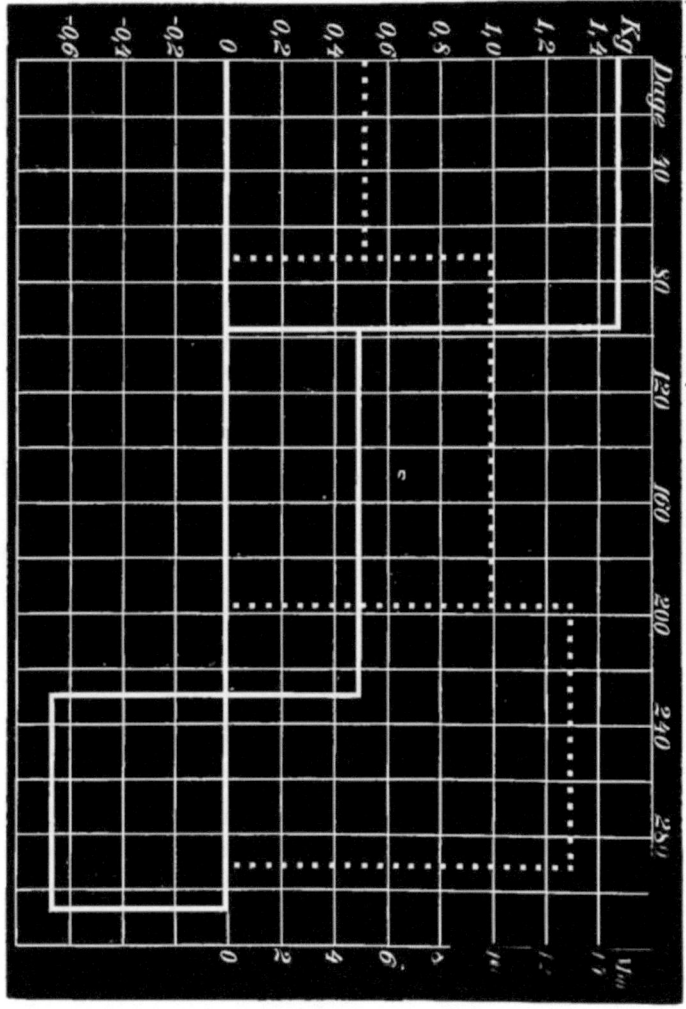

So fallen auch die Minimalperiode des Gewichts und die Maximalperiode der Höhe hauptsächlich in die selbe Zeit. Die Maximalperiode des Höhenzuwachses ist die Ruhezeit der Gewichtzunahme, ja sie bringt sogar bedeutenden Gewichtverlust.

Die Höhenperioden beginnen und schliessen ungefähr 15 Tage vor den Gewichtperioden.

Die Reihenfolge der Höhenperioden ist derjenigen der Gewichtperioden entgegengesetzt:

	1.	2.	3.	1.
Folge der Höhenperioden:	Min.-P.	Mittel-P.	Max.-P.	Min.-P.
— — Gewichtperioden:	Max.-P.	Mittel-P.	Min.-P.	Max.-P.

Das *Höhen-Wachstum* strebt also von einem Minimum durch eine Mittelperiode aufwärts zu einem Maximum und fällt dann plötzlich wieder zum Minimum.

Die *Gewicht-Entwickelung* hingegen steigt auf einmal von ihrem Minimum zum Maximum empor und senkt sich dann langsam durch eine Mittelperiode wieder zum Minimum herab.

Dieser Umstand, dass das Höhenwachstum zunimmt, während die Gewicht-Entwickelung abnimmt, sowie auch, dass die Phasen des Höhenwachstums etwas vor denjenigen der Gewicht-Entwickelung anfangen (u. dieselben gleichsam veranlassen), scheint in grossen Zügen anzudeuten, dass der Höhenzuwachs gewissermassen auf Kosten der Gewichtzunahme geschieht; namentlich hat es den Anschein, als hätte das Höhenwachstum am Schluss seiner Maximalperiode (welche zugleich die Periode des Gewichtfalls ist) seine im Körper abgelagerten oder aufgespeicherten Speisungsstoffe verbraucht, und als würden danach im Laufe des Herbstes (während der Maximalperiode des Gewichtzuwachses) die Mittel zu einem wieder beginnenden Höhenzuwachs im Körper aufgespeichert. Dagegen scheint aber wieder der Umstand zu sprechen, dass die Maximalperiode des Höhenwachstums nicht unmittelbar auf die der Gewichtzunahme folgt.

Zur weiteren Klarlegung des Verhältnisses zwischen Höhen-Entwickelung und Gewichtzunahme muss die Untersuchung darauf gerichtet sein, in welcher Ausdehnung diese beiden unter den Gemeinbegriff des Wachstums eingehen.

Die verschiedenen Zahlen der drei Hauptperioden für Längen-Entwickelung des Körpers müssen zugleich einem wirklichen Längen-Wachstum und einem verschiedenartigen Wachstum, besonders demjenigen des Knochengestells, zum Ausdruck dienen. Keine der drei Durchschnittszahlen für Entwickelung des Körpers nach der Längenachse scheint von den Schwankungen im Volumen der betreffenden Gelenk-Kapseln oder von den Veränderungen in der Menge des im ganzen Körper enthaltenen Wassers wesentlich beeinflusst zu sein. Die Höhen-Entwickelung ist deshalb auch im Vorhergehenden stetig als Höhenzuwachs bezeichnet.

Dahingegen können die aufgezeichneten Veränderungen des Körpergewichts nur innerhalb gewisser Grenzen gleich Wachstum-Veränderungen gesetzt werden. Diese Grenzen werde ich jetzt abzustechen versuchen.

In der *Maximalzeit der Gewichtzunahme* im Herbst findet nur ein sehr geringer Höhenzuwachs statt, und dieser wird nur einen verschwindend kleinen Teil der grossen Gewichtzunahme veranlassen können. Ferner scheint es nicht annehmbar, dass während der vollen Dauer der Maximalzeit von $4^1/_2$ Monaten eine steigende Vermehrung der Wasser-Menge des Körpers stattfinden sollte, welche dann das Gewicht in wesentlichem Grade beeinflussen könnte. Der grösste Teil der Gewichtzunahme in diesen Monaten ist wol also, abgesehen von der unsichern Annahme einer Aufspeicherung von Mitteln für einen künftigen Höhenzuwachs, hauptsächlich Neubildungen im Körper, besonders im Muskel- und Fettgewebe zuzuschreiben *). Da aber der Höhenzuwachs

---

*) In welcher Ausdehnung diese Neubildungen den Organen des Körpers

in dieser Periode sehr gering ist, so müssen also die Neubildungen besonders eine peripherische Ausdehnung des Körpers bewirken, und demnach darf man wol sagen, dass die während der Maximalzeit stattfindende Gewichtzunahme hauptsächlich als *Dicken-Wachstum* aufzufassen ist, jedenfalls sich als Dickezunahme kundgiebt.

Zu gleicher Zeit mit der *Gewicht-Entwickelung während der Mittelperiode* findet ein bedeutender Höhenzuwachs statt, welcher an und für sich schon eine Gewichtzunahme bewirken muss; über die Grösse derselben können aber die Gewicht- und Masszahlen keinen Aufschluss geben. Es ist also nicht zu ermessen, ob nicht auch in dieser Periode die Gewichtzunahme doch vielleicht in wesentlichem Grade einem Dickezuwachs zuzuschreiben ist.

In der Minimalperiode der Gewicht-Entwickelung findet die grösste Höhen-Entwickelung statt, und somit auch die grösste Gewichtzunahme, welche das Längen-Wachstum geben kann. Nichts desto weniger erweisen die Zahlen in dieser Periode einen bedeutenden Gewichtverlust. Dies ist vielleicht einer Abnahme der Wassermenge des Körpers während des Sommers zuzuschreiben, dürfte aber auch aus dem Umstand hervorgehen, dass die Neubildungen im Körper weit hinter dem Abgehen, dem Absterben und Fortschaffen von Zellen und Zellengebilden des Körpers zurückstehen. Beide Umstände müssen indessen eine Verminderung der Körper-Dicke bewirken.

Die Gewichtzunahme während der Maximalzeit ist also hauptsächlich gleich einer Dickezunahme, und die Gewichtabnahme während der Minimalzeit gleich einer Dickeabnahme zu setzen.

---

zu Gute kommen, darüber kann mein Material von Gewichtzahlen natürlich keinen Aufschluss geben.

Der Gegensatz zwischen den Maximal- und Minimalperioden lässt sich also jetzt mit einer gewissen Berechtigung so ausdrücken:

In der Maximalperiode des Längezuwachses hat die Dickezunahme ihr Minimum, und umgekehrt hat die Dickezunahme ihr Maximum in der Minimalzeit des Längezuwachses.

Nachdem ich dieses umgekehrte Verhältnis zwischen den Zeiten der Länge- und Dicke-Zunahme am menschlichen Körper beobachtet hatte, musste ich vermuten, dass derselbe Gegensatz auch auf andern Gebieten des organischen Wachstums zu finden sei, und alsdann besonders deutlich in der Entwickelung der Bäume hervortreten müsse.

Die Pflanzen-Physiologen waren indessen darüber einig, dass die grösste Zellen-Neubildung im Frühling stattfinde, und zwar nicht allein in den Triebspitzen, sondern auch in dem Cambiumring des Stammes und der Wurzel. Hiernach sollte es also kein umgekehrtes Verhältnis zwischen den Zeiten des Längen- und Dickenwachstums in der Pflanzenwelt geben. Da sich aber auch in dem an Experimenten so reichen Lehrbuch der Botanik von Prof. Dr. Sachs keine Angabe darüber fand, dass die Annahme einer gemeinsamen Zeit, des Frühlings, für das Längen- und Dickenwachstum der Bäume auf direkten Beobachtungen gegründet sei, so versuchte ich dem Verhältnis selbst nachzuspüren.

Im März und April mass ich dann und wann die Dicke eines Ahornbaumes im Garten der hiesigen Anstalt; derselbe zeigte aber in dieser Zeit keinen Dickezuwachs. Vom 4. Mai an mass ich täglich die Dicke von acht Bäumen im hiesigen Garten, und vom 1. Juni an fünf weitere Bäume. Die Bäume waren: Ahorn, Ulme, Birke und ein Kirschbaum. Zur Messung benutzte ich ein in einer ledernen Kapsel angebrachtes Messband mit eingewirkten Metalldrähten. Die nötigen Millimetermasse wurden auf dem Bande abgesetzt. Der Ring am Ende des Messbandes wurde an einem in Brusthöhe in den Stamm eingeschlagenen Nagel angehakt, und das Band wurde längs eines in die Rinde gerifzten horizontalen Kreises um den Stamm geführt. Der Stammesumfang wurde alsdann mit grosser Genauigkeit, sogar in halben Millimetern, abgelesen.

Die Summe dieser täglichen Messungen findet sich in beigefügter Tabelle und ist auf Taf. 2, Kurve R. graphisch dargestellt.

Es zeigte sich bald, dass das Wachstum des Cambiumringes oft erst dem Messband fühlbar wurde, nachdem starke atmosphärische Feuchtigkeit oder Regen Rinde und Bast erweicht und es dadurch den Neubildungen des Holzes ermöglicht hatten, den Widerstand gegen ihre Ausdehnung zu brechen. Nun traf es sich so glücklich, dass zwei von diesen Bäumen die ganze Messzeit hindurch durchaus keine Dickezunahme zeigten; nur einer derselben sah kränklich aus. Mittels der Schwankungen im Umfang dieser beiden Bäume, welche lediglich dem Feuchtigkeitsgrad der äusseren Schichten zuzuschreiben waren, wurde ich in den Stand gesetzt, annähernd zu bestimmen, ein wie grosser Teil von der Dickezunahme der übrigen Stämme dem Anschwellen der äusseren Schichten durch eingesogene Feuchtigkeit zuzuschreiben, und wie viel als wirkliches Wachstum anzusehen sei. Auf dieser Grundlage fand ich Wachstumzahlen, die mittels der Formel $\dfrac{a + 2b + 3c + 2d + e}{9} = c_1$ ausgeglichen

Zu Taf. 2.

R und S.

Umfangswachstum der Baumstämme
1885*).

Tag	Mai	Juni	Juli	August	September	Oktober
1		11447	11516	11564	11575	11592
2	Mm.	— 46	— 20	. . . .	— 77	— 89
3		— 48	— 17	— 66	— 71	— 98
4	7246	— 46	— 26	— 59	— 71	— 91
5	— 48	— 47	— 27	. . . .	— 88	— 92
6	— 48	— 54	— 23	— 63	— 85	— 88
7	— 50	— 52	— 25	— 80	— 85	— 98
8	— 51	— 66	— 16	— 91	— 87	— 85
9	— 47	. . . .	— 29	— 83	— 90	— 92
10	— 51	— 67	— 22	— 77	— 85	— 91
11	— 53	— 61	— 30	— 78	— 80	— 92
12	— 51	— 64	— 28	— 68	— 78	— 98
13	— 51	— 66	— 41	— 64	— 80	— 95
14	. . . .	— 69	— 26	— 59	— 76	— 92
15	— 48	— 72	— 27	— 62	— 89	— 88
16	— 47	— 71	— 25	— 65	— 84	— 89
17	— 47	— 71	— 39	— 67	. . . .	— 96
18	— 47	. . . .	— 36	— 77	— 89	. . . .
19	— 47	. . . .	— 35	— 80	— 85	11601
20	. . .	. . . .	— 56	— 76	. . .	11591
21	— 49	— 98	— 44	— 80	. . . .	— 88
22	— 54	— 91	— 40	— 76	— 81	— 80
23	— 51	— 96	— 37	. . . .	— 82	— 78
24	— 58	— 88	— 32	— 82	— 77	. . . .
25	— 55	. . . .	. . . .	. . . .	— 80	— 92
26	— 57	— 96	. . .	— 73	— 80	— 86
27	— 56	. . . .	. . .	— 71	— 82	— 85
28	— 58	11505	. . . .	— 69	—'95	— 89
29	— 57	— 09	. . . .	— 70	— 91	— 88
30	— 55	— 18	— 38	— 73	— 88	— 83
31	. . . .		— 44	— 73		— 80

---

*) Im Mai die Summe des Umfanges von 8 Bäumen in Millimetern angegeben, im Juni und in den folgenden Monaten von 13 Bäumen.

wurden, und woraus dann die Kurve S hervorging, die also annähernd den wahren Umfangszuwachs des Stammholzes angiebt, während die Kurve R die Summe von dem Wachstum des Holzes, dem Wachstum der Rinde und des Bastes, und zugleich die Ausdehnung und Zusammenziehung der äusseren Schichten durch abwechselnde Feuchtigkeit und Dürre enthält.

Am 4. Mai 1885, als die Messung der acht Bäume ihren Anfang nahm, standen die Ahornbäume in Blüte, die Ulmen hatten Früchte angesetzt und trugen entfaltete Blätter. Die meisten Blätter der Birken waren ebenfalls hervorgekommen. Alle Triebspitzen der Bäume waren im lebhaften Längenwachstum begriffen, welches im Laufe des Mai noch bedeutend zunahm, während sich die Blätter völlig entwickelten und neue hinzukamen.

Den ganzen Mai hindurch nahmen die meisten der gemessenen Bäume an Dicke gar nicht zu; alle acht Bäume hatten beim Ausgange des Mai nur eine Vermehrung des Stammesumfangs von sieben Mm. erhalten. — *Erst im Anfang des Juni* beobachtete ich eine allgemeine und steigende Umfangszunahme, die für alle 13 Stämme zusammen in der Zeit vom 1 bis 15. Juni 20 Mm. (Kurve S) betrug. Von Mitte Juni bis Mitte Juli erreichte die Zunahme ihr Maximum, indem die Bäume während dieser Zeit zusammen 53 Mm. an Umfang zunahmen, wovon die 38 Mm. auf die letzte Hälfte des Juni fielen. Von Mitte Juli bis Mitte August war die Zunahme nur 36 Mm. und von der Zeit an bis zum Anfang des September, wo ein deutlicher Stillstand eintrat, mögen die Bäume zusammen noch weitere 10 Mm. an Umfang gewonnen haben.[*]

---

[*] Die Messungen des Stammesumfangs dieser 13 Bäume sind den Herbst

Zu Taf. 3.
Gewicht von 71 Knaben
im December 1883*).

Tag.	A	B	C	D	E
1	2473,3	2454,7			2475,1
2	2456,8	2439,4			2488,0
3	2469,7	2449,5			2488,3
4	2471,6	2452,5			2487,9
5	2470,9	2448,1	2453,1	2524,2	2484,8
6	2466,9	2443,0	2454,1	2500,7	2485,2
7	2468,1	2444,0	2455,0	2491,9	2490,3
8	2473.3	2453,1	2460,4	2493,8	2479,4
9	2462,5	2445,6	2454,5	2502,1	2503,0
10	2484,1	2462,4	2471,1	2500,9	2495,9
11	2478,9	2460,8	2465,4	2511,6	2502,2
12	2483,5	2459,3	2463.3	2513,7	2494,2
13	2474,6	2452,7	2458,7	2508,4	2499,7
14	2481,0	2458,6	2463,3	2503,1	2506,0
15	2489,8	2471,3	2473,5	2506,2	2495,9
16	2475,5	2459,2	2462,3	2504,9	2500,9
17	2483,4	2462,0	2461,6	2493,6	2496,0
18	2479,5	2460,9	2458,6	2501,2	2499,3
19	2481,4	2459,2	2464,7	2506,6	2493,3
20	2475,5	2452,1	2460,5	2510,9	2505,3
21	2487,0	2462,3	2469,4	2504,9	2504,2
22	2484,9	2465,6	2467,2	2502,0	2493,7
23	2476,1	2458,4	2467,2	2507,5	2494,3
24	2475,8	2456,0	2457,7	2514,5	2493,7
25	2478,0	2456,2	2472,3	2495,7	2504,6
26	2485.7	2464.5	2474,3	2513,4	2508,6
27	2491,3	2469,7	2472,3	2523,4	2516,9
28	2495.3	2468.6	2475.4	2506,6	2511,0
29	2490,2	2469.0	2471,0	2507,2	2498,9
30	2481,4	2464,0	2480.0	2521,2	2510,9
31	2492,5	2469,9	2468,1	2494,4	2503,3
a	2480.26	2459,13	2465,02	2506,90	2499,13
b	34,93	34,64	34,72	35,31	35,20

*) In Kilogr. angegeben.

Zu Taf. 3.
Gewicht von 71 Knaben
im Januar 1884.

Tag.	A	B	C	D	E
1	2474.7	2456,8	2472,7	2527,4	2512,0
2	2494,4	2471,8	2474,4	2511,3	2501.5
3	2481,7	2460,9	2469,1	2520,9	2508,6
4	2487,1	2459,6	2473.8	2503,6	2507,8
5	2489,9	2471,1	2475,8	2508,5	2489,8
6	2467,7	2450,4	2472,1	2508,3	2496,3
7	2476,0	2457,1	2474,4	2500,0	2495,1
8	2475,3	2457,8	2464,5	2507,8	2500,9
9	2474,0	2452 8	2469,0	2516,6	2490,7
10	2469,1	2447,2	2462,6	2510,9	2497,7
11	2480,8	2456,2	2465,5	2501,7	2493,9
12	2471,4	2453,4	2464,5	2499,3	2482,8
13	2463,4	2445,4	2452,7	2500,3	2487,4
14	2465,4	2442,5	2459,7	2485,3	2484,9
15	2466,9	2449,0	2462,0	2506,0	2492,6
16	2472,8	2450,3	2465,3	2502,2	2485,4
17	2467,7	2445,8	2454,4	2506,2	2494,1
18	2475,2	2450,9	2458,0	2492,8	2490,3
19	2472,3	2452,8	2459,4	2496,3	2482,8
20	2463,3	2444,9	2448,1	2495,5	2486,0
21	2465,4	2444,6	2454,1	2482,5	2483,8
22	2467,7	2449,6	2456,8	2501,5	2494,3
23	2473,5	2450,4	2463,0	2512,7	2484,7
24	2464,5	2442,0	2453,9	2505,0	2490,6
25	2473,4	2449,4	2458,8	2490,8	2487,5
26	2470,7	2454,5	2462,3	2501,4	2486,3
27	2466,9	2450,4	2456,4	2491,2	2499,8
28	2475,9	2452,9	2465,8	2493,5	2487,0
29	2463,8	2445,8	2460,2	2503,5	2494,3
30	2474,7	2452,4	2464,7	2509,4	2489,9
31	2470,8	2446,7	2453,8	2507,1	2495,9
a	2472,79	2452,11	2462,83	2503,21	2492,73
b	34,83	34,54	34,69	35,26	35,12

Zu Taf. 3.
Gewicht von 71 Knaben
im Februar 1884.

Tag.	A	B	C	D	E
1	2477,2	2451,5	2461,8	2499,4	2497,4
2	2474,4	2455,6	2463,6	2499,8	2482,4
3	2461,6	2441,1	2449,4	2496,3	2490,6
4	2471,0	2446,6	2455,8	2486,3	2489,9
5	2473,5	2455,5	2462,9	2505,5	2498,4
6	2478,8	2456,6	2465,1	2517,6	2494,4
7	2473,8	2449,1	2459,5	2516,3	2501,5
8	2478,8	2454,6	2464,4	2501,3	2493,7
9	2474,2	2456,6	2465,1	2500,6	2486,3
10	2466,6	2450,7	2460,0	2511,1	2506,2
11	2487,2	2466,5	2466,1	2495,9	2493,9
12	2476,7	2460,3	2469,4	2517,7	2502,9
13	2482,8	2460,0	2468,3	2523,0	2499,0
14	2479,5	2453,7	2462,1	2515,4	2500,8
15	2482,0	2459,2	2464,0	2498,8	2499,4
16	2482,3	2464,8	2470,4	2507,3	2490,9
17	2473,6	2457,4	2462,8	2506,8	2504,5
18	2486,4	2464,5	2466,6	2495,7	2498,2
19	2481,0	2463,6	2468,2	2515,8	2506,7
20	2488,8	2467,8	2474,2	2528,2	2504,2
21	2485,2	2459,4	2471,1	2526,5	2511,6
22	2492,9	2468,8	2476,2	2513,1	2512,7
23	2495,4	2476,5	2481,7	2522,2	(2504,0)
24	2485,7	2467,3	2475,1	2522,7	2505,7
25	2485,0	2462,6	2475,3	2500,9	2510,5
26	2492,8	2472,1	2478,7	2529,8	2514,7
27	2495,5	2469,7	2478,7	2535,5	2512,1
28	2494,0	2467,0	2472,9	2529,7	2516,5
29	2498,6	2475,2	2479,1	2516,0	2513,9
a	2480,53	2460,49	2467,88	2511,56	2501,48
b	34,94	34,65	34,76	35,37	35,23

Taf. 3. In diesen drei Tabellen und auf Taf. 3 findet sich unter A das Gewicht von 71 Knaben jeden Morgen um 6 Uhr vom 1. December 1883 bis Ende Februar 1884 + das Gewicht des von einzelnen Knaben im Laufe der Schlafenszeit (9 Uhr abends bis 6 Uhr morgens) abgegebenen Harns*). — Unter B findet sich durch alle drei Tabellen und auf Taf. 3 das reine Morgengewicht der Knaben, d. h. ihr Morgengewicht ÷ das Gewicht des in der Nacht abgegebenen Harns und des am Morgen nach der Wägung von allen Knaben abgegebenen Harns. — C giebt das Gewicht der selben Knaben um 1 Uhr, unmittelbar vor dem Mittagsessen, abzüglich des Gewichts ihrer Kleidungsstücke (doch nicht des Gewichts von Wollhemd, Oberhemd und Strümpfen, welches bekanntlich in das Abend- und Morgengewicht der Kinder mit aufgenommen ist). — D zeigt das Gewicht der Knaben gleich nach dem Mittagsessen, ebenfalls abzüglich der Kleidungsstücke. — Endlich zeigt E das Gewicht der 71 Knaben jeden Abend um 9 Uhr. — Die Reihe a unter den Tabellen enthält die Mittelzahlen des Gewichts aller Knaben den Monat hindurch, b die Mittelzahlen des Gewichts eines einzelnen Knaben.

Die Entfernung zwischen der Kurve E am einen Tag und der Kurve A am nächsten Tag zeigt also das während der 9 Nachtstunden von 9 Uhr abends bis 6 Uhr morgens — hauptsächlich durch Schweiss und Ausatmungsprodukte — von allen Knaben verlorene Gewicht. Das von allen 71 Körpern während der 9 Nachtstunden producierte Gewicht

---

*) Derselbe wird in metallne Behältnisse entleert, die in den Schlafsälem angebracht sind und morgens um 6 Uhr gewägt werden. Danach werden die Knaben in vier Abteilungen gewägt; jede Abteilung der Knaben entleert unmittelbar nach der Wägung den Harn in die Behältnisse im Schlafsaal, wonach dieser Harn ebenfalls gewägt wird.

an Harn ist ebenfalls ersichtlich, nämlich in der täglichen Entfernung zwischen den Kurven *A* und *B*. Diese Harnmenge wird jeden Tag mit Bezug auf specifisches Gewicht, Harnstoff, Chlornatrium und Phosphorsäure untersucht. Die Ergebnisse dieser Untersuchungen werden hoffentlich später veröffentlicht werden.

Taf. 3 zeigt, dass die Kinder innerhalb jeder 24 Stunden immer das höchste Gewicht *(D)* gleich nach dem Mittagsessen, ein etwas geringeres *(E)* am Abend hatten. Das niedrigste Gewicht *(B)* hatten sie natürlich am Morgen, wenn sie die Schlafsäle verliessen, und ein nur wenig höheres Gewicht *(C)* um 1 Uhr, gerade vor dem Mittagsessen.

Aus den Reihen *a* und *b*, am Fuss der drei Tabellen S. 51 u. a., geht hervor, dass die Gewichtschwankungen der Knaben innerhalb jeder 24 Stunden und im Durchschnitt jedes der drei Monate mit grosser Regelmässigkeit von statten gingen.

Durch alle drei Monate zusammen verlor jeder Knabe durchschnittlich von dem Mittagsgewicht *(D)* bis zum Gewicht um 9 Uhr abends *(E)* 0,13 Kg. an Gewicht. Im Durchschnitt des December ist dieser Gewichtverlust 0,11, im Januar 0,14 und im Februar 0,14 Kg.

Der gesamte allnächtliche Gewichtverlust, nämlich der Gewichtverlust durch Schweiss und Ausatmungsprodukte — das Gewicht der ganzen von 9 Uhr abends bis 6 Uhr morgens ausgesonderten Harnmenge, betrug alle drei Monate hindurch 0,57 Kg. für jeden Knaben; im December 0,56, im Januar 0,58 und im Februar 0,58 Kg.*)

---

*) Da bei dieser Berechnung das Abendgewicht am 30. November 1883 (2491,1 Kg.) ausgelassen und durch das Abendgewicht am 29. Februar 1884 (2513,9 Kg.) ersetzt ist, so ist dadurch die kleine Gewichtzunahme der Kinder die drei Monate hindurch eliminiert, und

Ungefähr die Hälfte dieses Gewichtverlustes war durch Schweiss und Ausatmungsprodukte hervorgerufen, nämlich: im Durchschnitt aller drei Monate 0,28 Kg. täglich für jeden Knaben, im December 0,27, im Januar 0,29 und im Februar 0,29 Kg. Die andere Hälfte fiel auf den im Laufe der Nacht ausgesonderten Harn, nämlich: im Durchschnitt der drei Monate 0,29 Kg., und das selbe Gewicht im Durchschnitt jedes einzelnen der drei Monate.

Die Gewichtzunahme von morgens 6 Uhr bis 1 Uhr. gerade vor dem Mittagsessen, betrug durch drei Monate täglich und für jeden Knaben 0,11 Kg.; im December 0,8, im Januar 0,15 und im Februar 0,11 Kg. — Diese Gewichtsteigerung von Morgen bis Mittag ist ungefähr gleich gross mit dem Gewichtfall von nach dem Mittagsessen bis abends 9 Uhr.

Die durch das Mittagsessen gewonnene Gewichtzunahme war ungefähr gleich gross mit dem gesamten Gewichtverlust im Laufe der Nacht, nämlich: im Durchschnitt der drei Monate täglich 0,59, im December 0,59, im Januar 0,57 und im Februar 0,61 Kg. für jeden Knaben.

Zur Darlegung der *gemeinschaftlichen Höhenschwankungen der Knaben innerhalb 24 Stunden* teile ich zwei Auszüge meiner Masszahlen von 1877 und 1878 mit. Der erste Auszug umfasst die Wochentage von 6 Wochen vom 12. November bis 22. December 1877, der zweite 5 Wochen vom 7. Januar bis 9. Februar 1878. Die selben 22 Knaben wurden alle 11 Wochen hindurch gemessen; sie standen im Alter von 13—16 Jahren. In den 6 Wochen wurden

---

die alltägliche Gewichtzunahme gleich gross mit dem allnächtlichen Gewichtverlust.

die Kinder um 8, 9, 10, 11, 12, 1 und 5 Uhr, in den 5 Wochen zugleich um 7 Uhr morgens gemessen.

1877.	8	9	10	11	12	1	5	8—5 Uhr
12. Nov. bis 17. Nov.	+ 125	+ 10	− 22	− 83	+ 49	− 13	− 79	− 138
19. — — 24. —	+ 139	+ 10	− 11	− 77	+ 46	− 11	− 83	− 126
26. — — 1. Dec.	+ 100	+ 25	− 29	− 72	+ 51	− 27	− 66	− 118
3. Dec. — 8. —	+ 146	+ 12	− 13	− 80	+ 39	− 12	− 67	− 121
10. — — 15. —	+ 127	+ 3	− 17	− 67	+ 41	− 17	− 81	− 138
17. — — 22. —	+ 144	+ 5	− 19	− 58	+ 31	− 14	− 66	− 121
22 Knaben	+ 130	+ 11	− 18	− 73	+ 43	− 16	− 74	− 127
1 Knabe c.	+ 6	+ 0,5	− 1	− 3	+ 2	− 1	− 3	− 5.8

Jede der horizontalen Reihen zeigt die Höhenschwankungen aller 22 Knaben durch einen Mitteltag aus 6 Schultagen.

Der erste Mitteltag zeigt, dass die Knaben bis 8 Uhr morgens, wo die Schulstunden anfingen, zusammen 125 Mm. höher waren, als am vorigen Mitteltag 5 Uhr nachmittags. Nachdem sie bis 9 Uhr auf der Schulbank gesessen, waren sie 10 Mm. höher als um 8 Uhr. Danach nahmen sie während der nächsten Unterrichtsstunde zusammen 22 Mm. an Höhe ab. Der Unterricht wurde jeden Tag um 10½ Uhr eingestellt, die Kinder spielten im Freien von 10½—11. Um 11 Uhr wieder gemessen zeigten die 22 Knaben die bedeutende Höhenabnahme von 83 Mm. — Während der Körper-Ruhe auf den Schulbänken von 11—12 nahmen sie 49 Mm. zu und darauf bis 1 Uhr wieder 13 Mm. ab. — Der Schulunterricht hörte jeden Tag um 2 Uhr auf, wonach die Kinder zu Mittag assen und bis 2 Uhr spielten. Von 2—5 wurden sie in den Werkstätten beschäftigt. In der Zeit von 1—5 verloren sie 79 Mm. an Höhe.

Man sieht, dass sich diese Schwankungen von Woche zu Woche mit grosser Regelmässigkeit wiederholen. Zwar zeigt sich ein Unterschied in der Grösse der Schwankungen von 8 bis 9 Uhr die 6 Wochen hindurch, ebenfalls von 9—10 Uhr, u. s. w., allein die Richtung der Schwankungen bei jedem Glockenschlag bleibt sich gleich alle 6 Wochen hindurch: immer aufwärts von 8—9, immer abwärts von 9—10, u. s. w., so wie die grössten Höhenabnahmen immer um 11 und um 5 Uhr eintreffen.

Die letzte Reihe der obigen Tabelle zeigt, dass die Höhenschwankungen jedes einzelnen Knaben recht bedeutend waren: Von 5 Uhr nachmittags bis 8 Uhr des nächsten Morgens betrug die Höhenzunahme jedes Knaben c. 6 Mm. im Durchschnitt aller 6 Wochen.

Während der 5 andern Wochen, wo die Knaben auch um 7 Uhr jeden Morgen gewägt wurden, waren die Höhenschwankungen der selben 22 Knaben wie folgt:

1878.	7	8	9	10	11	12	1	5	7–5 Uhr
7. Jan. bis 12. Jan.	*)	− 42	+ 7	− 15	− 60	+ 38	− 10	− 82	− 164
14. — — 19.	—	+ 194	− 51	+ 17	− 26	− 71	+ 34	− 7	− 60	... 164
21. — — 26.	—	+ 192	− 28	− 14	− 12	− 72	+ 38	− 6	− 77	− 171
28. — — 2. Feb.		+ 176	− 52	+ 12	− 8	− 69	+ 39	− 11	− 63	− 152
4. Feb.— 9.	—	+ 167	− 36	+ 7	− 14	− 67	+ 34	− 5	− 74	− 155
22 Knaben		+ 182	− 42	+ 6	− 15	− 68	+ 37	− 8	− 71	− 161
1 Knabe c.		+ 8.3	− 2	+ 0,3	− 1	− 3	+ 2	− 0,4	− 3	− 7,3

Die Schwankungszahlen dieser 5 Wochen stimmen in allem Wesentlichen mit denen der vorstehenden 6 Wochen überein. Es findet sich jedoch eine kleine Unregelmässigkeit um 9 Uhr im Durchschnitt der 6 Tage vom 21.—26. Januar, indem die Kinder hier ein wenig an Höhe abgenommen, während sie in den übrigen Wochen zu der selben Stunde eine kleine Höhenzunahme gehabt hatten. Man

---

*) In den Weihnachtsferien wurden die Kinder nicht gemessen.

sieht aber zu gleicher Zeit, wie sich diese Unregelmässigkeit zum Teil aufhebt oder verschiebt, indem die Kinder in der Stunde von 8—9 weniger als gewöhnlich an Höhe abnahmen.

Was die Höhenmessung dieser 5 Wochen den 6 Wochen gegenüber Neues bietet, ist dies, dass die Knaben während ihrer Freistunde von 7—8 Uhr morgens bedeutend an Höhe verlieren, woraus folgt, dass der Höhenunterschied von 5 Uhr des Nachmittags bis 7 Uhr des nächsten Morgens bedeutend grösser ist, als in den voranstehenden 6 Wochen derjenige von 5 Uhr nachmittags bis 8 Uhr des nächsten Tages, nämlich pro Kind 8,3 Mm. gegen 6 Mm.

Da meine Zöglinge nicht unmittelbar vor dem Schlafengehen, auch nicht sogleich nach dem Aufstehen gemessen wurden, so kann ich für den bekannten Umstand, dass alle Menschenkörper nach der Nachtruhe bedeutend länger sind, als am Abend vorher, keinen völlig zuverlässigen Beleg beibringen. Doch bin ich im Stande, aus dem vorliegenden Material den Längenzuwachs der Knaben während der Nacht annähernd zu bestimmen.

Die Messungen der 5 Wochen zeigen, dass jeder Knabe während seiner Freistunde 7—8 Uhr morgens c. 2 Mm. an Höhe abnimmt. Es ist anzunehmen, dass die Höhenabnahme in der ersten Morgenstunde nach dem Aufstehen, von 6—7 Uhr, dieselbe gewesen ist. Hieraus ergiebt sich, dass der Höhenverlust von 6 Uhr morgens bis 5 Uhr nachmittags zu 8,3 Mm. (Verlust von 7—5) + 2 Mm. (Verlust von (6—7) = 10.3 Mm. veranschlagt werden kann. Die Höhe der Zöglinge am Abend ist in beiläufig der Hälfte der oben behandelten 11 Wochen gemessen worden; aus den Masszahlen von 8 Uhr abends ergiebt sich, dass die Höhe der Kinder zu dieser Stunde täglich etwas grösser war, als um

5 Uhr nachmittags, durchschnittlich 0,5 Mm. pro Kind. Wenn man dabei bedenkt, dass die Knaben von $8^1/4$—9 Uhr abends auf den Schulbänken sassen, um ihre Lektionen zu memorieren, so lässt sich annehmen, dass die Höhenabnahme, welche sie durch den Hin- und Zurückgang nach und von dem Speisesaal um 8 Uhr, sowie durch anderweitige Bewegung erlitten, bis sie sich um $8^1/4$ Uhr auf die Bänke setzten, in der Zeit von $8^1/4$—9 zum Teil wieder aufgehoben wurde. Es ergiebt sich demnach, dass die Höhe der Kinder beim Schlafengehen ungefähr dieselbe gewesen sein muss, wie die Höhe um 5 Uhr nachmittags — die kleine Höhenzunahme von 0.3 Mm. pro Kind von 5 Uhr nachmittags bis 8 Uhr abends. Da nun der Höhenverlust eines einzelnen Knaben von 6 Uhr morgens bis 5 Uhr nachmittags laut Vorstehendem zu 10,3 Mm. anzusetzen ist, so sind wir zu dem Resultat gelangt, dass *die Höhenabnahme eines 13—16jährigen Knaben im Laufe des Tages, vom Aufstehen bis zum Schlafengehen, c. 10 Mm., und seine Höhenzunahme während der Nachtruhe (von 9—6 Uhr) also ebenfalls c. 10 Mm. (+ den kleineren und bleibenden Höhenzuwachs) beträgt.*

Ich habe schon oben ein entgegengesetztes Verhältnis innerhalb jedes Jahres zwischen den drei Perioden des Gewichts und denjenigen der Höhe angezeigt. Ein ähnlicher Gegensatz findet sich auch innerhalb jeder 24 Stunden: Jedes Kind nahm während des Schlafes 0,57 Kg. an Gewicht ab (S. 55) und nahm 10 Mm. an Länge zu; der umgekehrte Fall fand am Tage statt.

Die durch die Nachtruhe erhaltene Längenzunahme der Kinderkörper ging wahrscheinlich ganz gleichmässig von statten; die Längenabnahme im Laufe des Tages war dagegen höchst ungleichmässig; sie stieg, wenn die Kinder standen oder gingen, noch mehr wenn sie sich spielend und laufend herumtummelten, wurde aber von einer Längenzunahme abgelöst, sobald die Körper auf den Bänken zur Ruhe kamen. Diese Reaktion gegen die durch Bewegung und Spiel wachsende Höhenabnahme dauerte doch nur ein Stündchen; bei fortgesetztem Stillsitzen auf den Bänken trat wieder eine Längenverminderung ein. Der Gang dieser Ausdehnung und Zusammenziehung, die wohl zunächst in den betreffenden Gelenkverbindungen, besonders zwischen den Rückenwirbeln vorgehen werden, tritt deutlich zu Tage in den beiden vorstehenden Mass-Tabellen.

Die Ursache, weshalb ich in den zwei letzten Jahren, wo *alle* Zöglinge der Anstalt gemessen wurden, diese Messung immer zu einer bestimmten Stunde habe vornehmen lassen, und zwar nur an den Tagen, wo *alle* Zöglinge in der vorhergehenden Stunde auf der Schulbank gesessen haben, wird jetzt aus dem oben gesagten einleuchten. Die Schwankungen in der Länge des Kinderkörpers sind während des Tages so bedeutend und so sehr abhängig von der Körperstellung, von Ruhe oder Bewegung in der zunächst vorangehenden Stunde, dass Messungen zu unbestimmten Zeiten durchaus verworrene Resultate geben würden.

Aus meinem Material von Gewicht- und Höhenzahlen heraus habe ich somit drei jährliche Hauptperioden im Gewicht der hiesigen Zöglinge, und ebenfalls drei jährliche Perioden in dem Höhenwachstum derselben aufstellen können. Aus demselben Material sind ferner mehrere Perioden innerhalb jeder 24 Stunden, sowohl in dem Gewicht als der Höhe der Kinder bezüglich ihrer Ausdehnung und ihres

Gehalts bestimmt worden. Auch eine wöchentliche Periode im Gewicht ist oben (S. 16) erwähnt.

Ich komme nun zu einer vierten Reihe höchst merkwürdiger Schwankungs-Erscheinungen im Gewicht der Kinder.

Diese Veränderungen in der Wachstum-Entwickelung der Kinder, die sich bald als eine durch mehrere Tage fortgesetzte Steigerung der Gewichtzunahme, bald als ein allmähliches Fallen derselben, bald mehrere Tage lang als ein Stillstand im Gewicht der Zöglinge, ja sogar als Gewichtverlust und Schwankungen im Gewichtverlust u. s. w. gestalten, sind schon oben S. 22—23 besprochen und treten in den vielen Krümmungen, dem verschiedentlichen Steigen und Fallen der vier Gewicht-Kurven A, B, C und D auf Taf. 1 zu Tage, sowie sie sich auch in der Summe E von den Gewicht-Kurven aller drei Jahre geltend machen.

Die Ursache dieser durch alle drei Jahre fortgesetzten Schwankungen im Gewicht der Kinder könnte man in Änderungen der Nahrungsmittel der Zöglinge zu finden erwarten. Man könnte meinen, dass die Kost zu Zeiten minder gut gewesen sei, geringeren Nährwert gehabt habe, als zu andern Zeiten, dass die Anstalt mit ihren Ankäufen von Lebensmitteln öfters Unglück gehabt, zu andern Zeiten vorzügliche Sachen erhalten habe, u. s. w. — Hierauf ist zu antworten, dass die Anstalt selbst ihre Zöglinge speist, dass dieselbe in den letzten Jahren stets die selben zuverlässigen Lieferanten gehabt, dass der Speisen-Etat innerhalb der Wägezeit nur ein Mal geändert wurde, dass die erwähnten Schwankungen vor und nach dieser Änderung denselben Charakter bewahrt, dass viele Angestellte, auch Lehrer und Direktor der Anstalt, täglich dieselbe Kost geniessen, wie die Zöglinge, ohne dass sie jemals wesentliche Veränderungen in dem Wert derselben gespürt hätten. Die

Ursache kann in keiner Änderung der Tagesordnung oder der Beschäftigung der Kinder liegen. Auch der Gesundheitszustand der Kinder, der die ganze Zeit hindurch vorzüglich war, kann hier nicht in Betracht kommen. Kurz, die gesuchte Ursache kann keinenfalls eine in engerem Sinne lokale sein.

Nachdem mir dies seiner Zeit klar geworden, meinte ich die Ursache der erwähnten Gewichtschwankungen in den meteorologischen Verhältnissen der Gegend suchen zu müssen. Es zeigte sich denn auch, dass eine auffällige Übereinstimmung zwischen den Schwankungen der atmosphärischen Wärme und denjenigen der Gewichtzunahme der Kinder obwaltete.

Zur Klarlegung dieser Übereinstimmung wird ein deutlicheres Bild dieser Gewichtschwankungen, als das auf Taf. 1 gegebene, vonnöten sein. Die für die Taf. 1 benutzten, oben S. 17—20 befindlichen Gewichtzahlen, die nach Eliminierung der Wochenperiode des Gewichts mittels der Formel $\frac{h-a}{7}$ aus den ursprünglichen Gewichtzahlen S. 8—12 hervorgegangen sind, müssen, um das verlangte deutlichere Bild geben zu können, von allen übrigen, aus andern Ursachen als der gesuchten, entwachsenen kleinen Schwankungen gereinigt werden. Dies geschieht durch Ausgleichung der Gewichtzahlen S. 17—20 mittels der Formel: $a + 2b + 3c + 2d + e = 9c_1$ *). Die dadurch gewonnenen Zahlen sind demnächst als Ordinaten der Kurven A auf Taff. 4, 5, 6 und 7 aufgezeichnet; dieselben umfassen die Wägezeit vom 3. September 1882 bis zum 12. Juli 1885.

---

*) Ist a die Gewicht-Differenz von Sonntag Abend bis Montag Abend, so ist b die Differenz von Montag bis Dinstag u. s. w.

Taf. 4, 5, 6. u. 7. Die schattierten Kurven A auf den Taff. 4, 5, 6. u. 7 zeigen also die Schwankungen in der Gewichtzunahme der Knaben an hiesiger Anstalt von Abend zu Abend während der auf den Tafeln angegebenen Zeit. Die Entfernung von der Null-Linie bis zu einem Punkt der Kurve zeigt die Gewichtzunahme im Laufe des Tages; die Linie von Punkt zu Punkt der Kurven zeigt den Unterschied der Gewichtzunahme zweier Tage. Die Entfernung von der einen dicken horizontalen Netz-Linie der Tafel bis zur anderen zeigt eine Schwankung in der Gewichtzunahme aller Knaben von $^{10}/_9$ ℔ oder $^5/_9$ Kg. Die Division mit 9 ist eine Folge der fehlenden Division in der Ausgleichungsformel: $a + 2b + 3c + 2d + e$.

Die punktierten Kurven B auf Taff. 5 u. 6 zeigen die Gewichtschwankungen der Knaben des Kgl. Pflegehauses (»Opfostringshuset«), das ungefähr 1 Kilometer von der hiesigen Anstalt entfernt liegt*). Die Gewichtzahlen dieser Knaben sind S. 68 angeführt und durch Elimination der wöchentlichen Periode aus dem täglichen Gewicht der Zöglinge vor Mittag hervorgegangen. Die Gewichtzahlen S. 68 sind danach mit derselben Ausgleichungsformel behandelt, wie die entsprechenden Gewichtzahlen der hiesigen Zöglinge**). Die mit A und B bezeichneten Kurven auf Taff. 5 u. 6 sind die Summen der Gewicht-Kurven beider Anstalten.

Die Gewicht-Kurven sind also beispielsweise so zu lesen: Am 20. September 1882 um 9 Uhr abends (s. A Taf. 4)

---

*) 94 Knaben zu 71 reduciert.

**) Beim Zeichnen der Kurve B hat sich ein Fehler eingeschlichen: Vom 17 bis 21. September sollte die Kurve bis zur Null-Linie hinabsteigen und von da durch die folgenden Tage bis zum Punkt am 26 September aufsteigen.

hatten die Knaben der hiesigen Anstalt seit dem vorhergehenden Abend um 9 Uhr eine Gewichtzunahme von $^{40}/_9\,\mathit{U}$ erfahren; am 2. Oktober $^{50}/_9\,\mathit{U}$; am 1. Februar 1883 verloren sie zusammen $\frac{46}{9}\,\mathit{U}$, u. s. w.

Für die Wärme-Kurven Taff. 4—7 habe ich die Temperaturbeobachtungen des hiesigen meteorologischen Instituts benutzt. Die Entfernung desselben von meiner Anstalt beträgt wenig mehr als 1 Kilometer. Die Temperaturzahlen finden sich S. 69—71.

B, Taf 4, zeigt die mit den Gewichtschwankungen gleichzeitigen Schwankungen in der täglichen Mittelwärme Kopenhagens. Als Ausgleichungsformel diente $\frac{a+2b+c}{4} = b_1$. Die Entfernung von einer dicken horizontalen Linie bis zur nächsten giebt eine Wärmeschwankung von 1° C. an.

Die Kurven C, Taff. 5 u. 6, zeigen die Lufttemperatur um 8 Uhr jeden Morgen, und sind mittels der Formel $a + 2b + 3c + 2d + e = 9c_1$ ausgeglichen. Die Entfernung von einer dicken horizontalen Linie bis zur nächsten zeigt einen Wärmeunterschied von 10° C. dividiert mit 9.

B, Taf. 7, zeigt ebenfalls die mit den Gewichtschwankungen gleichzeitigen Schwankungen der Luftwärme von Morgen zu Morgen um 8 Uhr. Die grosse Ausgleichungsformel ist auch hier benutzt.

Betrachten wir nun die Taf. 4, so zeigt sich sogleich eine durchgreifende Übereinstimmung zwischen den Schwankungen der Gewichtzunahme und denjenigen der atmosphärischen Wärme*). Steigt die Wärme, so steigt auch die

---

*) Solchen Lesern, die in der Behandlung von Kurven-Zeichnungen ungeübt sind, mag Folgendes zur Auskunft dienen: — Ein unentbehr-

Gewichtzunahme; sinkt die Wärme, so sinkt auch die Gewichtzunahme; oft ist jedoch das Steigen der Gewicht-

---

liches Mittel zur Auffindung von Ähnlichkeiten und Unähnlichkeiten zwischen zwei oder mehreren Kurven und also auch zur Beglaubigung oder Berichtigung der aus meinen Kurven-Vergleichungen gezogenen Resultate ist folgendes: Man lege ein durchscheinendes Blatt über die gedruckten Kurven, zeichne dann eine (oder — je nach Umständen mehrere) derselben durch und verschiebe darauf die durchgezeichnete Kurve bis über die gedruckte Vergleichs-Kurve, so dass die gemeinsamen Abscissen beibehalten bleiben. Nachdem man in dieser Weise die beiden Kurven verglichen, suche man zu ermitteln, ob nicht ausserhalb der gemeinsamen Abscissen eine eben so grosse oder vielleicht noch grössere Übereinstimmung in den Schwankungen der beiden Kurven zu finden wäre, als die unter den gemeinsamen Abscissen von mir nachgewiesene; zu dem Ende verschiebe man die durchgezeichnete Kurve in verschiedenem Grade nach rechts und nach links über die Vergleichs-Kurve hin, indem die Übereinstimmungen und Unübereinstimmungen zwischen den beiden Kurven in jeder Lage zu verzeichnen sind. Ganz wie man durch Betrachtung einer Zeichnung im Spiegel Fehler und Ungenauigkeiten in derselben entdecken kann, die man beim unmittelbaren Anschauen nicht gewahrte, so hat man auch *ein vorzügliches Mittel*, um den Grad der gefundenen Schwankungs-Übereinstimmungen zwischen den beiden (oder mehreren) Kurven zu bestimmen, *darin*, dass man die durchgezeichnete Kurve nach ihrer Längenachse umdreht und dieselbe in dieser Lage über die Vergleichskurve legt. Wo früher Übereinstimmung zwischen den Schwankungen der Kurven war, da findet sich jetzt Gegensatz; und je grösser dieser Gegensatz ist, je grösser ist natürlich die thatsächliche Übereinstimmung. Es ist leicht ersichtlich, dass die oben erwähnten Untersuchungs-Methoden sich in bedeutendem Masse variieren lassen. — Bei allen derartigen Untersuchungen wolle man aber wohl beachten, dass hier von keinem Parallelismus, sondern nur von Übereinstimmung in den Schwankungen der hier und im Folgenden zusammengestellten Kurven die Rede ist, und dass sich daher bei dem Vergleich zweier Kurven sehr wohl in der gleichzeitigen Bewegungs-Richtung einzelner Glieder oder Stücke sogar vollständige Übereinstimmung zeigen kann, während die selben Kurven im Ganzen gegensätzliche Richtungen haben, die eine durchgängig steigend, die andere durchgängig fallend.

zunahme bedeutend, dasjenige der Wärme dagegen nur gering, und umgekehrt. Es findet also kein eigentlicher Parallelismus der Bewegungen, sondern nur eine Übereinstimmung der Schwankungen statt. Dies zeigt sich besonders deutlich während der abnehmenden Wärme im Herbste, wo starke Thermometerfälle eintreten, z. B. vom 10.—20. November 1882, gleichzeitig aber nur geringe Verminderungen der Gewichtzunahme. Dasselbe Verhältnis zeigt sich während der steigenden Wärme des Frühjahrs, wo die Thermometersteigungen sehr gross sein können, während die entsprechenden Steigerungen in der Gewichtzunahme nur gering sind, u. s. w. *Aus diesem Grunde zeigen die Schwankungen der Gewicht-Kurven hauptsächlich denselben Charakter das ganze Schuljahr hindurch.*

Die Kurven der Gewichtzunahme A und die Wärme-Kurven B schwanken doch hin und wider in verschiedener Richtung. Kleinere Verschiedenheiten von kürzerer Dauer (1 oder 2 Tage) können zufällige Ursachen haben und ausser Betracht gelassen werden. Es bleiben aber dennoch auf Taf. 4 sieben Gruppen von Schwankungsgegensätzen zurück, jede von 4 bis 9 Tagen, nämlich Anfang November, nach der Mitte des December, Ende Januar, u. s. w. — Während der ganzen hier aufgezeichneten Wägezeit von 308 Tagen giebt es also im ganzen c. 45 Tage, wo das Gewicht und die Wärme in verschiedener Richtung schwanken. In $6/7$ der Wägezeit ist also Übereinstimmung, in $1/7$ Verschiedenheit.

Die Tafeln 5 u. 6 zeigen, wie gesagt, die Gewichtveränderungen der hiesigen Knaben, A im Schuljahr 1883—84, dazu B die Gewichtveränderungen der Knaben in dem Kgl. Pflegehause »Opfostringshuset«, ferner $A + B$ die Summe der täglichen Gewichtschwankungen beider

Zu Taff. 5 & 6.

Gewichtzunahme der Knaben
des Kgl. Pflegehauses*).

Tag.	1883.				1884.					
	Sept.	Okt.	Nov.	Dec.	Jan.	Feb.	März	April	Mai	Juni
1	1	1	0	1	0	2	— 1	1	— 2	— 2
2	3	1	1	0	— 4	1	0	2	— 2	1
3	3	1	1	0	— 2	0	2	1	— 2	2
4	4	2	3	0	— 3	0	2	2	— 1	1
5	4	3	1	— 1	0	2	2	2	— 1	5
6	2	3	1	— 1	4	1	1	— 1	0	0
7	4	1	3	— 1	1	0	1	— 1	1	1
8	2	2	0	— 1	1	1	1	0	0	3
9	2	3	0	0	3	2	0	— 5	— 1	0
10	2	1	1	0	2	0	1	0	— 1	— 1
11	3	1	0	— 1	3	3	1	0	2	0
12	3	1	0	2	1	2	2	0	1	— 2
13	2	0	2	1	2	2	2	2	1	— 1
14	1	2	2	3	— 1	1	2	2	— 1	— 2
15	2	2	1	1	— 2	2	1	1	0	— 1
16	1	4	0	2	1	0	3	5	0	— 1
17	2	0	0	1	1	2	2	2	0	— 2
18	2	1	0	0	— 1	0	2	— 2	— 3	— 2
19	1	0	0	— 1	0	— 1	1	— 3	— 2	— 1
20	— 1	2	0	1	0	0	0	— 3	— 4	0
21	1	1	0	0	1	0	— 1	— 3	— 2	1
22	0	1	1	0	3	— 2	0	— 1	— 2	0
23	— 1	— 2	1	0	1	2	— 2	— 2	— 3	— 1
24	3	3	1	— 2	1	1	— 3	— 5	— 3	1
25	3	2	2	3	2	— 1	— 2	— 1	— 1	0
26	5	2	2	3	1	0	— 2	1	— 1	— 1
27	6	1	1	2	2	0	— 1	3	— 1	0
28	4	2	1	3	2	1	— 1	2	— 1	0
29	5	3	1	2	0	1	— 1	— 2	— 3	0
30	5	0	1	— 4	1		2	— 2	0	3
31		— 3		3	2		1		1	

*) Die Gewichtzunahme ist in dänischen Pfunden angegeben. 2 ℔ = 1 Kg.

Zu Taf. 4.

Kopenhagen, Tagesmittel der Lufttemperatur.

Tag.	1882.				1883.						
	Sept.	Okt.	Nov.	Dec.	Jan.	Feb.	März	April	Mai	Juni	Juli
1	14,4	11,2	7,0	− 0,1	0,4	1,1	1,9	3,5	9,9	14,5	22,8
2	16,3	12,5	8,1	− 2,8	5,8	1,5	1,6	2,6	3,8	18,2	23,8
3	17,5	12,3	9,6	− 2,9	3,6	3,5	1,2	5,7	5,1	17,5	21,9
4	16,6	12,8	9,0	− 4,1	0,1	2,3	2,0	3,3	6,7	15,9	23,5
5	16,0	12,5	9,5	− 4,2	− 4,5	0,3	3,9	3,6	7,1	15,6	21,8
6	15,5	11,6	8,6	− 4,5	− 2,9	− 2,2	1,7	2,2	8,3	13,6	19,4
7	13,5	10,5	6,5	− 5,8	− 1,9	− 1,2	− 1,7	1,9	9,6	16,7	18,8
8	14,3	10,5	6,5	− 3,1	1,0	− 0,1	− 2,8	2,1	11,3	16,4	19,6
9	13,3	11,2	6,5	0,7	− 1,2	− 1,0	− 3,2	4,4	12,8	14,9	18,5
10	14,3	10,1	6,7	1,5	− 0,5	0,0	− 3,9	4,4	11,1	15,8	18,7
11	15,5	10,5	5,2	1,8	− 0,8	1,6	− 3,0	4,0	8,1	15,9	
12	16,9	10,9	1,7	1,2	− 2,1	2,4	− 5,0	2,4	9,5	15,6	
13	17,5	9,2	0,9	1,7	− 0,8	1,6	− 4,0	3,5	11,5	15,7	
14	15,5	7,9	2,4	1,7	− 1,5	− 0,3	− 4,4	2,8	14,0	15,5	
15	15,1	6,4	1,5	1,7	− 1,6	0,5	− 4,5	5,2	15,4	15,9	
16	18,3	5,6	0,3	1,5	− 0,8	1,6	− 2,6	6,6	13,8	17,0	
17	18,0	5,1	− 1,1	− 0,4	0,6	− 0,9	− 2,9	7,6	12,6	14,9	
18	16,9	7,1	− 0,3	0,0	1,1	− 1,6	− 1,2	7,1	9,6	15,2	
19	16,3	8,5	− 1,4	− 0,8	2,0	− 0,9	− 2,4	3,3	8,0	14,3	
20	15,4	8,0	− 1,0	0,0	3,5	− 1,0	− 2,6	3,9	9,3	14,9	
21	13,0	8,4	− 1,4	0,1	2,7	4,3	− 5,0	5,7	11,1	12,9	
22	13,1	7,6	− 0,2	2,4	0,5	5,2	− 6,2	4,3	12,1	15,3	
23	13,1	8,5	2,4	2,1	− 3,4	3,3	− 1,8	2,4	11,5	15,9	
24	12,6	8,7	5,1	0,9	− 2,8	4,8	0,7	5,4	14,0	16,7	
25	11,8	9,6	4,3	− 1,6	− 3,7	3,5	1,2	8,8	14,5	14,2	
26	12,8	8,8	3,8	− 2,9	− 1,5	2,2	0,0	6,5	14,9	16,2	
27	12,2	8,1	2,0	− 1,3	1,0	4,0	− 0,1	7,3	14,0	17,5	
28	11,7	8,2	− 0,9	3,3	1,3	3,0	− 0,2	8,0	12,6	19,2	
29	11,3	10,6	− 0,2	5,6	3,2		0,1	7,8	13,8	21,3	
30	11,5	7,7	1,4	2,9	2,1		0,4	9,3	15,4	21,8	
31		6,8		− 1,3	1,8		1,0		14,2		

Zu Taff. 5 & 6.
Kopenhagen, Lufttemperatur um 8 Uhr des Morgens.

Tag.	1883.				1884.					
	Sept.	Okt.	Nov.	Dec.	Jan.	Febr.	März	April	Mai	Juni
1		11	8	6	0	6	2	5	8	11
2		11	7	2	1	2	1	3	6	13
3		10	6	4	— 1	1	2	3	7	12
4		10	6	0	1	6	1	4	7	13
5		10	8	— 4	— 3	4	1	5	9	13
6		4	7	— 7	2	6	1	6	7	13
7		3	6	— 5	5	5	0	7	7	12
8		12	5	— 2	0	1	— 1	4	7	14
9		12	6	3	3	3	— 1	4	12	13
10	13	11	8	3	7	5	— 1	4	10	15
11	12	12	6	2	6	5	1	3	13	14
12	13	10	5	2	2	4	3	6	12	15
13	14	7	5	1	— 1	3	3	5	11	14
14	15	9	6	7	3	2	2	7	11	15
15	16	11	3	3	2	3	4	5	11	13
16	15	11	4	2	5	1	4	4	13	11
17	14	12	4	0	3	— 1	3	— 3	13	11
18	13	9	4	— 1	4	— 1	4	— 1	16	12
19	14	6	5	1	4	0	8	1	10	15
20	12	6	4	— 1	5	3	5	1	11	15
21	8	7	4	3	5	5	4	2	10	16
22	9	6	4	4	5	3	4	2	11	15
23	9	8	4	5	3	4	3	1	14	15
24	8	8	4	1	0	4	3	3	15	12
25	11	7	4	5	1	3	0	3	9	13
26	14	8	7	5	3	— 1	1	3	10	14
27	15	10	7	5	5	— 3	2	6	11	13
28	12	8	6	2	2	— 2	2	5	12	15
29	12	6	9	3	2	1	1	4	9	15
30	12	7	5	0	5		3	7	11	15
31		6		0	4		2		11	

Zu Taf. 7.
Kopenhagen, Lufttemperatur um 8 Uhr des Morgens.

Tag.	1884.				1885.						
	Sept.	Okt.	Nov.	Dec.	Jan.	Feb.	März	April	Mai	Juni	Juli
1	15	14	7	— 4	2	3	4	4	5	9	13
2	17	11	7	— 6	0	3	2	5	7	11	13
3	16	12	7	— 2	0	4	0	4	4	11	15
4	17	12	6	3	0	3	1	2	5	16	16
5	18	12	7	2	0	1	1	2	5	19	17
6	14	11	9	1	0	1	1	2	7	18	17
7	15	14	8	5	1	2	— 1	4	7	13	17
8	16	14	10	8	2	2	4	5	7	13	19
9	14	12	8	4	0	1	0	5	7	14	20
10	13	12	9	2	0	1	— 1	5	9	9	19
11	15	9	4	5	3	— 1	1	5	8	11	20
12	15	6	3	5	1	0	4	3	6	10	20
13	15	8	6	4	— 2	0	1	4	6	15	19
14	14	4	4	5	0	4	1	4	6	15	17
15	15	4	4	5	1	4	1	4	4	18	17
16	15	8	1	2	1	5	2	4	8	11	
17	15	10	2	3	1	4	4	4	9	12	
18	16	7	2	3	1	1	5	1	11	11	
19	15	7	— 1	4	— 2	— 3	3	6	10	13	
20	15	9	0	4	— 2	0	2	9	9	14	
21	14	7	— 1	3	— 3	— 7	1	8	11	13	
22	16	10	— 6	1	— 2	— 2	— 2	10	9	11	
23	14	10	— 2	1	— 2	— 2	— 2	12	12	13	
24	11	8	— 4	— 2	— 2	2	0	8	11	16	
25	14	8	— 7	0	— 4	2	1	8	10	16	
26	12	8	— 1	— 1	— 5	3	3	10	10	20	
27	15	6	— 5	0	— 1	3	3	9	11	17	
28	14	6	— 2	2	2	2	3	8	11	15	
29	15	5	— 4	1	2		3	8	17	15	
30	15	6	— 6	1	3		1	7	14	16	
31		8		0	3		2		11		

Knaben-Abteilungen, und endlich *C* die gleichzeitigen Schwankungen der Lufttemperatur nach täglichen meteorologischen Aufzeichnungen um 8 Uhr morgens.

Es ergiebt sich hieraus eine fast vollständige Übereinstimmung zwischen den Schwankungen im täglichen Gewicht der hiesigen Zöglinge und in dem Gewicht der Zöglinge des Kgl. Pflegehauses, sowie dass sich diese Übereinstimmung an mehreren Stellen dem Parallelismus nähert, z. B. vom 20. November 1883 bis 3. Januar 1884 und vom 20. Januar bis in den März. Diese Übereinstimmung ist um so merkwürdiger, als die Zöglinge hier und dort unter ganz verschiedenen Verhältnissen leben, ohne irgend welche wesentliche Übereinstimmung bezüglich der Tagesordnung, der körperlichen oder geistigen Beschäftigung, oder der Verköstigung, die solche gemeinsame Schwankungen in der Gewichtentwickelung veranlassen könnte; dazu kommt noch, dass die Zöglinge hier Taubstumme, dort Hörende und Redende sind, und dass die beiden Anstalten, wie schon bemerkt, gegen 1 Kilometer von einander entfernt liegen. Endlich ist noch der Umstand zu erwähnen, dass die hiesigen Wägungen am Abend stattfanden, während sie im Pflegehause um 1 Uhr mittags (vor dem Essen) vorgenommen wurden, und dass die dortigen Zöglinge immer vollständig angekleidet gewägt wurden.

Zwischen diesen beiden Reihen von Gewichtschwankungen (Taff. 5 u. 6) finden nur drei hauptsächliche Unübereinstimmungen statt. Die erste fällt in die Zeit vom 23.—30. Oktober 1883, die zweite reicht vom 3.—15. Januar 1884. Beide haben die Eigentümlichkeit, dass die Schwankungen der hörenden Knaben *(B)* mit denen der Lufttemperatur *(C)* völlig übereinstimmen. Die Erklärung dieses Umstandes liegt jedoch ziemlich nahe: der Knaben im Pflegehaus waren nämlich viel mehr als in der hiesigen Anstalt, nämlich 94*) gegen 71, und infolge dieses Umstandes war es zu erwarten, dass die Gewichtschwankungen der ersteren eine vollständigere Übereinstimmung mit den Wärmeschwankungen ergeben würden, als die der letzteren. Ferner ist es bekannt, dass viele der hiesigen Knaben innerhalb der beiden genannten kürzeren Perioden an leichteren Erkältungen litten, welche veranlasst haben mögen, dass das jeder dieser Perioden vorangehende Sinken der Gewichtzunahme in die folgende Zeit hinein sich fortgesetzt hat. — Die dritte Unübereinstimmung zwischen den Gewichtschwankungen der beiden Knaben-Gruppen fällt in die Tage vom 24. April bis 1. Mai 1884 oder etwas danach, und ist vermeintlich durch [den Umstand veranlasst, dass die Jahresprüfung in dem Kgl. Pflegehause auf die Tage 22.—24. April fiel, so dass die Gewichtabnahme in dieser Zeit grösser gewesen sein mag, worauf wol dann wieder eine Reaktion und damit eine stärkere Gewichtzunahme folgen musste, besonders weil nach dem Examen ein Festmahl und Schulfreiheit folgte.

Wie man vielleicht schon erwartet, zeigt die Gewicht-Kurve $A+B$ 1883—84 eine noch grössere Übereinstimmung mit der entsprechenden Wärme-Kurve C**), als die Kurve A

---

*) Wie in der Tabelle S. 68 angegeben, sind die Schwankungen dieser 94 Knaben der Vergleichung halber auf Schwankungen von 71 Knaben reduciert.

**) Diese Wärme-Kurve ist, wie schon oben erklärt, aus Thermometerbeobachtungen 8 Uhr morgens hervorgegangen und mittels der grossen Formel ausgeglichen. Ob die mittlere Temperatur (oben Taf. 4 angewandt) oder die tägliche Temperatur um 2 Uhr das Verhältnis zwischen Gewicht- und Wärmeschwankungen deutlicher hervorgehoben hätte, war ich nicht in der Lage zu entscheiden, und dies ist ja auch

1882—83 (Taf. 4) mit ihrer Wärme-Kurve. Die Kurve $A+B$ ist ja ein Bild der täglichen Gewichtschwankungen von 165 Knaben (94 im Kgl. Pflegehause, 71 auf hiesiger Anstalt), die Kurve A, Taf. 4, dagegen nur ein Bild der täglichen Gewichtveränderungen von 72 Knaben. Findet eine gesetzmässige Übereinstimmung zwischen den Gewicht- und Wärmeschwankungen statt, so muss ja dieselbe je deutlicher hervortreten, je grösser die Anzahl der gewägten Knaben, d. h. je mehr sich alle individuellen Unterschiede unter einander ausgleichen.

Diese Übereinstimmung zwischen den Kurven $A+B$ und C (Taff. 5 u. 6), zwischen Gewichtzunahme und Wärme, ist von Mitte November 1883 bis in den Schluss des Mai völlig durchgängig und nähert sich auf langen Strecken dem Parallelismus, während dieselbe an anderen Stellen besonders dadurch interessant wird, dass die Richtung der Schwankungen in beiden Kurven stetig die gleiche ist, wobei die Ausschläge der Schwankungen in der einen Kurve viel grösser oder kleiner sind, als in der andern. Dieses Verhältnis ist in der Zeit vom 15. Januar bis Ende Februar 1884 besonders in die Augen springend.

Noch interessanter und noch ergiebiger für weiter greifende Untersuchungen sind aber die *Unübereinstimmungen* zwischen den Kurven der Gewichtzunahme und den Wärmekurven (Taff. 5 u. 6). Diese Verschiedenheiten müssen in ihrer ganzen Ausdehnung dargestellt und aufgefasst werden.

---

vor der Hand unerheblich. Dasselbe gilt von der Anwendung der kleinen oder der grossen Ausgleichungsformel. Aus späteren Untersuchungen wird hervorgehen, dass die Thermometerbeobachtungen um 2 Uhr aller Wahrscheinlichkeit nach zweckmässiger gewesen wären.

Die Kurve $A+B$ hat vom 3.—10. Oktober eine kleine Steigerung der Gewichtzunahme mit einem nachfolgenden kleinen Fall. Ein entsprechender »Berg« ist in der Wärmekurve C durchaus nicht zu finden. — Ebenfalls finden sich in der Kurve $A+B$ neben einander zwei Gewicht-Berge innerhalb der Zeit 1.—19. November, während die Kurve C nur eine Andeutung von etwas Entsprechendem darbietet. Ferner bietet $A+B$ in den Tagen 18.—23. December einen sehr kleinen Gewicht-Berg, während die selben Tage keinen Wärme-Berg aufzuweisen haben.

Betrachtet man aber nun zugleich die Kurven A und B (Taf. 5), so zeigt sich der merkwürdige Umstand, dass sich diese Unübereinstimmungen zwischen der Gewichtzunahme $A+B$ und der Wärme C in den Kurven jeder der beiden Knaben-Gruppen wiederfinden; die Gewichtzunahme der hiesigen Knaben *(A)* und die der Knaben im Pflegehause *(B)* hat in den erwähnten 3 Ausnahmeperioden mit der grössten Einmütigkeit in verschiedenen Richtungen von denen der örtlichen atmosphärischen Wärme geschwankt, und diese Übereinstimmung in der Verschiedenheit von der Wärme fällt um so mehr auf, als die betreffenden gemeinsamen Gewichtschwankungen sehr klein sind, höchstens nur 0,02 Kg. Zuschlag (oder Abgang) an der Gewichtzunahme pro Kind durch c. 5 Tage ausmachen.

Dieselbe Einigkeit zwischen den beiden Knaben-Gruppen im Gegensatz zu der sonstigen Übereinstimmung zwischen den Gewichtschwankungen und den Wärmeschwankungen der Knaben zeigt sich vom 15.—19. März 1884 (Taf. 6). Die Knaben beider Abteilungen stehen plötzlich in der Gewichtzunahme still und folgen nicht mehr der Wärme, welche die bisherige Steigerung bis zum 19. März fortsetzt, sondern beginnen schon den 17. an Gewichtzunahme einführen kann, nämlich in diesem Falle zu den oben nachgewiesenen übereinstimmenden Gewichtschwankungen in beiden Anstalten, deren Ausschlag in zusammen 5 Tagen durchschnittlich und pro Kind nur 0,02 Kg., und darunter, betrug.

Bei Taf. 7, wo die Übereinstimmungen zwischen der Kurve der Gewichtzunahme der hiesigen Knaben, *A*, und der Kurve der Morgentemperatur, *B*, sowie auch die einzelnen Unübereinstimmungen mit hinlänglicher Deutlichkeit hervortreten und den oben behandelten Änlichkeiten und Unähnlichkeiten der Gewicht- und Wärme-Schwankungen an Charakter völlig entsprechen, werde ich nicht weiter verweilen.

Innerhalb des Schuljahrs 1882—83 fand in ⁶/₇ der Wägezeit Übereinstimmung zwischen *Gewichtkurven* und *Wärmekurven* statt (Taf. 4). Im Jahre 1884—85 war das Verhältnis fast dasselbe (Taf. 7). Im Jahre 1883—84 war dagegen die Übereinstimmung etwas grösser (Taff. 5 u. 6). Sollte sich eine alle drei Jahre umfassende Regel für die gefundene überwiegende Übereinstimmung zwischen den aufgezeichneten Gewicht- und Wärmekurven aufstellen lassen, so müsste dieselbe mit Hinweis auf das Vorstehende so lauten:

Die Gewichtzunahme der Knaben schwankt übereinstimmend mit der örtlichen Wärme.

Um den Inhalt dieser Regel zu versinnlichen, stelle ich folgende Tabelle her: — Die Reihe *A* zeigt eine gleichmässig steigende und gleichmässig fallende Temperatur, *B* den Temperaturunterschied von Tag zu Tag, C die mit B übereinstimmenden Unterschiede in der Gewichtzunahme, D die reine Gewichtzunahme von Tag zu Tag, und E das Gewicht der Kinder.

	1. Tag.	2.	3.	4.
A.	x^0	$x+a^0$	$x+2a^0$	$x+3a^0$
B.	—	$+a^0$	$+a^0$	$+a^0$
C.	—	$+b$ Kg.	$+b$ Kg.	$+b$ Kg.
D.	—	$+b$ Kg.	$+2b$ Kg.	$+3b$ Kg.
E.	x Kg.	$x+b$ Kg.	$x+3b$ Kg.	$x+6b$ Kg.

	5. Tag.	6.	7.	8.	u. s w.
A.	$x+2a^0$	$x+a^0$	x^0	$x-a^0$	—
B.	$-a^0$	$-a^0$	$-a^0$	$-a^0$	—
C.	$-b$ Kg.	$-b$ Kg.	$-b$ Kg.	$-b$ Kg.	—
D.	$+2b$ Kg.	$+b$ Kg.	0 Kg.	$-b$ Kg.	—
E.	$x+8b$ Kg.	$x+9b$ Kg.	$x+9b$ Kg.	$x+8b$ Kg.	—

Die hier zerstückte Hauptregel für das Verhältnis zwischen der Gewichtzunahme der Kinder und der atmosphärischen Wärme lässt sich jetzt noch weiter vereinzeln:

Ist die Gewichtzunahme heute Null, so wird sie, bei einer gleichmässigen Temperatursteigerung während der folgenden Tage, morgen b Kg. sein, am nächsten Tag zweimal so gross, am dritten Tag dreimal so gross u. s. w., bis ein Temperaturfall eintritt. Dieser Wärmeverlust wird nicht sogleich von einem Gewichtverlust begleitet sein, sondern nur von einer Verminderung der Gewichtzunahme, z. B. von $3b$ Kg. Gewichtzunahme zu $2b$ Kg. den nächsten Tag, und, bei fortgesetztem gleichmässigem Temperaturfall während der nächsten Tage, zu b Kg., 0 Kg. und dann zum Gewichtverlust — b Kg., — $2b$ Kg., — $3b$ Kg. u. s. w., bis wieder eine Temperatursteigerung eintritt, wo dann nicht sogleich eine Gewichtzunahme, sondern nur eine Verminderung des Gewichtverlustes erfolgt, z. B. von — $3b$ Kg. zu — $2b$ Kg., u. s. w.

Da gleichmässige Temperatursteigerungen und gleichmässige Temperaturfälle während mehrerer Tage seltener sind, so wird der folgende Ausdruck das Verhältnis umfassender als der obige bezeichnen: Steigt die Wärme heute a, morgen b, am dritten Tag c, so ist die Gewichtzunahme heute A, morgen $A+B$, übermorgen $A+B+C$.

Innerhalb sehr enger Grenzen und unter einer Reihe von Voraussetzungen lässt sich folgendes behaupten; wenn eine heutige Mahlzeit vom Nährwerte a dem Körper eine Gewichtzunahme von b Kg. giebt, so wird eine morgige Mahlzeit von $2a$ dem Körper eine Gewichtzunahme von $2b$ Kg. geben, und am folgenden Tage wird $3a$ die Gewichtzunahme $3b$ ergeben, danach folgt auf $2a$ ein $2b$ u. s. f., d. h. während die Nährwerte von Tag zu Tag mit a steigen, steigt die Gewichtzunahme am ersten Tag mit b, am zweiten mit $2b$, am dritten mit $3b$, u. s. w. — Hier haben wir gewissermassen eine Analogie des Verhältnisses zwischen der atmosphärischen Wärme und dem Körpergewicht: Es scheint als ob sich das ganze Mass von atmosphärischer Wärme dem Körper gegenüber wie ein Mass von Nährwerten verhielte, oder wie ein Mass von Anreizungen zur Ausnützung der Nährwerte für den Körper.

Aus der Reihe A (gleich oben), die infolge der Übereinstimmung zwischen den Gewicht- und den Wärme-Kurven (Taff. 4—7) mit x^0 beginnen mag, ersieht man ferner, dass das Verhältnis zwischen Gewicht und Wärme von den Jahreszeiten wesentlich unabhängig ist, — dass, wenn ein Kausalverhältnis zwischen Wärme und Gewicht besteht, eine Steigerung der Wärme von $\div 4^0$ bis $\div 3^0$ dieselbe Gewichtzunahme mit sich führt, wie eine Steigerung von $+ 13^0$ bis $+ 14^0$, und dass umgekehrt die Verminderung der Gewichtzunahme bei einem Temperaturfall von $+ 14^0$ bis $+ 13^0$ eben so gross sein wird, wie bei einem Fall von $\div 3^0$ bis $\div 4^0$. Dies ist jedoch durch folgende Bemerkung näher zu begrenzen: Aus Taff. 4—7, sowie auch aus Taf. 1 geht hervor, dass eine gewisse Wärmesteigerung im Herbste von einer grösseren Gewichtzunahme begleitet ist, als im Frühjahr und im Vorsommer, und umgekehrt, dass ein gewisser Temperaturfall im Herbste von einer geringeren Verminderung der Gewichtzunahme begleitet ist, als im Frühjahr. Aus dieser Begrenzung der obigen Grundregeln geht die Maximalperiode des Gewichts im Herbste und die Minimalperiode im Frühjahr und Vorsommer hervor.

Um eine deutlichere Anschauung des Verhältnisses zwischen Wärme und Gewicht zu gewinnen, und besonders um die Ausdehnung der Unübereinstimmung in den Schwankungen leichter überblicken zu können, habe ich demnächst die Figuren auf Taf. 8 gebildet.

Taf. 8. *A* ist die Wärmekurve, *B* die Kurve der gleichzeitigen Gewichtzunahme. Die linke Seite des Wärme-Berges *A* umfasst alle 22 Wärmesteigerungen innerhalb der Zeit vom 14. September 1883 bis zum 18. April 1884; sie fangen am Gipfel des Wärme-Berges an, sind nach der Kurve *C* auf Taff. 5 und 6 aufgezeichnet und — des Raumes wegen — mit 2 dividiert. Die rechte Seite zeigt alle 22 Temperaturfälle innerhalb der selben Zeit, ebenfalls halbiert. Die senkrecht unter jedem Stück der Wärmekurve *A* angebrachten Stücke der Kurve *B* zeigen die entsprechenden Verschiedenheiten der Gewichtzunahme, ebenfalls mit 2 dividiert.

Diese beiden Kurven geben ein Gesamtbild der während der 217 Tage stattgefundenen Übereinstimmung zwischen den Schwankungen der atmosphärischen Wärme und denen der Gewichtzunahme bei den Knaben der hiesigen Anstalt und des Kgl. Pflegehauses. Alle hauptsächlichen Krümmen in der aufsteigenden sowie in der absteigenden Wärmekurve haben in der Kurve der Gewichtzunahme entsprechende Krümmen. Alle Unübereinstimmungen in den Schwankungen der letzteren sind deutlich hervortretend. Lässt man die nur 1 oder 2 Tage umfassenden Unübereinstimmungen weg, so bleiben noch 33 Tage, die einen ausgesprochenen Gegensatz zwischen den Schwankungsrichtungen der Wärme und der Gewichtzunahme zeigen; gegen ⅞ der Zeit zeigt also Übereinstimmung, ⅛ Gegensatz.

Bei den Kurven C (Wärmekurve) und D (Kurve der Gewichtzunahme) habe ich die Aufgabe der Übersichtlichkeit auf anderem Wege zu lösen gesucht. Die Wärme aller ersten Tage jedes der 22 Wärmeberge ist aufsummiert und mit der Anzahl der Tage dividiert. Dadurch ergiebt sich eine Mittelwärme für diese Tage, und auf dieselbe Weise für alle folgenden Tage*) in jedem der Wärmeberge, wodurch die Kurve C entsteht; durch dasselbe Verfahren an den Gewichtbergen entsteht die Kurve D.

C und D geben, wie schon die Kurven A und B, ein recht deutliches Bild der Übereinstimmung zwischen den Schwankungen der atmosphärischen Wärme und denjenigen der Gewichtzunahme der Knaben. Dies tritt durch folgende Betrachtungen noch deutlicher hervor:

Die untenstehende Reihe a zeigt in Neuntel Graden Celsius**) das Steigen der Wärme (C. Taf. 8) von Tag zu Tag durch neun Tage und das Fallen derselben durch neun Tage; die Reihe b zeigt in halben Kilogrammen den Unterschied in der Gewichtzunahme (D, Taf. 8) von Tag

---

*) Doch sind die über den 9. Tag hinaus eintreffenden Steigerungen und Fälle ausgelassen.

**) Die Division und Multiplikation mit 9 ist eine Folge der angewandten Ausgleichungsformel.

zu Tag innerhalb der selben Zeit; die Reihe c den täglichen Temperatur-Unterschied in Neuntel Graden, vom Temperaturstande anfangs des ersten Tages an; die Reihe d zeigt die tägliche Gewichtzunahme von 142 × 9 Knaben*), gleichfalls in halben Kilogrammen**).

	1.	2.	3.	4.	5.	6.	7.	8.	9. Tag,
$a.$	4	7	6	4	2	2	2	3	4
$b.$	8	4	6	6	5	3	0	4	9
$c.$	4	11	17	21	23	25	27	30	34
$d.$	8	12	18	24	29	32	32	36	45

10.	11.	12.	13.	14.	15.	16.	17. Tag.
− 4	− 7	− 8	− 5	− 4	− 5	− 5	− 7
− 7	− 4	− 6	− 7	− 7	− 2	− 5	− 7
4	− 11	− 19	− 24	− 28	− 33	− 38	− 45
− 7	− 11	− 17	− 24	− 31	− 33	− 38	− 45

Die schon oben (S. 77) dargelegte Grundregel für das Verhältnis zwischen Wärme und Gewicht, dass ein Steigen der Wärme von einem entsprechenden Steigen der Gewichtzunahme begleitet ist, und umgekehrt, bestätigt sich noch ferner durch eine Vergleichung der Reihen a und b, doch tritt diese Übereinstimmung der Schwankungen noch deutlicher zu Tage in den Reihen c und d, besonders während des Temperaturfalles. Die Kurven C und D, Taf. 8, umfassen bekanntlich nur die Zeit von Mitte September bis Mitte April; hätte ich die ganze fehlende Zeit des Jahres mitnehmen können, wo besonders grosse Wärmesteigerungen und Gewichtfälle eintreten, so würde die erste Hälfte der

---

*) Siehe Note **) S. 81.
**) Die Reihen unter dem 10. Tage sind so zu lesen: a, Die Wärme fällt 4 seit dem vorigen Tage; b. die Gewichtzunahme ist 7 kleiner, als am vorigen Tage, u. s. w.

obigen Reihen *c* und *d* die selbe Übereinstimmung zwischen Wärme und Gewicht gezeigt haben, wie die letzte Hälfte. Die obigen 9 Tage hindurch stieg die Wärme im ganzen $^{34}/_9{}^0$, also täglich c. $^1/_2{}^0$. Alle 142 × 9 Knaben hatten am neunten Tage eine gesamte Gewichtzunahme von $^{45}/_2$ Kg., jeder Knabe also 0.018 Kg. Hieraus folgt, dass die Gewichtzunahme durchschnittlich von Tag zu Tag 0,002 Kg. pro Kind gestiegen ist, während die Wärme $^1/_2{}^0$ jeden Tag gestiegen ist. Demnach war die Gewichtzunahme pro Kind am ersten Tage 0,002 Kg., am zweiten Tage 0,004, am dritten 0,006, u. s. w. . . . ., am neunten Tage 0,018 Kg., insgesamt in den neun Tagen 0,09 Kg. pro Kind. In den nächsten acht Tagen, während des Temperaturfalles, hatte jedes Kind einen Gewichtzuwachs von 0,06 Kg. — In den 17 Tagen (9 Tage Temperatursteigerung und 8 Tage Temperaturfall) beträgt also die gesamte Gewichtzunahme 0,15 Kg. pro Kind; in einem Jahr also 3,22 Kg., welche Zahl, weil doch in dem Mittelgewichts-Berge *D* ein Teil des Jahres fehlt, mit dem oben S. 29 gefundenen Resultat von 3,17 Kg. jährlicher Gewichtzunahme für jeden Knaben sehr nahe übereinkommt.

Inwiefern der Höhenwuchs der Kinder ähnliche Schwankungen wie die soeben beschriebenen der Gewichtzunahme und ähnliche Übereinstimmungen mit den Veränderungen in der atmosphärischen Wärme darbietet, darüber kann mein Material von Höhenzahlen keinen Aufschluss geben; nur so viel kann ich sagen: trotz der vielen Lücken in der täglichen Höhenmessung deutet Vieles dahin, dass sich auch in dem Höhenzuwachs dergleichen Schwankungen vorfinden.

In allem Vorhergehenden und in früheren Arbeiten

habe ich jetzt sechs verschiedene Gruppen von Perioden im Wachstum der Kinder nachgewiesen:

1. Schwankungen in Gewicht und Höhe innerhalb 24 Stunden. Diese Bewegungen sind grösstenteils von lokalen Verhältnissen abhängig (S. 50—61).
2. Schwankungen im Gewicht und zum Teil in der Höhe innerhalb einer Woche. Diese sind ebenfalls hauptsächlich von lokalen Verhältnissen abhängig (S. 16 und »Fragment II«).
3. Drei Hauptperioden in Gewicht und Höhe innerhalb jedes Jahres, wahrscheinlich mit den Jahreszeiten verknüpft (S. 16—46).
4. Schwankungen in der Gewichtzunahme und vielleicht in dem Höhenzuwachs, die von Tag zu Tag mit den Schwankungen der atmosphärischen Wärme übereinstimmen (S. 61—83).
5. Es sind ausserdem Unterschiede in der Gewichtentwickelung der verschiedenen Jahre angedeutet worden (S. 30 und »Fragment II«).
6. Schliesslich sind im »Fragment I« Spuren eines Verhältnisses zwischen der gegenseitigen Stellung des Mondes und der Erde einerseits und der Gewichtentwickelung der Kinder andererseits nachgewiesen, ein Verhältnis, dessen fernere Behandlung an dieser Stelle nicht hat mitgenommen werden können.

In dem Folgenden werden die unter No. 4 erwähnten Schwankungen in der Gewichtzunahme einer fortgesetzten Untersuchung unterzogen werden.

Perioden in der Sonnenwärme
und in der Gewichtzunahme der Kinder.

Auf Grundlage der oben gewonnenen Untersuchungs-resultate werde ich jetzt versuchen, den Ursachen der Wachstum-Perioden, die eine Übereinstimmung mit den Wärmeschwankungen der Atmosphäre gezeigt haben, nach-zuspüren. Vorerst gebe ich jedoch eine Übersicht über die Ursachen der übrigen oben behandelten Perioden.

Die Schwankungen im Gewicht und in der Höhe der Kinder innerhalb 24 Stunden (S. 50—61) sind im gröberen Detail von der Beschäftigung, der Verköstigung der Kinder, überhaupt von der Tagesordnung abhängig; in so fern sind also die Schwankungs-Ursachen rein lokaler Art. Das für alle Kinder in und ausser den Anstalten Gemeinsame in diesen Schwankungen resultiert also im Wesentlichen aus der Nachtruhe und der Tagesarbeit.

Die oben S. 16 nachgewiesenen wöchentlichen Perioden in dem Gewicht und zum Teil in dem Höhenwachstum der Kinder haben ebenfalls rein lokale Ursachen; im Wesent-lichen sind sie eine Folge der Mittagskost.

Betrachten wir danach die drei grossen Gewicht-Perioden innerhalb jedes Jahres und fragen wir nach den Ursachen derselben, so tritt uns sogleich die sehr naheliegende Ver-mutung entgegen, dass der Gewichtverlust der Knaben im Frühling und Vorsommer in einer zunehmenden Abspan-nung und Ermüdung gegen den Schluss des Schuljahres gegründet sein könnte, und dass die starke Gewichtzunahme im Herbste durch die Ruhe während der Sommerferien und die Einsammlung frischer Kräfte während dieser Zeit hervorgebracht sein müsse. Einige Überlegung zeigt indessen, dass diese Ermüdung und diese Wiederbelebung der Kräfte schwerlich den vermuteten Einfluss auf das Gewicht der Kinder gehabt haben können. Gegen eine solche Erschlaffung des Wachstums der Kinder im Frühling und Vorsommer spricht entschieden der Umstand, dass die grösste Kraftenfaltung im Längenwachstum der Kinder gerade in diese Zeit fällt, sowie auch der Umstand, dass im Herbst ein Minimum des Längenwachstums eintritt, der Annahme entgegensteht, dass gerade im Herbste, im Gegensatz zum Frühling, eine besonders grosse Krafterneuerung eintreten sollte.

Man darf also auch nicht folgenden Schluss ziehen: Weil im Frühling Gewichtverlust, im Herbst Gewichtzunahme stattfindet, so muss der Frühling eine minder gesunde Zeit für das Wachstum der Kinderkörper sein, als der Herbst; man könnte mit ebenso grossem Recht umgekehrt schliessen: weil das Höhenwachstum im Frühling und Vorsommer so bedeutend ist, so muss diese Jahreszeit für das Wachstum der Kinder gesunder sein, als der Herbst, wo das Höhenwachstum nur sehr gering ist.

Mit Bezug auf das Verhältnis dieser beiden Jahreszeiten zu dem Wachstum der Kinderkörper[*]) berechtigt

---

[*]) Die für das Wachstum der Kinderkörper am wenigsten günstige Jahreszeit ist wol der Winter, die Ruhezeit des Pflanzenlebens und die Mittelperiode sowohl der Höhen- als der Gewichtentwickelung. Nach »Statistisk Tabelværk« (H. T. Lund) lässt sich die Sterblichkeit hier zu Lande in dieser Mittelzeit, einer der drei grossen Wachstum-Perioden von Mitte December bis Mitte April, während der 10 Jahre 1860–1869 durch die Verhältniszahl 38 ausdrücken, die Sterblichkeit in der Periode des Maximal-Höhenwachstums durch 34, und in der Maximalperiode des Dickenwachstums durch 29.

das gesammelte Material nur zu der folgenden Behauptung: Der Frühling und der Vorsommer sind am günstigsten für das Höhenwachstum, der Herbst und der Vorwinter für das Dickenwachstum. Doch lässt sich der Inhalt dieses Satzes noch etwas genauer bestimmen:

Der September 1884 und der Juni 1885 hatten ungefähr dieselbe Mitteltemperatur*), nämlich bzw. 15⁰ und 14⁰ Im ersteren Monat nahmen indessen alle c. 130 Zöglinge der hiesigen Anstalt zusammen 119 Kg. an Gewicht zu, während sie im Juni, bei ungefähr gleicher Mitteltemperatur durchaus nicht an Gewicht zunahmen, vielmehr 33 Kg. einbüssten. Der Oktober 1884 und der Mai 1885 hatten auch durchgängig die gleiche Temperatur, nämlich c. 9". Der Gegensatz zwischen den Gewichtzunahmen der Kinder in jedem dieser beiden Monate war ungefähr derselbe, wie bei den beiden obigen. Im Oktober nahmen alle hiesigen Zöglinge 110 Kg. zu, im Mai dagegen 8 Kg. ab. Ähnliche Verhältnisse zwischen der Temperatur der Monate und dem Höhenwachstum würden sich ebenfalls nachweisen lassen. Das Wachstum der Kinderkörper ist also nicht an ein gewisses Mass von Wärme im Frühling und Herbst geknüpft, sondern an die Bewegungen der Wärme, an die durch die Jahreszeiten steigende oder fallende Temperatur. Also: Während der zunehmenden Wärme des Frühlings und Vorsommers tritt das Maximum des Höhenwachstums ein, und während der abnehmenden Wärme des Herbstes und Vorwinters das Maximum des Dickenwachstums.

Hiermit ist uns ein gegensätzliches Verhältnis nahe gerückt, das vorhin bei der Darstellung der verschiedenen Reihen von Perioden des Wachstums öfters hervorgetreten

---

*) Berechnet nach der hiesigen Temperatur 8 Uhr morgens.

ist, bis jetzt aber noch nicht behandelt wurde, nämlich der Gegensatz zwischen dem Verhältnis der atmosphärischen Wärme zu den drei grossen Perioden im Gewicht der Kinder, und dem Verhältnis derselben Wärme zu den kleineren Perioden, den auf Taff. 4—7 graphisch dargestellten und oben S. 61—83 näher nachgewiesenen Perioden in der Gewichtzunahme.

Es zeigte sich dort, wie man sich erinnern wird, eine durch drei Jahre fortgesetzte Übereinstimmung zwischen den Schwankungen der atmosphärischen Wärme und den Schwankungen in der Gewichtzunahme der Knaben. Diese Übereinstimmung umfasste wenigstens $^6/_7$ der Wägezeit, und konnte deshalb wohl zu der Annahme führen, *dass die Schwankungen in der Gewichtzunahme der Knaben eine Wirkung der Schwankungen in der örtlichen atmosphärischen Wärme seien.*

Gegen diese Annahme streitet aber

1. das erwähnte gegensätzliche Verhältnis: Auf eine durch einige Tage fortgesetzte Steigerung der Wärme folgt das ganze Jahr hindurch eine Steigerung der Gewichtzunahme. Es wäre also zu erwarten, dass das Gewicht der Kinder während der andauernden Wärmesteigerung durch den Frühling und Vorsommer besonders zunehmen müsste, aber im Gegenteil, es nimmt während dieser Monate immer mehr ab, indem alle kurzen Wärmesteigerungen von verhältnismässig kleinen Steigerungen der Gewichtzunahme begleitet sind, die Temperaturfälle dagegen von ganz bedeutenden Einbussen an der Gewichtzunahme. Derselbe Widerspruch zeigt sich während der fallenden Temperatur des Herbstes, die im ganzen von einer grossen Gewichtzunahme der Kinder begleitet ist, während alle kleineren Temperaturfälle innerhalb dieser Zeit ein Sinken der Gewichtzunahme mit

sich führen. Dieser Widerspruch zwischen dem Verhältnis der örtlichen atmosphärischen Wärme zu den grossen Gewichtperioden und ihrem Verhältnis zu den Perioden der Gewichtzunahme muss schon einigen Zweifel erregen, dass dieselbe Wärme die Ursache der letzteren Schwankungen sein sollte. Es streitet aber noch vieles Andere gegen eine solche Annahme.

2. Taff. 4--7 zeigen, dass eine beliebige Wärmesteigerung von einer Steigerung der Gewichtzunahme begleitet ist, dass eine Steigerung der atmosphärischen Wärme von ÷ 4° bis ÷ 3° ganz dieselbe Wirkung (wenn ja irgend eine) auf die Gewichtzunahme ausübt, wie eine Steigerung von + 13° bis + 14°. Die Temperatur schwankt nach der einen Seite, und die Gewichtzunahme steigt; sie schwankt nach der andern Seite, und die Gewichtzunahme sinkt. Dies scheint aber auch nicht zu der Annahme zu stimmen, dass die atmosphärische Wärme die Ursache der Veränderungen in der Gewichtzunahme sei. Wenn ein solches Kausalverhältnis zu Grunde läge, so musste wol ein gewisses Mass von gemässigter Wärme der Gewichtzunahme besonders günstig sein, während eine grössere, und besonders eine geringere Wärme ungünstig sein müsste. Davon findet sich aber in den zusammengestellten Gewicht- und Wärmekurven keine Spur.

3. Oder, wenn man annehmen wollte, dass eine Steigerung der atmosphärischen Wärme solche Funktionen des Körpers erleichterte, die darauf gerichtet sind, eine konstante Körpertemperatur zu erhalten und dadurch Kräfte zum Behuf des Körperwachstums befreite, so müsste wol die höchste Gewichtzunahme bei den höchsten Lufttemperaturen zu finden sein, und umgekehrt. Auch dieses Ver-

hältnis lässt sich aber nicht aus den Gewicht- und Wärmekurven herauslesen.

4. Wenn die Wärmeschwankungen selbst auf die Schwankungen der Gewichtzunahme einwirkten, so müssten wahrscheinlich einige Tage fortwährenden Sonnenscheins, wo ja die Wärme ganz bedeutend höher steigen kann, als das im Schatten angebrachte Thermometer angiebt, eine sehr grosse Gewichtzunahme hervorrufen; jedenfalls müssten die Gewichtkurven ein bedeutend grösseres Steigen darbieten, als die nach dem Thermometer aufgezeichneten Wärmekurven. Nichts dergleichen ist aber aus den betreffenden Kurven zu ersehen.

5. Wenn ferner die Wärmeschwankungen selbst das Agens wären, so müsste wol auch die künstliche Wärme, die Stubenwärme im Oktober, November, u. s. w. bis in den April und Mai einen nachweisbaren Einfluss auf die Gewichtschwankungen der Kinder ausüben, oder doch jedenfalls die Übereinstimmung mit den Schwankungen der atmosphärischen Wärme beeinträchtigen. Dies ist aber auch nicht der Fall.

6. In ungefähr $^1/_7$ der drei Wägejahre fand sich, wie oben nachgewiesen, keine Schwankungs-Übereinstimmung zwischen Wärme und Gewichtzunahme. Wenn nun die Wärmeschwankungen die Ursache der Gewichtzunahme-Schwankungen wären, so stünde es zu erwarten, dass diese Ausnahmen in den beiden Anstalten, der hiesigen Taubstummenanstalt und dem Kgl. Pflegehaus, zu verschiedener Zeit hätten eintreffen müssen, aber im Gegenteil, sie waren in beiden Anstalten durchgehends gleichzeitig (s. S. 74—75) und hatten an beiden Orten denselben Charakter.

7. Endlich ist noch Folgendes hervorzuheben: Wären die Wärmeschwankungen die Ursache, die Schwankungen

der Gewichtzunahme die Wirkung, so müssten die ersteren Schwankungen deutlicher und ausgeprägter sein, als die letzteren. Nun ist aber nicht allein dieses nicht der Fall, sondern vielmehr sind die Gewichtschwankungen in dieser Beziehung deutlicher entwickelt, als die andern, und dabei von weit grösserer Regelmässigkeit. Dies wird später ausführlich nachgewiesen werden.

Eine grosse Anzahl einzelner Umstände, welche vereint durchaus überzeugend wirken, widersprechen also der Annahme, als wären die Schwankungen der örtlichen Wärme die Ursache der gefundenen Schwankungen in der Gewichtzunahme, die sich, wie Taff. 4—7 u. s. w. nachgewiesen, bei hauptsächlich unverändertem Charakter durch die Wägezeiten aller drei Jahre hindurch erstrecken.

Vielmehr deutet alles dahin, dass die beiden übereinstimmenden Schwankungsarten, die der Wärme und die der Gewichtzunahme, eine gemeinschaftliche Ursache haben, ein X, das sich in den letzteren Schwankungen deutlicher als in den ersteren abspiegelt (s. besonders oben unter 6. u. 7.).

Auf Grundlage der oben unter 1.—7. eingewonnenen Bestimmungen wissen wir schon etwas über dieses X. Es wird von den Jahreszeiten nicht beeinflusst, es verhält sich ganz gleichmässig bei Frost und bei Hitze, es bleibt von Sonnenschein und trübem Wetter gleich unberührt; seine Wirkungen bleiben bei der Ofenwärme in der Stube und bei der Kälte im Freien unverändert dieselben; es muss ihm ein Vermögen beiwohnen, durch dies alles zu dringen. Besonders bemerkenswert ist der Umstand, dass die Zöglinge der hiesigen Anstalt und diejenigen des Kgl. Pflegehauses in Betreff der hin und wider eintretenden Opposition gegen die örtlichen Wärmeschwankungen vollständig überein gehen. Es ist dies in der That ganz so überraschend, als wenn sich eine solche Schwankungs-Übereinstimmung zwischen den hiesigen Zöglingen und Kindern in der Kapstadt oder am Nordpol zeigte.

Auch einige negative Bestimmungen dieses X lassen sich schon jetzt aufstellen. Weder in den örtlichen Barometerschwankungen, noch in andern meteorologischen Verhältnissen zeigt sich eine Übereinstimmung mit den Schwankungen in der Gewichtzunahme der Kinder, jedenfalls keine andere, als die, welche sich aus gewissen Übereinstimmungen zwischen den Wärmeschwankungen der Luft und den Schwankungen anderer meteorologischen Erscheinungen ergiebt. Obgleich mir keine Untersuchungen über die Schwankungen der Luft-Elektricität in Kopenhagen, noch über den Erdmagnetismus, noch Aufzeichnungen über die mit der Elektricität in Verbindung stehende Ozonmenge der Luft zu Gebote stehen, so teile ich doch schon an diesem Orte mit, dass die folgenden Aufschlüsse darthun werden, wie das gesuchte X auch in diesen Bereichen nicht zu finden ist.

Ausgangspunkte für fortgesetzte Untersuchungen über dieses X, d. h. über die Ursache der Schwankungen in der Gewichtzunahme der Kinder, bietet die oben unter 7. S. 91 erwähnte Beobachtung, dass die Schwankungen der Gewichtzunahme grössere Regelmässigkeit besitzen, als die Wärmeschwankungen.

Die Schwankungen der Gewichtzunahme sind Taf. 4 unter A, Taff. 5 u. 6 unter $A+B$, und Taf. 7 unter A aufgezeichnet. Die Stelle dieser Schwankungen, die durch eine stete Wiederholung der selben zwei Figuren, eines grösseren und eines kleineren Berges, meine Aufmerksamkeit fesselte, umfasste die Zeit vom 9. Februar bis Mitte Juli

1885; sie findet sich Taf. 7 in der Kurve A, und die Perioden derselben Taf. 9 unter C und D. Im Laufe von 156 Tagen wiederholen sich hier dieselben Schwankungen in der Gewichtzunahme sechs Mal. Durchgängig steigt die Gewichtzunahme acht Tage lang sehr bedeutend, sinkt darauf sieben Tage lang, steigt dann schwach vier Tage hindurch und sinkt stark durch sieben Tage. Jede einzelne der sechs Perioden umfasst also 26 Tage. In den dem 9. Februar vorangehenden 3×26 Tagen vom 24. November 1884 an, findet sich, wie B, Taf. 9 zeigt, einige Übereinstimmung mit den genannten Perioden. Sowohl die vom 24. November, als die vom 14. Januar ausgehende Kurve hat am Anfang und am Ausgang der 26 Tage eine sehr geringe Höhe. Die vom 19. December ausgehende Kurve bietet dieselben Erscheinungen dar, einen grösseren und einen kleineren Berg, wie die sechs Kurven unter C und D. Die drei obersten Kurven Taf. 9 A bieten durchgängig die selbe Grundfigur, wie die zwei von den Perioden unter B, nämlich einen einzelnen Berg; die Länge der Perioden ist aber hier augenscheinlich nur ungefähr 25 Tage.

Wie bedeutend die hier beobachteten regelmässigen Schwankungen der Gewichtzunahme sind, zeigt die Figur Taf. 9 rechts; sie bildet die Summe der acht Kurven vom 19. December 1884 an und ist ganz wie die übrigen Gewichtzunahme-Kurven zu lesen; sie zeigt also, dass die Gewichtzunahme aller 74 Knaben der hiesigen Anstalt am ersten Tage aller acht Perioden zusammen $\div$ $^{67}/_9$ $\bar{u}$ betrug*); am achten Tage betrug dieselbe dagegen $^{216}/_9$ $\bar{u}$, und am letzten Tage der acht Perioden zusammen $\div$ $^{107}/_9$ $\bar{u}$.

Taf. 9.

---

*) Die Division mit 9 beruht hier, wie vorhin, auf der benutzten Ausgleichungsformel.

Der Ausschlag ist also merkwürdig gross. Dieselbe Kurve zeigt ferner, dass die Knaben am achten Tage 72 Mal so viel zunehmen, als durchschnittlich an jedem der 24 Tage vom 1.—6. und vom 10.—27. Tage. Am siebenten, achten und neunten Tage nahmen die Kinder durchschnittlich 11 Mal so viel an Gewicht zu, wie an jedem der übrigen Tage der Perioden-Summe.

Diese grossen und regelmässig wiederkehrenden Schwankungs-Unterschiede bezeugen, dass ein gewaltiger Einfluss auf das organische Wachstum von dem unbekannten X ausgeht.

Nach diesen Erfahrungen erwartete ich auch in den vorangehenden Jahren ähnliche Perioden, wie die hier dargestellten, in der Gewichtzunahme der Kinder wahrnehmen zu können. Zwar fand ich eine überwiegende Anzahl Perioden mit einem grossen und einem kleinen Berge innerhalb eines Zeitraums von gegen 26 Tage, zu gleicher Zeit aber viele andere Schwankungs-Figuren, die weder unter einander, noch mit den früher gefundenen übereinstimmten. Es bekam nachgerade den Anschein, als liessen sich diese Untersuchungen nicht weiter führen. Endlich gaben doch ein paar auffallend übereinstimmende Figuren in der Gewichtzunahme-Kurve $A+B$ Taf. 5 den Nachforschungen wieder neuen Aufschwung. Die eine dieser Figuren reicht vom 23. September bis zum 23. Oktober 1883, die andere vom 6. December 1883 bis zum 4. Januar 1884. Jede derselben besteht aus zwei Bergen mit einem dazwischenliegenden kleinen Berge. Indem ich nun diese beiden Gruppen unter einander zeichnete, bemerkte ich, dass die Schwankungen nach dem 23. Oktober mit denjenigen nach dem 4. Januar stimmten. Diese Übereinstimmung ist Taf. 11 Fig. A u. B veranschaulicht.

Es hatte also jetzt den Anschein, als ob sich in den

Gewichtzunahme-Schwankungen der Kinder nicht nur Perioden von 26 Tagen, sondern zugleich Perioden von c. 3 × 26 Tagen fänden. Eine fortgesetzte Untersuchung dieser Verhältnisse führte zu den auf Taff. 10—15 veranschaulichten Resultaten.

Taf. 10, welche dieselben Kurven enthält wie A Taf. 4, zeigt die Schwankungen in der Gewichtzunahme der hiesigen 72 Knaben vom 23. September 1882 bis zum 12. Juli 1883 und ist ganz wie alle vorhergehenden und nachfolgenden Gewichtkurven zu lesen. Die kleineren Perioden zählten im J. 1885 (Taf. 9 und oben) 26 Tage, hier augenscheinlich nur 24 Tage. Es ergiebt sich auch, dass drei aufeinander folgende kleinere Perioden durch 72 Tage die selben Schwankungs-Figuren darbieten, wie die nachfolgenden drei Perioden. Dies tritt besonders deutlich hervor in der Zeit vom 23. September—4. December 1882, deren Gewichtschwankungen durchaus grosse Übereinstimmung mit denjenigen vom 4. December 1882—14. Februar 1883 darbieten. Die ersten 24tägigen Perioden innerhalb der vier 72tägigen Perioden $(A, B, C$ u. $D)$ schwanken alle hauptsächlich überein. Nur drei von den 24tägigen Perioden, nämlich C2, C3 und D3, zeigen durchgängig andere Wellenlinien, als die darüberstehenden Kurven. *Taf. 10.*

Auf Taf. 11 finden sich die Gewichtschwankungen veranschaulicht, die durch $A+B$, Taff. 5 u. 6 dargestellt sind, also diejenigen von 142 Knaben der Taubstummenanstalt und des Kgl. Pflegehauses; sie reichen vom 19. September 1883—28. Juni 1884. Die kleineren Perioden sind hier anfänglich 25tägige, nach dem Januar umfassen sie 26 Tage und später, wie es scheint, 27 Tage. Die dreimal so grossen Perioden umfassen also 75 Tage und darüber. Hier zeigen wiederum die beiden ersten 75tägigen Perioden A und B *Taf. 11.*

96

grössere Übereinstimmung unter einander, als mit den nachfolgenden C und D; so haben auch alle Perioden A 1, B 1, C 1 und D 1, wesentliche Ähnlichkeiten, während die Perioden C 2 und C 3, die doch unter sich übereinstimmen, von den darüberstehenden Kurven verschieden sind.

Taf. 12. Taf. 12 hat dieselben Kurven, wie Taff. 7 und 9, und zeigt also die Schwankungen in der Gewichtzunahme der c. 75 Knaben hiesiger Anstalt vom 10. September 1884 bis zum 12. Juli 1885. Wir stossen hier auf dieselben Schwankungs-Erscheinungen, wie in den zwei vorangehenden Jahren, nämlich eine bedeutende Übereinstimmung zwischen den 75tägigen Perioden A und B; ebenfalls zwischen den 25—26tägigen Perioden A 1, B 1, C 1 und D 1, zu gleicher Zeit aber grosse Ähnlichkeit zwischen den 78tägigen Perioden C und D. In wie hohem Grade die letzten acht 26 tägigen Perioden vom 19. December 1884 an, und zwar besonders die letzten sechs, unter einander übereinstimmen, ist auf Taf. 9 veranschaulicht und oben erwähnt.

Es finden sich im Vorhergehenden Momente genug, die vermuten lassen, dass die Perioden zu einer gewissen Zeit des einen Jahres mit den Perioden zu der selben Zeit des folgenden Jahres übereinstimmend schwanken müssen. Ein Versuch zur Bestätigung dieser Vermutung gelang sogleich.

Taf. 13. Es zeigt sich auf Taf. 13, dass die 72tägigen Perioden A und B im Jahre 1882—83, wenn sie als 75tägige Perioden aufgezeichnet werden, mit den 75tägigen Perioden A und B aus d. J. 1883—84 in allem Wesentlichen übereinstimmen, doch mit dem Unterschied, dass die beiden letzteren den 21. September 1883 anfangen, also zwei Tage früher als die ersteren (23. Sept. 1882). Auch die 75tägigen Perioden des dritten Jahres 1884—85 schwanken übereinstimmend mit denen der vorigen Jahre, ebenfalls bei einer Verschiebung von zwei Tagen; doch ist die Übereinstimmung hier weniger augenfällig.

Um dem Charakter dieser Schwankungs-Ähnlichkeiten noch ferner auf die Spur zu kommen, zeichnete ich die Summe von A und B 1882—83 auf, darunter die Summe von A und B 1883--84 und darunter wieder $A+B$ 1884—85 (Taf. 13) und erhielt so die drei Kurven Taf. 14. Diese Tafel erweist, dass die Gewichtschwankungen der Kinder in 2×72 Tagen, vom 23. September des einen Jahres an, sich in 2×75 Tagen, vom 21. September des nächsten Jahres an, in allem Wesentlichen wiederholten, und in 2×75 Tagen, vom 19. September des dritten Jahres an, wieder deutlich hervortraten.

Taf. 14.

Die beiden oberen Kurven auf Taf. 14 zeigen die grösste Übereinstimmung in ihren Schwankungen; es lässt sich daher mit gutem Grund annehmen, dass eine Summierung dieser beiden das beste Bild von den Grundzügen der 75tägigen Perioden, und damit zugleich die deutlichste Vorstellung von den Schwankungs-Übereinstimmungen, vielleicht auch von den Unübereinstimmungen zwischen den drei 25tägigen Perioden innerhalb der 75tägigen Perioden geben wird.

Diese Summierung ist auf Taf. 15 gezeigt. Die hier befindliche Kurve ist also die Summe der beiden oberen Kurven Taf. 14, d. h. von folgenden vier einzelnen Kurven der Gewichtzunahme:

Taf. 15.

1. 23. September—4. December 1882, 72 Tage, Taf. 10 und 13 A
2. 4. December 1882—14. Februar 1883, 72 — , — 10 — 13 B
3. 21. September—5. December 1883, 75 — , — 11 — 13 A
4. 5 December 1883—18. Februar 1884, 75 — , — 11 — 13 B

Die Schwankungs-Ausschläge in der Summe dieser vier Kurven sind sehr bedeutend; das Maximum der Gewichtzunahme fiel, wie Taf. 15 zeigt, auf den neunten Tag der ersten 25tägigen Periode, das Minimum auf den zehnten Tag der dritten 25tägigen Periode. Der genannte Maximaltag umfasst folgende vier Tage: 2. Oktober 1882, 13. December 1882, 30. September 1883 und 14. December 1883. Der Minimaltag umfasst: 20. November 1882, 31. Januar 1883, 20. November 1883 und 3. Februar 1884. An den vier ersteren Tagen zusammen nahmen die betreffenden Kinder $231/9$ ℔ an Gewicht zu, an den vier letzteren $29/9$ ℔ ab.

Es ergiebt sich also wiederum hier, dass die Variationen in den vom unbekannten X ausgehenden Einflüssen sehr gross sind und sich mit augenfälliger Deutlichkeit geltend machen.

Taf. 15 zeigt aber noch mehr: Ein Vergleich der drei 25tägigen Perioden macht den Eindruck, als müssten eigentümliche Verhältnisse zwischen diesen dreien bestehen. Dieser Umstand wird späterhin einer umständlicheren Untersuchung unterzogen werden; ich verweise aber doch schon jetzt auf Taf. 34, wo die drei 25tägigen Perioden aus Taf. 15 unter einander aufgezeichnet sind. Besonders in der Gruppe Taf. 34 rechts tritt es deutlich hervor, dass sich die Schwankungen der ersten 25tägigen Periode in der zweiten 25tägigen Periode wiederholen, während die dritte 25tägige Periode ganz entgegengesetzt den beiden ersteren schwankt.

Ehe ich weiter vorwärts schreite, gebe ich eine Übersicht der bis jetzt (S. 93—98) gefundenen Perioden in der Gewichtzunahme der Kinder durch drei Jahre.

Im Jahre 1882—83 umfassten die kleineren Perioden der Gewichtzunahme 24 Tage, 1883—84 und 1884—85 dagegen 25—26 Tage. Diese Perioden sehen einander zum grössten Teil ähnlich und bestehen aus einem grossen Berge und einem nachfolgenden kleineren; die grösste Ähnlichkeit findet sich durchgängig in jeder dritten Periode wieder; drei auf einander folgende kleinere Perioden bilden deshalb eine grössere Periode von 72—78 Tagen, deren Schwankungen in den nächsten 72—78 Tagen sich wiederholen. Diese 72—78tägigen Perioden traten etwas nach der Mitte des Septembers aller drei Jahre am deutlichsten hervor, und begannen im September 1883 zwei Tage früher als im September 1882, und im September 1884 wieder zwei Tage früher. Die beiden ersten Perioden innerhalb einer 75tägigen Periode hatten durchgängig übereinstimmende Schwankungen, dagegen schwankte die Kurve der dritten 25tägigen Periode entgegengesetzt den beiden andern.

Keine von diesen Perioden tritt in den entsprechenden Schwankungen der atmosphärischen Wärme deutlich an den Tag.· Es scheint sich also die oben (S. 90—91) ausgesprochene Vermutung zu bestätigen: dass die zu den atmosphärischen Wärmeschwankungen in durchgängiger Übereinstimmung stehenden Gewichtzunahme-Schwankungen doch eine weit grössere Regelmässigkeit besitzen, gewisse Perioden deutlich wiederholen, und deshalb keine Wirkung der verschwimmenden Wärme-Schwankungen sein können (S. 88—91), sondern eine mit den letzteren gemeinschaftliche Ursache haben müssen, wobei sie eine bessere Abspiegelung dieser gemeinschaftlichen Ursache, dieses X, sein müssen, als die örtlichen Wärmeschwankungen (S. 91).

Diese gemeinschaftliche Ursache der Schwankungen in der örtlichen Wärme und der Schwankungen in der Gewichtzunahme der Kinder, kann aber, so scheint es, nichts anderes sein, als gerade die Hauptursache der örtlichen Wärme, also die Wärmeausstrahlungen der Sonne, welche mithin, nach dem Ergebnis »der besseren Abspiegelung«, keinenfalls von Tag zu Tag wesentlich gleichförmig sein können, sondern den selben Reichtum an Schwankungen und die selbe Regelmässigkeit der Schwankungen enthalten müssen, wie die Gewichtzunahme der Kinder, und folglich sind die Schwankungen der örtlichen Wärme auf der Erdoberfläche, kraft ihrer Übereinstimmung mit den Schwankungen der Gewichtzunahme, als die undeutlichen örtlichen Überbleibsel der Schwankungen in der von der Sonne ausstrahlenden, veränderlichen Wärme zu betrachten.

Auf Grundlage dieser Ausbeute der bisherigen Untersuchungen können wir jetzt weiter schliessen: Die Lufttemperatur, die wir bisher mit der Gewichtzunahme zusammenstellten, war ja die in Kopenhagen beobachtete; nun kann ja aber diese Kopenhagner Lokal-Wärme verhältnismässig nur wenige Überbleibsel der Schwankungen in der von der Sonne ausstrahlenden Wärme bewahrt haben, weil diese Schwankungen durch verschiedene Umstände stark modiciert sein müssen[*]), besonders durch den Einfluss der nahen Meere und deren langsame Erwärmung und langsame Erkaltung u. s. w. Wenn nun die Ursache der Übereinstimmung zwischen den Schwankungen der Kopenhagner Wärme und den Schwankungen der Gewichtzunahme der Kinder lediglich darin zu suchen ist, dass die ersteren gewisse Überbleibsel von den Variationen der Sonnenwärme,

---

[*]) Von den Wärme-Modifikationen, die aus der Neigung der Erdaxe gegen die Ebene der Erdbahn hervorgehen, ist hier selbstverständlich nicht die Rede.

die sich in den letzteren einen vollen und klaren Ausdruck geben, bewahrt haben, so ist zu erwarten, dass andere Orte der Erdoberfläche, die keiner so grossen Ausgleichung und Störung der Schwankungen in der von der Sonne ausstrahlenden Wärme ausgesetzt sind, eine weit grössere Übereinstimmung mit der Gewichtzunahme der hiesigen Zöglinge darbieten müssen, als die Kopenhagner Lufttemperatur. Diese andern Orte wären wol dann besonders in Gegenden mit einem ausgeprägten kontinentalen Klima zu suchen. Weil aber kein Ort auf der Erdoberfläche von den vielen die Lufttemperatur modificierenden Einflüssen, welche von andern, wechselnden meteorologischen Verhältnissen, wie von der Bewölkung, der Luftfeuchtigkeit, dem Luftdruck, der Richtung und Stärke des Windes u. s. w. ausgehen, gänzlich unberührt bleibt, so werden sich doch *schwerlich an irgend welchem Orte* Schwankungen der Lufttemperatur finden, die nicht nur mit den hiesigen Gewichtzunahme-Schwankungen besser übereinstimmen, als die Kopenhagner Wärme, sondern sogar vollständig mit denselben zusammenfallen und also gänzlich mit der Sonnenwärme harmonieren. Dahingegen lässt sich erwarten, dass eine *Summierung von Wärmekurven* von einer grössern Anzahl Stationen mit ausgeprägt kontinentalem Klima und von weit von einander entfernten Stationen die Wirkungen der örtlichen Einflüsse eliminieren müsse, und dass sich daraus eine vollständige Übereinstimmung zwischen den Schwankungen dieser Wärme-Summe und den Schwankungen in der Gewichtzunahme der hiesigen Zöglinge ergeben werde, wodurch denn wiederum bewiesen wäre, dass es in der Sonnenwärme selbst gerade solche Schwankungen und Perioden giebt, wie wir sie hier in der Gewichtzunahme gefunden haben.

Wir sind also mit unserer Untersuchungs-Expedition

noch nicht am Ziele; es eröffnen sich wieder Aussichten auf neue Länderstrecken. Setzen wir die Reise fort.

Als ich im Herbst 1885 zu diesem Ausgangspunkt der weiteren Arbeiten gelangt war, wandte ich mich an das dänische meteorologische Institut, von wo mir mit grosser Liberalität bedeutende Sammlungen von meteorologischen Aufzeichnungen von solchen Orten, die mir zur Ausnützung für den vorliegenden Zweck besonders geeignet schienen, zu Gebote gestellt wurden. Die mir überlassenen Sammlungen habe ich ohne irgend welche Auswahl und in der unten darzustellenden Ordnung benutzt. Die wichtigsten der benutzten meteorologischen Aufzeichnungen finden sich auf den folgenden Seiten 104—120.

Zur Grundlage für den ersten Versuch, die Lufttemperatur verschiedener Gegenden nach den gefundenen Perioden in der Gewichtzunahme der Kinder einzuteilen, und danach die Summe der Wärmekurven mit derjenigen der Gewichtkurven zu vergleichen, wählte ich die vier Gewichtperioden von je 25 Tagen, vom 10. September 1884 an. Diese vier finden sich Taf. 9 unter A 1, 2 u. 3, ebenda unter B 1, sowie Taf. 12 abgebildet.

Taf. 16 DA, Taf. 16 oben, zeigt nun die Summe der Kurven dieser vier Perioden nach den oben S. 19—20 angeführten Schwankungen im Abendgewicht der Knaben. Diese Gewichtzahlen, sowie auch die folgenden für Taf. 16 verwerteten Gewicht- und Wärmezahlen, sind nicht ausgeglichen. Die erste 25tägige Periode begann den 10. September 1884, die zweite 5. Oktober, die dritte 30. Oktober und die vierte 24. November. Damit die Periodensumme das bestmögliche

Zu Taf. 16.

Gewichtschwankungen von

75—74 Knaben. | 28 Mädchen.

Tag	Morgengewicht 1884*).				Abendgewicht.				Morgengewicht.			
	Sept.	Okt.	Nov.	Dec.	Sept.	Okt.	Nov.	Dec.	Sept.	Okt.	Nov.	Dec.
1		1,4	1,8	− 0,9		1,1	0,7	0,0		1,1	1,0	0,1
2		0,8	1,1	− 0,7		0,7	0,7	0,8		1,0	0,9	0,3
3		0,3	0,6	0,4		0,3	0,7	0,6		0,9	1,2	0,7
4		− 0,2	1,1	0,0		0,9	0,3	0,4		0,5	1,0	0,5
5		0,4	0,9	0,7		0,8	0,7	1,1		0,9	0,5	0,5
6		0,0	0,5	1,0		0,7	0,7	1,0		1,1	0,9	0,9
7		− 0,2	1,2	1,8		0,6	0,5	0,9		1,0	1,0	0,8
8		− 0,2	0,1	2,7		0,5	1,2	0,7		0,5	0,9	0,6
9		1,5	0,4	2,5	Kg.	1,2	0,9	− 0,5		0,6	0,4	0,3
10	Kg.	2,7	1,7	1,2	0,8	1,5	1,2	0,0	Kg.	0,8	0,8	0,0
11	2,5	2,3	2,6	1,0	0,7	0,9	1,0	0,2	0,7	1,1	0,9	− 0,4
12	1,3	2,3	2,1	1,7	0,4	1,1	0,4	0,3	0,7	0,9	0,8	0,4
13	2,4	1,5	2,5	1,5	0,7	0,7	0,3	− 0,1	0,7	0,8	0,7	0,6
14	2,7	2,3	0,9	1,4	1,0	0,7	0,2	0,8	0,9	0,6	− 0,1	0,8
15	2,7	2,2	1,6	0,3	0,8	0,9	0,3	0,4	0,3	0,7	0,1	0,4
16	3,8	2,1	1,8	0,2	0,5	1,1	0,2	0,1	0,5	0,9	0,3	0,3
17	1,7	3,3	0,4	− 0,2	0,6	0,8	0,2	− 0,1	0,5	1,1	0,2	0,3
18	2,7	3,2	0,8	− 0,3	0,5	1,1	0,5	− 0,5	0,6	1,0	0,5	0,2
19	2,9	1,9	1,1	− 0,4	0,7	1,3	0,6	− 0,4	0,8	1,0	0,7	− 0,2
20	2,4	4,8	0,9	− 0,5	0,5	1,3	0,9		0,7	1,2	0,6	− 0,3
21	2,7	2,6	0,9		0,5	1,2	0,5		0,4	1,4	1,0	
22	1,4	2,2	0,5		0,7	1,5	0,7		0,7	1,3	0,8	
23	2,0	3,8	0,8		0,6	1,0	0,7		1,0	1,4	0,7	
24	2,7	2,4	0,9		0,4	1,1	0,8		0,7	0,9	0,7	
25	1,5	2,5	0,6		0,7	1,3	0,8		0,6	1,0	0,6	
26	2,0	3,2	0,6		0,6	1,1	1,2		0,7	1,4	0,7	
27	1,8	2,4	1,2		0,4	0,8	0,8		0,5	0,9	1,0	
28	1,5	1,8	0,7		0,6	0,9	0,2		0,5	0,7	0,7	
29	2,1	2,3	1,1		0,7	0,5	0,2		0,6	1,0	0,2	
30	1,8	1,1	− 0,2		1,1	0,8	− 0,4		0,5	0,6	0,4	
31		0,7				1,0				0,9		

*) Bis zum 26. November 75 Knaben, danach 74. Die Knaben standen am 1. September 1884 im durchschnittlichen Alter von 13 J. 3 M., die Mädchen von 12 J. 4 M.

Zu Taf. 16.
Mittlere Lufttemperatur
1884.

Tag	Kopenhagen.				Wien.			
	Septbr.	Oktbr.	Novbr.	Decbr.	Septbr.	Oktbr.	Novbr.	Decbr.
1		15,0	7,7	— 5,6		11,8	6,2	— 4,8
2		11,9	7,5	— 4,6		11,7	7,1	— 5,6
3		12,1	7,0	— 0,1		10,9	6,1	— 4,1
4		12,7	6,8	2,6		11,2	6,7	— 2,9
5		12,3	8,6	1,4		10,9	8,6	5,3
6		12,0	9,7	1,9		12,0	6,7	5,3
7		14,1	9,4	5,5		12,3	5,8	9,0
8		13,7	8,5	7,1		11,9	5,1	2,6
9		11.8	8,6	3,9		10,5	6,6	0,7
10	15,6	11,2	8,3	3,4	13,7	10,7	7,0	5,2
11	16,8	8,4	4,6	5,8	14.2	6,9	6,1	0,3
12	16,5	7,2	4,7	3,1	14,7	6,3	2,3	5,2
13	16,0	7,5	5,4	5,8	15,1	7,3	2,2	7,5
14	15,3	5,5	3.3	5,7	15,9	7,2	1.6	6,5
15	16,0	7,4	4,6	3,7	15,2	7,1	1,2	1,0
16	16,7	9,3	2,4	2,6	16,1	9,8	0,7	5,9
17	17,3	9,6	2.3	2,8	16,4	12,8	0,5	4,7
18	16,2	7,8	1,1	3,2	19.2	9,0	0,0	2,7
19	15,8	9,3	— 0,2	3,7	19,6	9,4	0,4	1,7
20	14,9	8,7	0,8		16.2	11.1	— 3,1	
21	15,6	8.9	— 2,4		15,4	8,7	— 2,1	
22	17,3	10,2	— 2,3		16.6	8,4	— 3,1	
23	12,9	10,1	— 1,5		17,9	6,0	— 4,1	
24	13,3	8,5	— 5,1		13,3	7,0	— 1,9	
25	13,4	8,3	— 2,8		12,6	5,2	— 2,0	
26	13,1	7,6	— 1,5		14,2	8,6	— 2,1	
27	15,0	6,7	— 4,6		12,9	7,7	2,5	
28	15,0	7,8	— 2,2		13,8	7,2	5,9	
29	15,8	4,9	— 5,7		11,7	12,0	3,0	
30	15,6	7,2	— 4,8		11,2	10,1	— 1,0	
31		8,6				6,9		

Zu Taf. 16.
Mittlere Lufttemperatur
1884.

Tag.	San Fernando.				Lucknow.			
	Septbr.	Oktbr.	Novbr.	Decbr.	Septbr.	Oktbr.	Novbr.	Decbr.
1		21	18	12		84	80	68
2		21	17	9		80	79	72
3		23	16	9		79	79	73
4		22	16	11		81	79	65
5		23	16	13		81	78	67
6		20	17	13		86	79	70
7		20	17	13		87	78	72
8		19	17	13		87	79	71
9		18	19	12		87	79	70
10	25	18	19	11	92	86	78	67
11	22	18	17	11	89	87	76	69
12	22	18	17	12	88	84	78	73
13	21	16	16	12	91	85	75	68
14	21	16	17	12	90	86	78	68
15	20	16	16	11	84	86	77	71
16	20	17	15	10	85	85	70	66
17	19	18	16	11	88	84	74	66
18	20	18	15	11	92	86	79	70
19	20	18	16	10	93	86	76	70
20	19	18	13		94	83	82	
21	20	17	12		96	86	80	
22	20	16	11		92	85	72	
23	19	16	7		91	85	72	
24	19	15	9		87	83	71	
25	20	13	11		85	77	75	
26	20	15	11		78	79	73	
27	22	16	13		77	79	73	
28	24	17	15		82	82	73	
29	22	18	15		88	80	72	
30	21	18	15		79	83	72	
31		19				80		

Zu Taff. 17 und 18.
Mittlere Lufttemperatur. Kopenhagen.
1884—85.

Tag.	Decbr.	Jan.	Febr.	März	April	Mai	Juni	Juli
1		1,4	4,2	3,5	6,0	5,9	10,1	14.4
2		0,1	4,1	2,1	5,1	7,4	11,7	15,0
3		— 0,3	3,4	0,2	3,2	4,4	14,3	17,2
4		0,0	2,7	1,5	3,4	5,5	19,4	17,9
5		0,2	2,0	1,6	3,1	5,9	20.9	17,8
6		0,0	2,2	1,4	3,4	7,7	17,0	18,4
7		1,6	2,6	0,9	5,8	7,4	14,9	18,0
8		1,6	2,3	3,7	4,9	7,3	14,3	20,8
9		0,1	0,0	0,2	6,2	8,4	14,4	19,6
10		— 0,2	0,0	0,5	5,8	8,6	10,1	20,6
11		2,6	— 0,2	2,3	5,2	7,3	10,8	21,2
12		— 0,3	— 0,8	2,8	5,1	6,5	13,4	21,5
13		0,2	1,3	2,6	4,1	6,7	16,1	20,3
14		0.8	4,4	4.3	4,6	7,1	16,6	17,4
15		1,0	3,5	4,5	5,0	6,9	16,4	17,8
16		0,4	5,1	3,6	6.5	9,4	12,0	
17		0,9	3,0	5,2	4,9	9,3	13,4	
18		0,5	— 0,7	5,2	5.4	11,1	11,3	
19	3,7	— 1,5	— 0,2	3,0	10,0	10,5	14,1	
20	3,3	— 1.4	— 0,9	3,9	11,4	9,4	15,1	
21	2,7	— 1,7	— 3.9	1,5	11,3	10.9	12,5	
22	0,8	— 1,5	— 1,0	0,0	14,0	11,7	12,1	
23	0,4	— 1.8	0,3	— 1,1	13,2	12,0	14,7	
24	— 1,9	— 1,9	3.2	0,8	9,5	10,5	16,9	
25	0.1	— 3,1	3,9	1,7	9,6	11.3	20,0	
26	— 1,3	— 2,6	4.6	2,8	12,4	10,8	20,0	
27	1,6	— 0,1	3,0	3,0	10,6	12,1	17.0	
28	1,6	2,3	2,6	4,1	10,4	13,9	16,4	
29	1,2	3,2		4,4	8,2	17,5	17,2	
30	1,4	3,6		2,9	6,4	15,5	17,3	
31	1,4	3,8		4,5		11,5		

Zu Taff. 17 und 18.
Mittlere Lufttemperatur. Wien.
1884—85.

Tag	Dec.	Jan.	Feb.	März	April	Mai	Juni	Juli
1		1,3	0,1	2,3	7,3	12,6	16,1	23,7
2		− 0,5	2,1	2,1	6,3	12,9	11,9	21,5
3		− 2,5	4,0	0,9	6,9	10,9	12,7	21,5
4		− 2,6	1,0	2,2	6,2	12,9	15,9	23,8
5		− 3,2	1,7	9,6	8,5	11,1	19,6	22,5
6		− 2,8	3,2	8,4	9,7	12,5	21,0	16,2
7		− 1.9	1,1	6,4	8,7	13,6	21,7	18,7
8		1,3	2,9	4,7	9,8	11,1	23,9	20,3
9		− 3.3	1,5	7,3	7,7	10,0	24,3	22,6
10		− 4,4	3,0	1,1	8,7	12,5	21,7	21,2
11		− 2,7	0,4	0.8	8,6	13,1	13.9	22,1
12		− 0,7	− 2,5	2,1	10,2	7,7	15,3	21,9
13		0,7	− 2,9	2.2	7,9	9,4	17,4	23,9
14		− 1.3	− 1,9	3,5	8,0	9,5	20,9	25,9
15		− 0,6	− 0,7	4,5	10.1	6,1	23,1	23,5
16		0.9	1.6	4,5	12,2	6,9	23,7	
17		0,9	4,2	7,1	14,2	11.3	23,9	
18		− 5,5	4,7	7,6	13,7	10,8	21,1	
19	1,7	− 10,6	3.9	6,7	13,2	8,8	17,1	
20	0,7	− 9,3	5,6	4,5	11.8	10,6	19,2	
21	1,1	− 6,1	3,3	7,3	18,2	12,8	17,4	
22	2,2	− 7,9	− 2,6	3,7	17,7	11,9	12,2	
23	1,4	− 6.3	− 1,0	1,9	17,8	14,2	13,3	
24	1,0	− 7,4	3,5	− 0,5	16,2	14,8	19,1	
25	0,2	− 5,4	3,3	2,4	16,7	14,5	20,9	
26	0,0	− 7,3	6,5	7,7	16,7	16,1	24,0	
27	− 0,5	− 7,0	3,9	7,9	19,2	17,3	25,5	
28	− 0,4	− 7,9	2,1	9,0	19,9	18,3	24,0	
29	− 0,5	− 4,5		10,7	17,9	20,2	24,4	
30	2,4	− 3,2		10,1	15,1	20,9	25,8	
31	2,3	− 2,4		9,5		20,0		

Zu Taf. 19.
Mittlere Lufttemperatur. Kopenhagen.

Tag.	1882.				1883.		1883.				1884.	
	Sept.	Okt.	Nov.	Dec.	Jan.	Febr.	Sept.	Okt.	Nov.	Dec	Jan.	Feb.
1		11,0	6,9	—0,1	0,4	1,1		10,5	7,2	5,2	−0,3	6,2
2		12,3	8,0	—2,8	5,8	1,5		11,2	7,0	3,6	0,9	0,5
3		12,1	9,5	—2,9	3,6	3,5		9,8	5,7	3,9	0,9	0,9
4		12,6	8,9	—4,1	0,1	2,3		10,2	6,5	1,3	−0,1	5,6
5		12,3	9,4	—4,2	—4,5	0,3		9,9	7,7	—3,4	−1,0	6,1
6		11,4	8,5	—4,5	—2,9	—2,2		5,3	6,9	—4,9	2,9	6,0
7		10,3	6,4	—5,8	—1,9	—1,2		6,4	5,9	—3,8	3,6	4,7
8		10,3	6,4	—3,1	1,0	—0,1		12,9	6,1	0,4	0,9	2,0
9		11,0	6,4	0,7	—1,2	—1,0		13,4	6.7	3,2	3,8	3,6
10		10,5	6,6	1,5	—0,5	0,0		11,3	7,3	2,5	7,0	5,3
11		10,3	5,1	1,8	—0,8	1,6		11,7	5,5	1,5	4,1	4,7
12		10,7	1,6	1,2	—2,1	2,4		9,3	5,0	2,2	2,2	4,7
13		9,0	0,8	1,7	—0,8	1,6		8,3	5,2	2,0	0,5	3,7
14		7,7	2,3	1,7	—1,5	—0,3		10,1	5,6	5,9	4,2	2,2
15		6,2	1,4	1,7	—1,6			11,1	3,9	3,6	3,3	2,1
16		5,4	0,2	1,5	—0,8			12,2	4,5	2,3	5,2	1,0
17		4,9	—1,2	—0,4	0,6			11,6	4,3	0,5	4,0	0,1
18		6,9	—0,4	0,0	1,1			8,4	4,4	—1,0	4,3	0,2
19		8,3	—1,5	—0,8	2,0			6,8	5,2	1,4	4,4	
20		7,8	—1,1	0,0	3,5			7,1	4,4	1,0	5,0	
21		8,2	—1,5	0,1	2,7		8,7	8,8	5,2	2,1	4,8	
22		7,4	—0,3	2,4	0,5		9,9	7,7	5,2	4,7	5,9	
23	12,8	8,3	2,3	2,1	—3,4		8,9	8,5	4,7	4,4	3,0	
24	12,3	8,5	5,0	0,9	—2,8		9,1	7,3	4,3	1,9	−0,2	
25	11,5	9,4	4,2	1,6	−3,7		11,3	8,7	5,1	5,2	2,5	
26	12,5	8,6	3,7	—2,9	—1,5		13,9	9,0	6,9	5,2	2,9	
27	11,9	7,9	1,9	—1,3	1.0		14,1	9,8	6,4	3,4	4,1	
28	11,4	8,0	—1,0	3,3	1,3		12,6	7,5	6,0	2,2	2,0	
29	11,0	10,4	—0,3	5.6	3,2		13,0	7,0	8,5	2,5	2,6	
30	11,2	7,5	1,3	2,9	2,1		12,8	8,4	6,4	0,8	6,2	
31		6,6		—1,3	1,8			6,5		0,2	4,9	

Zu Taf. 19.
Mittlere Lufttemperatur. Wien.

Tag.	1882.						1883.				1884.	
	Sept.	Okt.	Nov.	Dec.	Jan.	Feb.	Sept.	Okt.	Nov.	Dec.	Jan.	Feb.
1		13,1	8,2	− 3,0	0,8	2,3		12,0	6,6	−1,7	− 4,2	3,8
2		11,4	8,0	− 2,6	2,5	2,0		12,7	5,3	3,9	− 4,5	7,0
3		13,2	6,6	− 7,3	8,3	1,3		11,4	4,8	3,3	− 7,5	3,4
4		11,3	6,4	− 4,6	4,0	2,3		10,8	3,6	4,6	− 6,3	5,3
5		11,3	10,7	− 1,5	−0,5	4,0		7,5	4,0	−1,1	− 0,5	6,9
6		11,6	1,9	− 0,3	−6,6	1,6		8,1	8,6	−5,2	− 0,7	3,2
7		10,5	8,1	1,0	−7,1	−1,3		6,7	7,4	−6,8	4,7	0,2
8		10,6	5,4	1,9	−7,8	−0,2		6,8	7,4	−3,8	5,1	−0,9
9		12,1	8,6	− 0,7	−7,2	0,7		12,1	7,9	−1,7	3,5	0,7
10		11,7	8,3	2,5	−6,7	−1,1		12,5	6,0	−2,7	4,7	1,1
11		10,7	5,8	2,5	−5,5	−0,6		12,0	4,0	−2,4	0,7	3,6
12		12,9	6,1	2,0	−5,6	0,2		10,6	4,2	2,8	2,1	2,7
13		13,5	2,0	1,1	−2,6	2,0		11,7	3,3	2,3	0,2	0,9
14		12,3	0,4	2,3	−0,3	1,4		11,3	3,3	6,2	1,5	0,4
15		9,5	0,4	4,1	0,5			11,9	2,3	6,8	3,4	−0,2
16		6,6	4,4	3,8	−0,4			10,2	2,3	3,3	4,8	−0,2
17		9,5	2,7	4,6	−1,7			10,2	2,3	3,0	6,0	−2,3
18		9,7	0,3	3,6	−2,2			11,0	2,3	−0,7	5,3	−2,7
19		9,6	−1,2	3,1	−3,5			10,4	4,3	−2,0	3,7	−1,0
20		10,0	0,5	0,7	−4,3		13,3	10,5	7,1	0,8	2,2	
21		7,3	3,5	− 2,3	−0,9		15,3	8,8	5,6	4,5	4,3	
22	12,5	7,3	2,8	− 2,4	−0,6		16,1	8,4	2,8	5,5	4,3	
23	12,1	7,6	8,9	− 0,7	−3,3		14,6	6,3	2,7	5,3	8,0	
24	11,4	10,4	8,3	0,7	−6,0		11,9	8,8	3,9	3,3	7,5	
25	13,0	8,7	7,1	0,8	−4,9		10,0	10,5	−0,7	3,1	1,9	
26	11,7	11,2	9,4	5,3	−2,7		15,1	12,3	1,4	4,7	− 0,8	
27	13,9	8,9	6,2	2,0	0,5		14,8	8,9	3,6	3,9	1,5	
28	11,1	16,7	3,7	12,7	3,4		14,0	10,2	5,8	1,3	3,2	
29	10,8	13,5	1,3	8,5	3,7		12,0	11,0	2,2	−2,1	4,1	
30	13,7	8,9	−1,7	6,5	1,3		10,8	8,7	−1,7	−3,7	11,2	
31		8,8		4,6	2,0			9,5		−3,6	10,1	

Zu Taf. 20.
Lufttemperatur um 4 Uhr. Lucknow.

Tag.	1882.				1883.		1883.				1884.	
	Sept.	Okt.	Nov.	Dec.	Jan.	Feb.	Sept.	Okt.	Nov.	Dec.	Jan.	Febr.
1		89	87	75	76	62		94	85	75	72	70
2		81	86	77	78	62		94	81	75	69	75
3		90	85	73	78	66		94	80	73	73	81
4		94	84	77	73	71		95	80	75	70	79
5		95	84	78	73	67		94	82	74	72	71
6		94	84	77	73	68		94	82	72	73	69
7		95	82	74	74	70		94	84	72	74	70
8		94	83	75	74	73		94	81	74	73	73
9		95	83	75	64	75		93	82	74	72	75
10		97	84	70	73	76		92	83	67	73	74
11		94	83	77	73	73		91	85	74	74	76
12		94	83	77	71	78		93	84	74	73	79
13		93	81	77	74	74		92	81	70	74	80
14		94	82	82	76	74		94	80	74	75	80
15		92	82	82	73			94	79	71	74	78
16		94	81	80	76			92	75	74	74	74
17		94	80	73	74			90	73	70	72	79
18		91	81	73	74			86	74	68	71	81
19		94	77	75	75			77	75	66	74	
20		92	77	73	76			82	75	65	74	
21		92	78	72	72		95	86	76	71	74	
22		91	75	73	75		93	86	74	72	76	
23	96	91	78	74	78		93	84	73	70	76	
24	96	90	77	77	73		95	85	75	68	76	
25	97	89	76	78	61		94	86	73	66	76	
26	97	89	71	76	59		95	85	75	66	79	
27	97	88	70	76	66		95	85	75	72	78	
28	97	87	76	71	65		96	87	74	68	81	
29	96	89	78	75	67		96	86	77	70	80	
30	92	89	77	76	65		91	86	75	73	70	
31		88		76	63			88		69	68	

Zu Taf. 20.
Lufttemperatur um 4 Uhr. Nagpur.

Tag.	1882.				1883.		1883.				1884.	
	Sept.	Okt.	Nov.	Dec.	Jan.	Feb.	Sept.	Okt.	Nov.	Dec.	Jan.	Feb.
1		90	86	81	84	78		90	79	77	74	78
2		91	86	78	84	79		90	81	76	74	80
3		89	85	79	84	82		90	83	76	75	82
4		92	78	79	84	84		92	84	77	76	84
5		93	82	80	84	84		93	84	76	78	84
6		93	87	79	82	84		93	82	75	79	80
7		90	85	81	80	86		90	84	76	81	81
8		92	83	80	83	90		90	85	77	83	83
9		92	84	82	82	91		84	85	77	78	82
10		92	83	81	81	92		92	81	77	79	82
11		92	82	85	81	91		82	82	78	80	82
12		91	82	83	81	90		91	82	80	81	85
13		92	82	85	81	91		90	81	81	80	87
14		90	82	84	81	86		83	84	77	81	85
15		91	81	84	81			84	82	76	78	82
16		92	83	83	82			82	81	79	73	84
17		91	82	83	83			89	81	75	70	86
18		92	82	82	83			78	81	73	72	87
19		93	82	82	81			82	81	73	76	
20		93	81	83	81			74	79	73	76	
21		91	80	81	82		76	80	78	75	77	
22		90	78	81	81		86	81	78	74	79	
23	81	89	77	81	81		87	81	79	75	83	
24	89	89	79	82	84		78	82	81	75	82	
25	85	89	68	82	84		78	82	80	75	82	
26	91	89	66	79	70		88	85	80	76	82	
27	93	88	72	81	74		90	82	79	75	82	
28	93	85	78	82	76		90	81	79	76	82	
29	85	86	82	84	78		88	82	78	76	83	
30	90	82	82	84	82		87	79	78	77	85	
31		83		84	82			80		76	80	

Zu Taf. 21.
Lufttemperatur nm 7 Uhr morgens. Paramaribo*).

Tag	1882.				1883.		1883.			
	Sept.	Oktbr.	Novbr.	Decbr.	Januar	Febr.	Sept.	Okt.	Nov.	Dec.
1		25,6	25,0	24,7	24,4	23,9		24,4	24,4	24,4
2		24,4	25,0	23,9	24,4	24,4		24,4	25,0	24,4
3		26,1	24,4	23,9	23,9	24,4		24,4	24,4	24,4
4		24,4	25,6	23,9	23,9	23,3		25,0	25,0	25,0
5		25,0	25,0	24,4	23,3	23,9		23,9	24,4	25,0
6		25,0	25,0	24,4	29,2	23,1		24,4	24,7	25,0
7		25,0	25,0	25,0	23,3	24,4		24,4	24,7	24,4
8		25,6	24,5	24,4	24,4	24,4		24,4	25,0	24,4
9		25,3	26,1	24,4	24,4	24,7		24,4	25,0	24,4
10		25,6	25,0	23,9	23,9	24,4		25,0	24,4	24,7
11		23,9	24,4	24,4	24,4	23,9		24,4	25,0	24,4
12		24,4	24,4	22,8	24,4	24,4		24,4	24,7	23,9
13		25,3	24,4	24,4	21,7	34,2		25,5	24,4	25,6
14		23,9	25,0	24,4	23,9	23,3		25,0	24,4	24,4
15		23,9	25,0	24,4	24,4			24,4	24,4	25,0
16		24,4	26,1	24,4	23,9			24,4	24,4	23,9
17		24,4	24,4	25,0	22,8			24,4	24,4	22,8
18		23,9	24,2	23,9	23,9			25,0	24,4	22,2
19		23,3	25,0	24,4	23,3			23,9	24,4	22,2
20		23,9	25,6	23,3	24,4			24,4	24,4	22,2
21		24,4	25,0	23,9	24,4		24,4	23,9	24,4	24,4
22		25,0	24,4	23,9	23,9		24,4	25,0	24,4	24,4
23	25,0	24,4	24,4	23,3	24,4		24,4	24,4	24,7	23,3
24	25,0	25,6	24,4	23,3	31,7		24,4	25,0	24,4	22,5
25	25,6	25,0	24,4	23,3	23,3		24,7	24,4	24,5	23,3
26	25,6	25,0	25,0	22,8	23,9		24,4	25,0	25,6	23,6
27	25,6	25,0	24,4	23,3	23,3		23,9	25,0	24,7	23,9
28	25,6	24,4	23,9	23,9	23,3		23,3	24,4	25,0	23,9
29	24,4	25,0	23,9	23,3	24,4		23,9	22,8	24,7	24,4
30	25,6	24,4	25,0	23,3	22,8		25,0	23,9	23,9	23,9
31		25,0		23.3	23,3			24,4		24.2

*) Niederl. meteorol. Jahrbuch für 1883, S. 320.

Zu Taff. 21 und 28.
Mittlere Lufttemperatur. Cordoba (Argentina).
1883.

Tag.	Jan.	Febr.	März	April	Mai	Juni	Juli	Aug.	Sept.	Okt.	Nov.	Dec.
1	27	18	21	13	13	16	11	8	16	14	18	24
2	26	19	25	14	19	15	14	9	13	18	19	21
3	32	22	23	14	21	9	17	10	11	18	19	20
4	34	23	24	14	19	11	18	10	11	20	19	24
5	27	25	23	15	19	12	14	10	11	20	23	24
6	27	27	26	17	16	14	11	9	13	26	25	24
7	29	21	24	17	16	15	9	9	12	19	20	25
8	23	23	25	19	13	16	7	11	10	19	19	26
9	26	25	23	21	14	12	6	13	12	18	26	
10	28	23	16	24	17	13	7	14	9	19	20	
11	16	22	17	25	21	15	6	18	10	19	20	
12	18	23	17	17	17	15	8	14	13	18	24	
13	21	25	17	15	9	18	11	18	15	18	18	
14	24	25	16	16	9	20	11	10	15	23	19	
15	17	24	16	17	13	11	15	15	13	25	23	
16	19	19	18	19	13	9	19	12	15	23	19	
17	23	18	20	21	17	7	20	6	20	20	19	
18	27	20	22	12	18	7	18	6	24	20	20	
19	27	21	24	11	13	6	12	6	14	12	20	
20	21	21	22	13	13	5	8	8	12	10	24	
21	23	22	21	15	9	5	3	14	11	14	28	
22	21	22	18	12	10	1	5	12	16	16	19	
23	26	20	20	10	9	4	4	12	19	19	22	
24	24	22	23	6	13	10	2	9	21	18	21	
25	24	22	28	6	7	8	3	9	18	15	17	
26	24	23	26	11	3	10	9	8	14	15	21	
27	16	28	19	11	8	8	13	8	13	16	15	
28	19	23	25	11	10	8	6	9	15	14	19	
29	24		26	14	12	8	6	13	18	11	19	
30	22		24	11	12	10	5	19	18	15	24	
31	17		15		10		5	18		15		

Zu Taf. 26.
Mittlere Lufttemperatur. Port Dover (Canada).
1882.

Tag.	Jan.	Febr.	März	April	Mai	Juni	Juli	Aug.	Sept.	Okt.	Nov.	Dec.
1	14	30	43	44	44	52	61	65	72	57	47	34
2	14	32	42	53	36	58	61	70	74	58	37	24
3	15	23	37	45	45	57	60	72	67	53	34	17
4	5	28	35	47	48	51	58	76	67	55	37	33
5	15	27	37	35	40	55	60	78	65	61	39	33
6	30	30	39	46	44	56	63	74	67	64	45	28
7	34	36	23	49	51	67	68	73	67	64	46	8
8	42	30	28	43	52	59	65	68	62	66	47	6
9	32	32	36	39	56	57	69	62	59	63	49	19
10	29	31	31	23	46	57	73	61	61	52	53	34
11	33	32	32	24	43	58	70	63	60	48	55	26
12	31	40	33	33	42	62	68	67	57	58	54	29
13	35	42	25	36	44	69	66	65	64	61	31	30
14	26	36	25	37	53	65	64	68	70	55	31	22
15	34	39	28	34	46	68	67	71	63	51	37	17
16	26	42	27	39	49	68	72	69	62	57	39	20
17	15	25	30	47	51	66	68	67	68	59	27	18
18	24	21	37	46	52	69	71	60	71	56	23	18
19	28	36	37	48	54	58	67	61	68	43	33	22
20	31	30	36	39	54	57	64	64	63	38	28	28
21	35	30	32	41	58	62	63	69	58	45	31	37
22	13	22	26	40	50	69	65	70	57	55	36	36
23	1	23	35	40	48	73	69	72	57	47	38	32
24	5	24	21	39	49	71	72	67	53	42	31	33
25	31	26	27	42	50	71	72	67	52	47	29	31
26	43	35	42	42	55	72	73	73	51	45	33	31
27	33	38	45	43	53	66	73	72	55	45	21	
28	32	42	33	46	53	67	69	69	57	49	20	
29	18		43	44	51	68	66	71	57	50	21	
30	24		31	44	56	62	72	71	58	49	25	
31	26		27		57		72	72		58		

Zu Taf. 26.

Lufttemperatur um 7 Uhr morgens. Vivi (am Kongo).

Tag.	1882.								1883.			
	Mai	Juni	Juli	Aug.	Sept.	Okt.	Nov.	Dec.	Jan.	Feb.	März	April
1		21,5	18,7	17,7	21,0	22,3	24,1	23,7	23,5	23,0	23,7	24,4
2	24,3	21,5	19,2	17,9	20,5	21,5	23,5	23,8	22,3	23,4	22,6	23,8
3	24,7	21,3	17,7	17,3	20,0	22,9	24,2	22,7	23,5	24,0	24,5	22,4
4	24,0	21,1	15,1	18,1	21,0	21,7	26,0	24,1	23,9	23,1	24,7	23,5
5	23,0	21,3	19,0	18,1	21,0	21,6	25,1	24,8	23,7	21,9	24,0	23,8
6	22,4	21,5	18,5	18,6	20,8	22,1	24,6	24,5	23,9	21,6	24,5	22,2
7	22,6	20,9	18,4	16,4	20,9	22,9	24,7	23,5	24,2	22,0	23,9	25,0
8	23,6	20,7	19,3	14,8	21,5	23,2	23,9	24,2	24,0	21,9	24,8	24,1
9	23,8	19,9	19,2	15,7	20,7	22,9	24,3	24,4	24,2	23,5	22,8	23,5
10	23,7	18,8	17,8	17,8	20,7	22,3	22,4	24,7	22,9	22,0	24,9	23,3
11	23,6	20,8	18,0	16,3	21,7	22,7	23,9	23,8	23,8	22,9	24,9	23,2
12	22,4	21,2	18,9	15,6	21,3	22,4	25,1	22,0	23,5	24,9	25,5	24,0
13	22,8	20,9	19,3	17,0	19,8	23,5	23,5	24,1	22,2	22,9	25,5	23,5
14	22,7	18,8	19,3	18,2	21,7	22,1	23,8	23,2	23,9	23,5	22,2	24,7
15	22,0	19,7	19,9	19,6	21,5	23,1	23,9	23,7	23,8	25,0	22,3	22,6
16	22,7	20,5	14,3	19,8	21,2	23,1	24,3	24,3	23,8	23,4	23,0	23,7
17	22,1	20,1	18,0	19,2	20,1	21,7	25,2	24,2	23,5	24,3	24,2	23,7
18	21,7	19,4	18,0	18,2	21,2	22,7	22,9	22,6	23,4	25,1	23,6	22,1
19	22,5	20,2	18,4	16,3	21,7	23,8	23,5	23,5	23,6	24,7	23,8	23,7
20	22,5	20,7	18,6	17,4	21,0	23,3	25,0	24,2	24,4	21,2	25,8	24,4
21	21,9	20,4	19,3	17,7	21,6	23,1	22,9	25,4	23,9	22,8	24,0	22,9
22	22,2	16,9	17,6	17,5	21,2	22,8	24,3	24,6	24,2	24,2	23,8	23,4
23	22,0	20,4	19,4	19,8	21,7	22,7	24,3	24,5	22,4	25,4	24,5	23,6
24	23,1	21,1	18,4	19,6	21,6	22,0	25,5	24,0	24,3	23,5	22,8	25,3
25	23,2	20,2	18,0	19,7	22,9	22,9	24,3	23,5	23,5	25,5	23,8	21,6
26	22,6	20,5	18,9	18,8	22,7	23,9	23,1	24,4	22,7	26,1	21.3	21,9
27	21,8	20,2	17,5	19,4	22,4	23,5	21,9	24,1	22,1	23,1	22,0	24,0
28	22,2	18,6	17,9	16,3	23,0	23,0	24,3	23,8	21,8	24,1	24,2	
29	22,4	19,7	13,1	17,1	21.8	23,3	24,4	23,4	23,6		22,4	
30	21,7	18,7	17,4	20,3	22,5	23,7	23,5	23,2	23,6		23.2	
31	21,7		17,5	20,0		24,5		23,4	22,9		23,6	

Zu Taf. 29 A.
Strahlenwärme der Sonne. Cordoba.
1883.

Tag.	Jan.	Febr.	März	April	Mai	Juni	Juli	Aug.	Sept.	Okt.	Nov.	Dec.
1	64	56	54	44	41	40	45	40	39	24	49	57
2	61	56	61	46	44	38	44	41	31	54	52	50
3	63	61	53	46	51	37	41	40	44	52	50	52
4	65	58	59	47	45	39	47	42	46	53	51	56
5	59	61	52	53	44	41	21	39	42	49	55	56
6	57	65	59	49	44	41	18	43	47	59	59	
7	53	53	56	53	35	44	23	46	38	59	58	
8	58	60	59	55	30	45	36	49	35	51	50	
9	58	61	63	55	33	41	16	48	43	58	60	
10	62	63	(58)	53	38	43	21	49	41	58	55	
11	52	55	52	54	45	43	37	50	46	53	52	
12	52	56	56	48	42	40	38	44	49	52	58	
13	55	60	53	44	21	40	45	50	50	53	55	
14	61	61	48	50	37	39	42	44	49	55	54	
15	54	55	55	51	36	18	43	47	46	57	55	
16	55	37	53	51	40	23	48	42	49	58	51	
17	61	41	56	48	41	28	49	39	52	52	53	
18	63	56	56	42	42	16	49	(39)	56	56	54	
19	64	56	58	44	19	28	41	40	25	35	53	
20	63	62	53	45	37	18	38	42	46	34	57	
21	59	58	51	50	39	23	36	45	47	49	59	
22	59	58	52	29	37	30	36	49	51	52	57	
23	61	52	54	41	35	34	20	(45)	55	53	56	
24	65	57	56	36	41	38	18	41	57	50	57	
25	57	57	60	41	30	39	38	40	49	29	59	
26	62	57	56	45	30	15	40	48	45	48	55	
27	(61)	59	50	48	36	35	45	43	47	55	50	
28	60	57	55	48	37	39	38	45	49	42	53	
29	57		61	43	40	44	41	47	53	45	49	
30	63		57	15	42	43	39	55	50	52	55	
31	54		46		30		39	50		40		

Zu Taf. 29 C.
Mittlere Bodenwärme in 7,5 Centim. Tiefe.
Cordoba 1883.

Tag.	Jan.	Febr.	März	April	Mai	Juni	Juli	Aug.	Sept.	Okt.	Nov.	Dec.
1	25	17	22	16	13	14	11	8	17	17	17	22
2	26	18	24	15	15	14	12	9	15	18	18	20
3	28	20	24	15	17	12	14	10	15	18	18	20
4	30	22	24	15	17	11	16	11	15	20	18	22
5	29	23	23	16	17	11	14	11	14	20	21	22
6	28	25	24	17	17	13	14	10	14	24	22	
7	29	23	24	17	16	14	11	10	14	21	20	
8	25	23	23	17	15	15	10	10	13	19	19	
9	25	25	24	19	14	13	9	12	14	18	21	
10	25	24	19	20	16	13	9	14	14	19	20	
11	20	22	18	21	18	14	8	16	14	19	19	
12	18	22	18	19	17	14	9	15	15	19	21	
13	20	23	18	17	13	16	11	17	16	19	18	
14	21	23	18	17	11	18	11	15	16	21	18	
15	19	24	17	17	12	15	12	15	16	23	20	
16	18	22	18	18	13	12	16	14	16	22	20	
17	20	20	18	18	15	10	17	12	19	20	19	
18	22	20	20	16	16	10	18	11	22	19	19	
19	24	21	21	14	15	9	15	11	17	15	19	
20	22	21	21	14	13	8	10	10	15	12	21	
21	21	21	21	15	12	8	7	12	14	14	24	
22	22	21	20	15	11	6	5	13	16	15	21	
23	23	21	19	13	11	6	6	14	18	16	22	
24	24	21	21	10	11	8	6	13	20	16	21	
25	23	21	23	9	10	9	5	12	20	15	11	
26	24	21	23	10	8	10	7	11	16	15	17	
27	21	24	21	11	8	10	8	11	13	15	17	
28	21	24	23	12	10	8	8	12	15	14	17	
29	22		24	13	10	9	7	12	17	13	18	
30	23		24	13	12	10	7	18	19	15	20	
31	19		18		11		7	19		15		

Zu Taf. 29 D.
Mittlerer Dampfdruck der Luft. Cordoba.
1883.

Tag	Jan.	Febr.	März	April	Mai	Juni	Juli	Aug.	Sept.	Okt.	Nov.	Dec.
1	9	8	9	7	9	10	5	4	9	10	12	15
2	11	9	14	8	11	9	7	4	4	8	14	12
3	11	11	11	9	12	4	11	5	6	10	14	12
4	12	10	14	9	12	4	10	6	7	14	15	13
5	14	11	14	10	11	6	11	4	6	15	15	13
6	15	11	17	10	9	6	8	3	5	15	16	
7	17	14	15	10	11	7	7	2	3	13	14	
8	18	14	16	11	10	8	5	3	3	8	11	
9	19	12	14	13	9	5	6	4	4	7	15	
10	19	14	12	14	12	5	6	7	4	8	11	
11	13	11	12	14	13	7	5	7	3	9	11	
12	12	13	12	8	10	9	6	6	4	11	15	
13	13	14	11	9	7	11	6	7	4	8	8	
14	13	13	10	8	6	14	5	2	4	10	9	
15	11	15	9	9	6	8	10	4	5	12	11	
16	10	15	11	8	7	6	10	3	7	13	11	
17	12	11	13	12	10	6	9	4	9	11	12	
18	12	12	13	4	11	6	10	4	12	12	11	
19	14	12	14	4	9	5	7	4	6	9	12	
20	9	12	13	5	6	5	3	4	3	7	14	
21	9	12	15	7	6	5	3	4	4	6	14	
22	14	12	11	9	7	4	3	4	6	7	9	
23	14	14	9	5	7	4	4	4	6	9	14	
24	15	12	14	3	6	5	4	5	8	9	14	
25	11	11	15	3	4	5	3	3	10	10	14	
26	11	11	10	3	3	7	4	3	9	10	16	
27	11	17	11	5	5	6	4	3	8	9	8	
28	9	9	17	5	4	6	4	4	9	8	9	
29	12		17	7	5	4	3	5	10	8	10	
30	12		16	9	6	6	3	7	9	10	12	
31	11		9		6		3	10		11		

Zu Taf. 29 E.
Mittlere Feuchtigkeit der Luft.   Cordoba.
1883.

Tag.	Jan.	Febr.	März	April	Mai	Juni	Juli	Aug.	Sept.	Okt.	Nov.	Dec.
1	37	60	50	69	83	74	59	51	66	81	79	66
2	47	57	61	75	68	75	67	52	40	55	84	65
3	34	57	52	76	67	60	76	57	61	66	88	68
4	30	52	65	80	76	50	72	69	69	80	85	58
5	54	46	73	81	71	60	88	46	63	85	74	63
6	59	42	72	74	73	56	79	35	49	66	69	
7	59	74	71	77	79	63	78	35	35	81	83	
8	88	67	67	75	85	65	70	44	34	51	66	
9	78	58	72	72	77	58	82	42	35	50	63	
10	72	74	89	65	78	55	88	57	44	53	65	
11	90	71	85	63	75	62	78	46	43	55	64	
12	78	67	80	59	65	75	72	52	37	74	72	
13	72	65	77	74	76	76	72	45	37	54	57	
14	62	57	77	68	70	79	54	27	38	50	55	
15	75	67	68	64	60	82	79	29	48	50	55	
16	60	89	70	52	71	67	67	28	56	66	66	
17	56	74	72	64	72	77	56	55	53	66	72	
18	47	70	67	45	75	78	66	60	58	68	64	
19	53	68	65	50	79	75	74	64	55	84	68	
20	51	64	66	57	60	78	42	50	32	80	65	
21	47	61	82	55	80	78	51	34	38	59	51	
22	75	66	67	84	79	78	52	45	48	63	56	
23	61	80	55	58	81	67	59	40	44	55	72	
24	73	65	66	55	60	52	76	57	46	57	80	
25	52	57	61	54	54	66	64	41	68	77	95	
26	55	57	40	46	58	83	49	37	75	81	85	
27	81	63	65	59	61	76	39	46	70	67	67	
28	59	43	76	60	52	74	56	48	70	71	60	
29	55		67	64	49	59	52	49	63	85	59	
30	64		72	93	62	65	56	51	59	79	53	
31	79		72		71		53	66		87		

Zu Taf. 29 F.
Mittlerer Luftdruck. Cordoba.
1883.
(700 Mm. +).

Tag.	Jan.	Febr.	März	April	Mai	Juni	Juli	Aug.	Sept.	Okt.	Nov.	Dec.
1	25	26	31	33	31	23	27	34	26	29	25	20
2	25	27	22	30	25	24	26	27	32	30	27	26
3	21	28	25	33	24	29	22	25	30	29	28	29
4	18	29	23	32	25	28	20	24	30	26	27	28
5	22	23	26	30	27	30	23	25	33	25	25	27
6	25	24	21	28	28	28	26	33	30	21	22	
7	22	27	24	26	26	24	29	30	29	24	24	
8	23	28	22	27	30	22	36	29	35	30	27	
9	21	25	20	27	28	29	38	32	34	29	16	
10	22	21	27	24	24	27	36	28	36	30	24	
11	28	26	32	20	17	23	33	28	30	31	24	
12	27	25	32	29	23	22	33	30	30	31	21	
13	25	24	33	28	30	19	29	27	31	28	31	
14	23	23	30	23	28	19	36	35	36	24	28	
15	31	24	26	22	27	22	30	27	36	22	22	
16	27	28	26	26	24	28	26	33	29	20	24	
17	23	28	27	23	22	30	25	35	26	25	24	
18	22	27	24	31	23	29	26	37	22	22	25	
19	21	28	23	32	26	33	24	38	29	26	24	
20	29	27	26	29	30	36	33	33	35	29	23	
21	27	25	25	26	30	37	39	25	33	28	19	
22	23	27	26	22	28	35	33	25	29	27	24	
23	22	28	25	23	30	30	34	31	28	28	21	
24	23	23	22	35	30	21	37	29	26	25	22	
25	29	22	18	34	37	23	29	32	25	23	21	
26	31	22	21	32	38	25	29	38	30	28	22	
27	35	19	26	31	35	27	25	37	28	28	30	
28	29	29	21	32	34	27	33	33	27	31	34	
29	22		19	31	30	27	34	28	24	29	29	
30	22		18	33	27	31	36	22	26	26	25	
31	27		29		29		37	23		(25)		

Bild der Gewichtschwankungen abgeben könnte, nahm ich zugleich das Morgengewicht der Knaben in denselben Perioden *(DM)*, sowie das Abendgewicht *(PA)* und das Morgengewicht *(PM)* der Mädchen mit auf, so dass z. B. das Abendgewicht am 10. September mit dem Morgengewicht am 11. September zusammengezählt wurde, u. s. w. Die zu diesem Zweck verwerteten Gewichtzahlen finden sich S. 103.

$DA + DM$, Taf. 16, ist die Summe des Abendgewichts der Knaben in diesen vier Perioden plus die Summe ihres entsprechenden Morgengewichts, also die Summe der beiden oberen Kurven. $PA + PM$ ist in der selben Weise die Summe des Abend- und Morgengewichts der Mädchen. Oben rechts zeigt die Kurve $D + P$ die Summe von $DA + DM$ und $3 (PA + PM)$. Da die Anzahl der Mädchen nur 28[*], die der Knaben dagegen 74 betrug, so ist die Schwankungssumme der Mädchen mit 3 multipliciert, um deren Gewichtveränderungen ungefähr denselben Einfluss, wie denjenigen der Knaben, auf die Bildung der Kurve $D + P$ zu verschaffen.

Die mit der Kurve $D + P$ oben rechts zusammengezeichnete punktierte mit $L + W + K + SF$ bezeichnete Kurve zeigt die Summe der mit den vier Gewichtzunahme-Perioden gleichzeitigen Wärme-Schwankungen in Lucknow in Indien (Kurve Luk., Wärmezahlen S. 105) in Wien (Kurve Wi., Zahlen S. 104), in Kopenhagen (Kurve Kb., Zahlen S. 104) und in San Fernando an der Südküste von Spanien (Kurve S F, Zahlen S. 105). Beim Zusammenzählen der

---

[*] Während die Gesamtzahl der weiblichen Zöglinge täglich vor und nach Mittag gewägt wurde, so wurden Morgen und Abend (in Bezug auf die Harnuntersuchung) nur die nicht menstruierenden gewägt, deren Zahl in dieser Zeit 28 betrug.

Wärmekurven von Lucknow, Wien, Kopenhagen und San
Fernando sind die Fahrenheit-Grade von Lucknow nicht
auf Celsius-Grade reduciert, sondern nur jede Zahl in der
Summe der Lucknow-Perioden mit 2 dividiert, wodurch die
Schwankungs-Ausschläge ungefähr dieselbe Grösse, wie die
der drei übrigen Stationen erhalten haben*). Die abnehmende Wärme der Jahreszeit ist in der Kurven-Summe
$L + W + K + SF$ eliminiert.

Da sich bei einem Vergleich der Knaben-Kurven DA,
DM mit den Mädchen-Kurven PA, PM, einige Verschiedenheiten zwischen den Gewichtveränderungen der Knaben
und denjenigen der Mädchen herausgestellt hatten, so habe
ich mich in allen folgenden Zusammenstellungen der Gewichtzunahme und der Wärme an das Gewicht der Knaben
allein, und zwar, wie bisher, an deren Abendgewicht gehalten (s. übrigens S. 4).

Es ergiebt sich aus den hier beschriebenen Kurven
Taf. 16, dass die grösste Übereinstimmung mit den Gewichtzunahme-Kurven von Kopenhagen nicht in den Kopenhagner
Wärmekurven, sondern in denen von Wien (Amplitude =
5 ^{0} C.), oder wol gar in denjenigen aus Indien zu finden
ist. Die Kurve von San Fernando zeigt die geringste
Übereinstimmung mit der Gewichtzunahme; dieser Umstand
kann aber nicht auffallen, weil die Wärmeschwankungen
der Kurve SF in hohem Grade von dem Mittelmeer beeinflusst sein müssen; dieselben können also die Schwankungen
der Sonnenwärme selbst zu keinem so reinen Ausdruck
bringen, wie die Wärmeschwankungen des kontinentalen

---

*) Da es bei diesen Untersuchungen vor der Hand nur darauf ankommt,
zu erfahren, ob die vermutete Schwankungs-Übereinstimmung zwischen
Gewicht und Wärme wirklich besteht, so war eine genaue Reduktion
hier und im folgenden nicht vonnöten.

Klimas in Wien und in Lucknow. Ferner zeigt es sich schon hier, Taf. 16 oben rechts, dass je mehr Kurven von verschiedenen Stationen zusammengezählt werden, die Schwankungs-Übereinstimmungen zwischen Wärme und Gewichtzunahme um so bedeutender werden.

Für die nächste Zusammenstellung der Schwankungen in der Gewichtzunahme und der Wärme benutzte ich die acht 26tägigen Perioden vom 19. December 1884 bis zum 16. Juli 1885 und die gleichzeitige mittlere Wärme in Kopenhagen und Wien. Die acht Gewichtperioden finden sich Taf. 9 und Taf. 12 unter *B*, *C* und *D*. Die Gewichtzahlen sind S. 20, die Wärmezahlen S. 106 und 107 angeführt.

Kb. 1—4 auf Taff. 17—18 zeigen die Kurven-Summe der vier ersten 26tägigen Wärmeperioden Kopenhagens vom 19. December 1884 an. Kb. 5—8 auf denselben Tafeln zeigen die Summe der nächsten vier Wärmeperioden in Kopenhagen, also vom 2. April 1855 an. Die Summe aller dieser acht Wärmekurven ist mit Kb. 1—8 bezeichnet. Die gleichzeitigen Perioden der Lufttemperatur in Wien (Taff. 17 u. 18) sind mit Wi. 1—4, Wi. 5—8 und Wi. 1—8 bezeichnet. Die Kurven *DA* 1—4, 5—8 und 1—8 sind die aus dem Abendgewicht der Knaben entnommenen entsprechenden Gewichtzunahme-Kurven. Alles ohne Ausgleichung.

In den Summen der beiden Kopenhagner Wärmeperioden, Kb. 1—4 und Kb. 5—8 finden sich, wie in den Summen der Gewichtzunahme-Perioden als hauptsächlicher Zug zwei Berge*). Diese Übereinstimmung zwischen der Summe der vier ersten Wärmeperioden und derjenigen der vier letzten, sowie die Übereinstimmung sämtlicher acht Wärme-

Taff. 17
18.

---

*) Die von Taf. 9 und von S. 92—94 her bekannten zwei Berge.

perioden mit den Gewichtzunahme-Perioden ist für die Wiener Wärmeverhältnisse etwas deutlicher (Wi. Taff. 17 u. 18). Bis zu welchem Grade die Aufsummierung der Wärme in Kopenhagen mit derjenigen in Wien übereinstimmt, zeigt sich am besten Taf. 17 rechts. Wärme und Gewichtzunahme sind Taf. 18 rechts zusammengestellt. Die Summe aller acht Gewichtzunahme-Perioden findet sich neben der Summe aller 16 Wärmeperioden (acht Kopenhagner + acht Wiener) Taf. 18 unten rechts. Die Übereinstimmung zwischen den beiden Kurven-Summen ist recht augenfällig; während aber in der Gewichtzunahme-Kurve der erste Berg der grösste ist, so findet bei der Wärme der umgekehrte Fall statt. Das Hauptergebnis der Zusammenstellungen auf Taff. 17 und 18 bleibt doch immer das selbe wie das aus Taf. 16 gewonnene.

In den Taff. 19—29 habe ich die Gewichtzunahme-Kurve Taf. 15 (s. S. 97) als Richtschnur bei der Einteilung der Lufttemperatur in Perioden und deren Aufsummierung benutzt. Diese von Taf. 15 hergeholte Vergleichungs-Kurve ist auf Taff. 19—29 rot gezeichnet. Die Wärmekurve der 72 Tage vom 23. September bis 4. December 1882 ist also mit der Wärmekurve vom 4. December 1882 bis 14. Februar 1883, und diese beiden wiederum mit den zwei 75-tägigen Perioden vom 21. September bis 5. December 1883 und vom 5. December 1883 bis 18. Februar 1884 zusammenzulegen (s. S. 108). Nach je 24 Tagen der erstgenannten 72tägigen Perioden wird die Wärme eines Tages, das Mittel des vorhergehenden und nachfolgenden Tages, eingeschaltet. Die selbe Einschaltung ist in der Folge immer in Anwendung gebracht, wo 24- und 25tägige Perioden zusammengezählt werden.

Die mit Kb., Taf. 19, bezeichnete Kurve enthält also

die Summe der vier oben genannten Kurven, die aus der Taf. 19.
mittleren Wärme Kopenhagens (S. 108) gebildet und mittels der kleineren Formel ausgeglichen sind, wonach der Wärmefall der Jahreszeit eliminiert ist. Die in der Tafel links bei der Kurve Kb. befindlichen Zahlen mit 16 dividiert (mit 4 wegen der Zusammenzählung der vier Periodenreihen, und wiederum mit 4 wegen der Ausgleichungsformel) geben die Grösse der Schwankung in Celsius-Graden an. Das Wärmemaximum der Kurve Kb. ist 72, das Minimum ÷ 5, der grösste Ausschlag also ungefähr 5". Die Kurve Wi. zeigt die selbe Aufsummierung u. s. w. der mittleren Wärme Wiens (S. 109). Der grösste Ausschlag der Mittelkurve ist etwas mehr als 4". Die Kurve Kb. + Wi. ist die Summe dieser beiden Kurven-Summen von Kopenhagen und von Wien.

Es findet zwischen diesen Kurven Kb. und Wi. eine auffällig grosse Übereinstimmung statt, die sich in $^2/_3$ der ersten und in der ganzen dritten 25tägigen Periode der Kongruenz nähert. Bemerkenswerte Unterschiede zwischen Kopenhagen und Wien sind: die tiefe Senkung in Kb. vom 18. Tage der ersten 25tägigen Periode, die doch eine entsprechende kleinere Senkung in Wi. hat; ebenfalls ein grösseres Thal um den 9. Tag der Periode 2, Kb. mit einem entsprechenden kleineren Thal in Wi. u. s. w.

Vergleicht man demnächst die Kurven Kb. und Wi. mit der roten Gewichtzunahme-Kurve, so zeigt sich eine hauptsächliche Schwankungs-Übereinstimmung, die jedoch für Wien am grössten ausfällt, indem die Kurve Wi. die selben fünf Berge zeigt, wie die Gewichtzunahme-Kurve. Diese Ähnlichkeit tritt bei einer Vergleichung der letzteren Kurve mit der Kurve Kb. + Wi. noch stärker hervor. Der hauptsächlichste Unterchied zeigt sich hier während der dritten 25tägigen Periode, wo der Wärmeberg etwas nach links vom Gewichtberg verschoben ist, d. h. einige Tage früher eintritt.

Taf. 20. Lu., Taf. 20, enthält eine Aufsummierung von vier Wärmekurven aus Lucknow (die Temperatur um 4 Uhr, s. S. 110) von je 72—75 Tagen, und aus der selben Zeit wie die Wärmekurven Kb. und Wi., Taf. 19, ebenfalls mittels der kleineren Formel ausgeglichen, wodurch der Wärmefall der Jahreszeit eliminiert ist. Ganz dasselbe gilt für die Wärmekurve von Nagpur (S. 111), die mit Na. bezeichnet ist. Der grösste Schwankungsausschlag der Kurve Lu. beträgt 117:16 = ungef. 7° *Fahr.*, und derjenige der Kurve Na. 98:16 = ungef. 6° *Fahr.* Die Summe dieser beiden Wärmekurven ist unten Taf. 20 mit der Summe der Gewichtzunahme-Kurven hiesiger Zöglinge während der selben vier Perioden zusammengestellt.

Die Wärmekurven von Lucknow und Nagpur zeigen in der ersten 25tägigen Periode keine grosse Übereinstimmung, doch fällt an beiden Orten die höchste Wärme auf den 11. Tag: in der 2. und 3. Periode ist aber die Übereinstimmung bedeutend und nähert sich der Kongruenz. Jede Wärmekurve für sich ähnelt der Gewichtzunahme-Kurve, besonders in den beiden letzten 25tägigen Perioden, wo sie auch unter sich am besten harmonieren. Zusammengelegt ergänzen sich die beiden Wärmekurven zu noch grösserer Harmonie mit der Gewichtzunahme-Kurve.

Taf. 21. Taf. 21 enthält, ausser der Kurve von Taf. 15 her, auch noch Wärmekurven (S. 112) von Paramaribo (Par.) an der Nordküste von Südamerika und von Cordoba (Cor.) in der argentinischen Republik. Die Kurve Par. entsteht aus einer Zusammenzählung der vier Wärmekurven aus der selben Zeit wie die auch hier Taf. 21 aufgezeichnete Gewichtzunahme-Kurve (s. S. 97 unten) und wie die vorher (Taff. 19. u. 20) behandelten Wärmekurven. Die benutzten Temperaturaufzeichungen von Paramaribo reichten doch nicht weiter als bis Ende des Jahres 1883. Die fehlenden Wärmezahlen vom 1. Januar bis 18. Februar sind durch Mittelzahlen der drei übrigen Addenden ersetzt*).

Die zur Kurvensumme von Paramaribo benutzten Wärmeaufzeichnungen sind von 7 Uhr morgens. Es zeigte sich nämlich, dass die Temperaturbeobachtungen von den übrigen Tageszeiten keine Übereinstimmung mit der Gewichtzunahme der hiesigen Zöglinge darbieten, während eine solche aus der Vergleichung der Kurve Par. mit der roten Gewichtzunahme-Kurve deutlich hervorgeht. Diese Erscheinung, dass nur die Wärmeschwankungen von 7 Uhr morgens in Paramaribo, nicht aber die von den übrigen Tageszeiten, mit den Schwankungen in der Gewichtzunahme hiesiger Zöglinge übereinstimmen, hat eine in der That sehr naheliegende Ursache, nämlich diese: In Paramaribo weht jede Nacht ein Landwind, der die Wärme aus dem Binnenlande gegen die Küste hinaus führt; am Tage dagegen muss die Stadt hauptsächlich dieselbe Lufttemperatur und dieselben Temperaturschwankungen haben, wie die angrenzenden Teile des atlantischen Meeres, dessen Wärme mit dem während des ganzen Tages anhaltenden Seewinde gegen die Küste

---

*) Die Summe der vier Kurven ist mittels der mehrerwähnten kleinen Formel ausgeglichen. Die Ordinatenzahl 380, links von der Kurve Par. ist zu lesen: $\left(\frac{38 + 360}{16}\right)$ ° C.; die Zahl 340 ist zu lesen: $\left(\frac{34 + 360}{16}\right)$ ° C. u. s. w. Die drei 25tägigen Perioden und deren Tage sind, wie vorher und in der Folge, die Abscissen. Der grösste Temperaturunterschied in der Kurvensumme betrug vor der Ausgleichung 3,2°, ein ziemlich bedeutender Unterschied, indem die Temperatur-Amplitude der ganzen behandelten Zeit nur 10° ausmachte.

hinein geführt wird. Nun muss aber nach dem Vorhergehenden (S. 101 u. 102) die Wärme des inneren Landes besser mit den hiesigen Gewichtzunahme-Schwankungen zusammenstimmen, als die Wärme von der See her. Es ist also nichts Auffälliges in dem Umstand, dass nur die Wärme von Paramaribo um 7 Uhr morgens zu einer Zusammenstellung mit der Gewichtzunahme hat gebraucht werden können.

Die nächste mit Cor. bezeichnete Wärmekurve auf Taf. 21 ist nicht, wie die übrigen Taff. 19—20 aufgezeichneten Wärmekurven, eine Summe von gleichzeitigen Wärmekurven, also auch nicht gleichzeitig mit der roten Gewichtzunahme-Kurve. Die mir zu Gebote stehenden meteorologischen Aufzeichnungen aus Cordoba bezogen sich auf das Jahr 1883 und enthielten also nur die Hälfte der die genannten Perioden umfassenden Zeit, die, wie oft erwähnt, S. 97 unten angegeben ist. Ich benutzte trotzdem fast die ganze Reihe Wärmeaufzeichnungen von 1883 für die unten angegebene Kurven-Zusammenzählung mit Bezug auf Cordoba:

1. vom 4. December 1882[*]) bis 14. Februar 1883, 72 Tage.
2. vom 14. Februar 1883 bis 27. April — , 72 —
3. vom 27. April — bis 8. Juli — , 72 —
4. vom 8. Juli -- bis 21. September — , 75 —
5. vom 21. September — bis 5. December — , 75 —

Ich ging nämlich von der Annahme aus, die sich auch als richtig bewährte, dass sich vor und nach der für die Temperatur-Reihen von Cordoba und die von Europa, Indien und Paramaribo gemeinschaftlichen Zeit (2. und 5.

---

[*]) In der Zeit vom 4.—31. December 1882 wurden Mittelzahlen der vier nachfolgenden Kurven eingeschaltet.

Reihe) wesentlich die selben Perioden-Schwankungen vorfinden müssten, wie in dieser gemeinschaftlichen Zeit*).

Betrachten wir nun die beiden Summen von Wärmekurven von Paramaribo (Par.) und Cordoba (Cor.) auf Taf. 21, so finden wir an drei Stellen eine wesentliche Unübereinstimmung der Schwankungen, nämlich in der ersten 25tägigen Periode vom ersten bis zum sechsten und vom zwölften bis zum vierundzwanzigsten Tag, sowie in der zweiten 25tägigen Periode vom achtzehnten bis zum vierundzwanzigsten Tag. In der ersten 25tägigen Periode zeigt sich also überwiegende Unübereinstimmung zwischen den beiden Wärmekurven, dagegen in den beiden letzten 25tägigen Perioden grosse Übereinstimmung.

Vergleichen wir demnächst jede dieser beiden Wärmekurven mit den Schwankungen in der Gewichtzunahme der hiesigen Zöglinge (der roten Kurve), so finden wir, dass die Wärmeschwankungen von Cordoba, obgleich dieselben, wie schon bemerkt, nur die Hälfte der für die Gewichtzunahme-Kurven angewandten Beobachtungszeit und dazu noch die zunächst vorangehenden und nachfolgenden Schwankungszeiten umfassen, weit besser mit den Schwankungen in der Gewichtzunahme der hiesigen Zöglinge übereinstimmen, als die Wärmeverhältnisse in Kopenhagen, und zu gleicher Zeit besser als die Schwankungen von Wien, Lucknow und Nagpur. Die Temperaturkurve von Paramaribo (Par.) zeigt in der zweiten und dritten 25tägigen Periode bedeutende Ähnlichkeit mit der roten Kurve (der

---

*) Die Summe der fünf Kurven ist mittels der kleinen Formel ausgeglichen. Die Ordinatenzahl 80, links von der Kurvensumme Cor. ist zu lesen: $\left(\frac{80 + 240}{20}\right)$° C. Die Amplitude der Kurvensumme war vor der Ausgleichung 6,6°.

Gewichtzunahme-Kurve); die erste 25tägige Periode dagegen hat mit derselben nur wenig Ähnlichkeit, doch hat sie einen Berggipfel an der selben Stelle wie die Gewichtzunahme-Kurve.

Die Schlüsse, zu welchen ich auf früheren Stadien dieser Arbeit (S. 99—101), geführt wurde, bestätigen sich also immer mehr als richtig: Wir nähern uns immer mehr dem Ergebnis, dass Zusammenzählungen einer steigenden Anzahl von örtlichen Wärmekurven zu *einer steigenden Ähnlichkeit zwischen den in allen örtlichen Temperaturverhältnissen über den ganzen Erdball stattfindenden Schwankungen und den Schwankungen in der Gewichtzunahme der hiesigen Zöglinge* führen.

Noch mehr bestätigt sich dies durch die unterste Wärmekurve Taf. 21, die Summe der beiden darüber stehenden Wärmekurven von Paramaribo und Cordoba*). Diese unterste Kurve zeigt, dass die beiden genannten Kurven sich unter einander zu einer steigenden Ähnlichkeit mit der Gewichtzunahme-Kurve der Kopenhagner Zöglinge ergänzen: Alle fünf Schwankungs-Berge finden sich in der Kurve Par.+Cor. wieder, nur ist der zweite Berg etwas klein; alle Berge und Thäler der Gewichtzunahme und der Wärme fallen fast ganz genau zusammen.

Taf. 22. Auch Taf. 22 bezeugt dieses Ergebnis: Es zeigt sich deutlich, dass die Wärmekurven von Kopenhagen und Wien (Kb.+Wi., Taf. 19) mit der Gewichtzunahme-Kurve der Zöglinge weniger zusammenstimmen, als die Temperatur-Summe von Lucknow und Nagpur (Luck.+Nag., Taf. 20),

---

*) Diese letztere ist doppelt genommen, weil die Wärmeschwankungen von Cordoba weit geringer sind als diejenigen von Paramaribo.

und dass zwischen den beiden südamerikanischen Wärmekurven und der Gewichtzunahme-Kurve die grösste Ähnlichkeit besteht.

Mit immer steigender Deutlichkeit tritt aber diese Ähnlichkeit zwischen der Gewichtzunahme-Kurve der Zöglinge und den aufsummierten Temperaturkurven auf Taf. 23 hervor. Taf. 23. Die Wärmekurven von Kopenhagen, Wien, Lucknow und Nagpur ergänzen sich unter einander zu einer weit grösseren Harmonie mit der Gewichtzunahme, als wir sie bisher beobachtet haben. Derselbe Umstand erhellt aus Taf. 24, Taf. 24. wo die Wärmekurven von Lucknow, Nagpur, Paramaribo und Cordoba zusammengezählt sind. Die Summe dieser Wärmekurven stimmt auffallend besser mit den Gewichtzunahme-Schwankungen, als die Taf. 24 aufgezeichnete Summe von Kopenhagner Wärmekurven, die doch auch mit den Gewichtzunahme-Schwankungen auf hiesiger Anstalt grosse Ähnlichkeit hat, ja sogar, wie oben (S. 67) dargelegt, in sechs Siebentel der behandelten Zeit starke Übereinstimmung mit denselben darbietet. Hier, auf Taf. 24, sind wir zu einer starken Übereinstimmung in der Periodicität zwischen den Schwankungen der Sonnenwärme und den Schwankungen in der Gewichtzunahme der Kinder, ja fast nahe an eine Kongruenz gelangt.

Eine immer neue Hinzufügung von Wärmekurven führt Taf. 25. aber immer wieder zu noch grösserer Harmonie zwischen Wärmeschwankungen und Gewichtzunahme-Schwankungen: Die Summe aller 25 behandelten Wärmekurven, vier von Kopenhagen, vier von Wien, vier von Lucknow, vier von Nagpur, vier von Paramaribo und fünf von Cordoba, jede Kurve von 72—75 Tagen, zeigt doch auf Taf. 25 noch die grösste Ähnlichkeit mit den Schwankungen in der Gewichtzunahme der hiesigen taubstummen Kinder.

Da nun die Wärme aller dieser Orte übereinstimmende Schwankungen mit der Gewichtzunahme der Kinder zeigt, so müssen auch die betreffenden Wärmekurven unter einander übereinstimmen, was ja auch schon in dem Vorhergehenden dargelegt wurde. *Dass aber die Wärme in Indien mit der Wärme in Kopenhagen und in den nördlichen und südlichen Teilen von Südamerika ähnlich schwankt, das ist doch wol eine ebenso auffallende Erscheinung in der Meteorologie, wie es im Bereiche der Biologie befremdlich erscheinen muss, dass die Gewichtzunahme der Kinder mit der Lufttemperatur aller dieser Orte übereinstimmend schwankt.*

Es muss also (s. S. 99—101) eine gemeinschaftliche Grundlage für alle Wärmeschwankungen über den ganzen Erdball geben. Dass diese Grundlage ohne Rücksicht auf die Jahreszeiten ihre volle Wirkung ausübt, zeigt sich schon aus der obigen Zusammenstellung von Paramaribo und Cordoba, die entgegengesetzte Jahreszeiten haben, wird aber durch eine Untersuchung von Temperaturaufzeichnungen aus Port Dover an den kanadischen Seen und aus Vivi am Kongofluss noch ferner dargelegt werden. Die ersteren dieser Aufzeichnungen gehören dem Jahr 1882. Fünf Wärmekurven der mittleren Lufttemperatur, jede von 72 Tagen, bilden zusammengenommen die Kurve P. D., Taf. 26. Diese fünf Kurven, deren Zahlen S. 114 zu finden sind, reichen

Taf. 26.

1. vom 9. December 1881 bis 19. Februar   1882,
2. vom 19. Februar   1882 bis 2. Mai   — ,
3. vom 2. Mai   — bis 13. Juli   — ,
4. vom 13. Juli   — bis 23. September — ,
4. vom 23. September   — bis 4. December — .

Von diesen fünf Perioden ist nur die fünfte gleichzeitig mit den oben behandelten Wärme- und Gewichtzunahme-

Perioden. Bei der Aufzeichnung der vier übrigen bin ich von einer ähnlichen Annahme ausgegangen, wie bei den Perioden von Cordoba (S. 128), nämlich der, dass die Lufttemperatur in der dem 23. September 1882 zunächst vorangehenden Zeit, sowie auch das ganze auf diesen Tag folgende Jahr (S. 95) 72tägige Schwankungsperioden haben müsse. Die obigen vier ersten Reihen von 72tägigen Perioden sind demnach durch Zurückzählen vom 23. September 1882 an gebildet, und stimmen deshalb nicht in der Tagezahl mit den fünf oben benutzten Perioden von Cordoba 1883.

Die Zusammenzählung der fünf genannten Kurven von Port Dover giebt, wie gesagt, die Kurve Taf. 26 oben, welche nicht ausgeglichen ist. Die Ordinatenzahlen dieser Kurve finden sich rechts auf der Tafel, die Zahlen der Abscissen (d. h. der Tage) oben. Die Ordinatenzahl 270 z. B. ist zu lesen: $\frac{270}{5}$ ⁰ F., u. s. w.

Die zweite Summe von Wärmekurven auf Taf. 26 ist, wie schon gesagt, aus Vivi am Kongo. Die entsprechenden Wärmezahlen finden sich S. 115. Hier, wie in Paramaribo, scheint die Morgenwärme die grösste Übereinstimmung mit den Gewichtschwankungen der Kinder darzubieten, während die Ursache hier doch keine naheliegende ist. Die zu Gebote stehenden Wärmeaufzeichnungen aus Vivi wurden ebenfalls in fünf Kurven eingeteilt:

1. vom 2. Mai 1882 bis 13. Juli 1882,
2. vom 13. Juli — bis 23. September —,
3. vom 23. September — bis 4. December —,
4. vom 4. December — bis 14. Februar 1883,
5. vom 14. Februar 1883 bis 27. April —

Von diesen fünf 72tägigen Perioden von Vivi sind also

die ersten drei gleichzeitig mit den drei letzten der oben aufgezeichneten Perioden von Port Dover, während die dritte und vierte mit den beiden ersten 72tägigen Perioden der roten Gewichtzunahme-Kurve (s. S. 97 unten) gleichzeitig sind. Die Zahl 1140 Taf. 26 rechts ist zu lesen: $\left(\frac{114{,}0}{5}\right)$ ⁰ C. Die Kurve Viv., die Summe der fünf Kurven, ist nicht ausgeglichen.

Vergleichen wir nun die Summe der fünf Wärmeperioden von Port Dover (P. D. Taf. 26) mit der Summe der fünf Wärmeperioden von Vivi (Viv. Taf. 26), so zeigt sich auch hier grosse Übereinstimmung zwischen den Grundschwankungen der Lufttemperatur an zwei so weit von einander entfernten Orten. Port Dover und Vivi haben folgende gleichzeitige Wärme-Maxima: den 12. und 20. Tag der ersten 25tägigen Periode, den 11. und 18. Tag der zweiten 25tägigen Periode, den 21. Tag der dritten 25tägigen Periode; daneben folgende gemeinschaftliche grösste Temperaturfälle: den 3. und 16. Tag der ersten, den 16. Tag der zweiten, den 3., 15. und 23. Tag der dritten 25tägigen Periode.

Eine Zusammenzählung der Kurven P. D. und Viv., Taf. 25, ergiebt als Summe*) die mittlere Kurve auf derselben Tafel. Es ist leicht ersichtlich, dass diese Kurvensumme mit der betreffenden Gewichtzunahme-Kurve übereinstimmende Schwankungen haben muss. Diese Übereinstimmung geht noch deutlicher aus Taf. 27 hervor, wo die Kurve Viv. + P. D. mittels der oft erwähnten kleineren

---

*) Die Kurven sind zusammengezählt, wie sie hier stehen, damit die Schwankungen beider ungefähr gleichen Einfluss auf die Schwankungssumme erhalten können, also ohne Rücksicht auf den Umstand, dass die eine auf Fahrenheit-, die andere auf Celsius-Graden beruht.

Formel ausgeglichen ist. Zu gleicher Zeit sieht man hier die Ähnlichkeit zwischen der Summe der vorher behandelten Wärmeperioden von Europa, Indien und Südamerika und der Summe der beiden Perioden von Vivi und Port Dover.

Nachdem wir solchergestalt nach dem S. 99—101 entworfenen Plan zu fortgesetzten Untersuchungen des Verhältnisses zwischen Lufttemperaturen von verschiedenen Gegenden des Erdballs und der Gewichtzunahme der hiesigen Zöglinge fortgearbeitet haben, finden wir die dort aufgestellten Vermutungen in hohem Grade bestätigt.

Es wird jetzt die folgende Annahme gerechtfertigt sein: Weil sich in der atmosphärischen Wärme in Europa, in Indien, in Afrika, in Süd- und Nordamerika, und zwar an jedem Ort, von wo Temperaturaufzeichnungen zu Gebote standen, ganz gleichartige Perioden (dieselben wie in der Gewichtzunahme der Kinder), nämlich 24—26tägige und 72—78tägige Perioden vorgefunden haben, so müssen diese Perioden und diese Schwankungen eine gemeinschaftliche Grundlage für alle Wärmeveränderungen (und zugleich für alle Veränderungen in der Gewichtentwickelung der Kinder) über den ganzen Erdball abgeben, sowie es auch jetzt wol anzunehmen ist, dass diese Grundlage ihren Ursprung in der Sonnenwärme selbst hat, welche letztere also in den selben Perioden, wie die in der Gewichtzunahme der Kinder und zugleich in der atmosphärischen Wärme der Erde vorgefundenen, variiert haben muss. Die Richtigkeit dieser Annahme wird weiter unten in dieser Arbeit geprüft werden.

Indem ich also vor der Hand annehme, dass alle in der Gewichtzunahme der Kinder und in der atmosphärischen Wärme der Erde vorgefundenen Schwankungen und Perioden in den Variationen der Sonnenwärme selbst ihren Ursprung *haben*)*, werde ich zunächst meine Untersuchungen darauf richten, ob diese Variationen der Sonnenwärme so durchgreifend sind, dass sie sich in der Temperatur vom einen Tag zum andern an einem der behandelten Orte, d. h. nicht nur, wie bisher, in einer Summe von vier oder fünf solchen Perioden-Kurven, sondern in einer oder mehreren *einzelnen* Perioden von c. 75 Tagen auffinden lassen. Dabei wird es von Interesse sein, zu untersuchen, ob diese Variationen der Sonnenwärme auch andere meteorologische Erscheinungen in irgend einem wesentlichen Grade beeinflussen (vgl. S. 92).

Ich habe schon oben S. 99 angeführt, wie ich, trotz der grossen Übereinstimmung zwischen den Schwankungen der Kopenhagner Temperatur und denjenigen der Gewichtzunahme, in keiner *einzelnen* Temperatur-Reihe von Kopenhagen die für die Gewichtschwankungen so charakteristischen 24—26tägigen und 72—78tägigen Perioden auffinden konnte. Nachdem ich einer derartigen Übereinstimmung in andern einzelnen Temperatur-Reihen vergeblich nachgespürt hatte, fand ich endlich deutliche Spuren dieser Perioden in der mittleren Wärme von Cordoba. Auf Taf. 28 habe ich (nach S. 113) die Wärmezahlen vom 27. April bis zum 8. Juli 1883 in der Kurve *A*, und diejenigen vom 8. Juli bis zum 21. September 1883 in der Kurve *B* aufgezeichnet. Diese beiden einzelnen Kurven haben jede für sich sehr übereinstimmende Schwankungen mit der darunter verzeichneten Gewichtzunahme-Kurve (Sonnenwärme-Kurve),

Taf. 28.

---

*) Den hier gewonnenen Ergebnissen der Untersuchung gemäss setze ich in der Folge, bei fortgesetzter Begründung, die Gewichtzunahme-Perioden gleich Sonnenwärme-Perioden (Perioden in der Wärme der Sonne selbst).

deren vier Perioden (s. S. 97 unten) freilich gerade vor und gerade nach den hier aufgezeichneten zwei Perioden von Cordoba fallen, aber dennoch zu einer Zusammenstellung brauchbar sind, weil es sich ja im Vorhergehenden gezeigt hat, dass diese Schwankungen in der Gewichtzunahme (die rote Kurve) als Grundtypen der Gewichtzunahme-Perioden (und der Sonnenwärme-Perioden) durch vier Jahre gelten können. Eine wie grosse Übereinstimmung mit dem Grundtypus jede der beiden einzelnen Lufttemperatur-Perioden (A und B) zeigt, und in wie hohem Grade sie sich gegenseitig zur Ähnlichkeit mit demselben ergänzen, in wie fern also jede einzelne, und beide zusammen, die gleichzeitigen Schwankungen und Perioden in der Gewichtzunahme der Kinder über den ganzen Erdball (und also zugleich die Schwankungen und Perioden in der von der Sonne ausstrahlenden Wärme) zum Ausdruck bringen, das zeigt sich durch einen Vergleich der unteren schwarzen Kurve auf Taf. 28, $A + B$, mit der roten Kurve ebendaselbst.

Auch fand ich in den meteorologischen Aufzeichnungen aus Cordoba vom Jahre 1883 die deutlichsten Beweise von dem durchgreifenden Einfluss der Sonnenwärme-Perioden auf andere meteorologische Verhältnisse. Ich verweise in dieser Beziehung auf Taf. 29. Alle Kurven dieser Tafel mit Ausnahme der gewöhnlichen roten Gewichtzunahme-Kurve (Sonnenwärme-Kurve) sind aus Zusammenzählungen der S. 128 angeführten fünf 72—75tägigen Perioden hervorgegangen. Jede dieser sechs Kurven, $A-F$, ist mittels der oft benutzten kleineren Formel ausgeglichen. Die Ordinatenzahlen finden sich auf der Tafel links, die gewöhnlichen Abscissenzahlen, die drei 25tägigen Perioden, oben.

Taf. 29.

Was die Kurven $A-F$ ausdrücken, sowie auch die Amplitude derselben vor der Ausgleichung *(a)* und nach der Ausgleichung *(b)*, ist aus folgender Tabelle ersichtlich:

		a.	*b.*		
A.	Strahlenwärme der Sonne	15,4⁰	12,4⁰	Seite	116.
B.	Lufttemperatur	6,6⁰	5,4⁰	—	113.
C.	Bodentemperatur	5,0⁰	4,0⁰	—	117.
D.	Dampfdruck der Luft	6,4 Mm.	4,3 Mm.	—	118.
E.	Relative Feuchtigkeit der Luft	24,4 p. c.	19,4 p. c.	—	119.
F.	Luftdruck	7,0 Mm.	6,2 Mm.	—	120.

Alle für diese Kurven verwerteten Zahlen sind Mittelzahlen der täglichen Beobachtungen. Die Strahlenwärme ist mittels eines Vacuum-Thermometers beobachtet; die Bodentemperatur ist in 7,5 Centim. Tiefe gemessen. Die Luftdruck-Kurve F Taf. 29 ist umgedreht.

Da die aus den meteorologischen Beobachtungen von 1883 in Cordoba gewonnenen Zahlen den in der Gewichtzunahme hiesiger Zöglinge gefundenen Perioden gemäss eingeteilt sind, da ferner diese Perioden nach dem Vorhergehenden als deutliche Abbildungen der Variationen und Perioden in der von der Sonne ausstrahlenden Wärme anzusehen sind, und da endlich diese Perioden in allen auf Taf. 29 aufgezeichneten meteorologischen Kurven *(A—F)* deutlich hervortreten, so wird es jetzt einleuchten, dass diese von der Sonne ausgehenden Perioden die meteorologischen Erscheinungen der Erde beeinflussen können, und dass diese Einflüsse nach den in obiger Tabelle notierten Amplitude-Zahlen ganz bedeutend sein können. Ich werde jedoch diese wechselseitige Übereinstimmung zwischen den Taf. 29 aufgezeichneten Kurven, sowie auch die Harmonie zwischen diesen Kurven und den Gewichtzunahme-Perioden (den Sonnenwärme-Perioden) genauer nachweisen.

Die grösste wechselseitige Übereinstimmung findet sich in den drei Wärmekurven, A, der Strahlenwärme der Sonne, B, der Lufttemperatur und C, der Bodentemperatur, besonders zwischen den beiden letzteren, während doch alle Schwankungen der Bodentemperatur kleiner sind als die der Lufttemperatur. Zwischen der Kurve der Strahlenwärme A und den beiden andern Wärmekurven B und C zeigen sich doch an zwei Stellen bedeutende Unübereinstimmungen, nämlich, am Übergang von der ersten zur zweiten 25tägigen Periode hat die Strahlenwärme A einen Berg, der sich in den beiden andern Kurven B und C nicht wiederfindet, dagegen aber in den Wärmekurven von Kopenhagen, Wien, Lucknow und Nagpur ein Seitenstück hat (Taf. 19—20). So finden sich auch nach dem sechsten Tag der dritten 25tägigen Periode der Strahlenwärme zwei Berge, die sich zwar in den Kurven B und C wiederfinden, aber drei bis vier Tage nach rechts verschoben. Eine kleinere Unübereinstimmung findet sich nach dem zehnten Tag der zweiten 25tägigen Periode. Übrigens zeigt es sich durchgängig, dass die Schwankungen der Strahlenwärme, wie leicht verständlich, einen oder zwei Tage vor den Schwankungen der Luft- und Bodentemperatur voraus sind.

Die Dampfdruck-Kurve D harmoniert in hohem Grade mit den drei Wärmekurven A, B und C; ihre Schwankungen fallen am nächsten mit denen der Luft- und Bodentemperatur zusammen, treffen bald etwas vor, bald etwas nach diesen ein, sind aber durchgängig später als die Schwankungen der Strahlenwärme. Es ist bemerkenswert, dass der soeben erwähnte Berg der Strahlenwärme A auf dem Übergang zwischen der ersten und zweiten 25tägigen Periode zwar in der Dampfdruck-Kurve D, aber nicht in den beiden Wärmekurven B und C wiederkehrt. Auch ist es auffallend, obgleich die relative Feuchtigkeit im Allgemeinen, und im Gegensatz zu dem Dampfdruck der Luft, dem umgekehrten Lauf der Wärme folgt, dass doch dieser Gegensatz zwischen der Kurve E Taf. 29 (der relativen Feuchtigkeit) und den drei Wärmekurven nur sehr wenig hervortritt, dass sich vielmehr an mehreren Stellen grosse Übereinstimmung der Schwankungen zwischen der Kurve E einerseits und den Kurven A, B und C andrerseits darbietet, und dass diese Übereinstimmung am deutlichsten in *der grossen Ähnlichkeit zwischen der Dampfdruck-Kurve D und der Kurve der relativen Feuchtigkeit* an den Tag tritt, obgleich man der genannten Grundregel gemäss annehmen sollte, dass diese Kurven in entgegengesetzter Richtung schwanken müssten.

Die umgedrehte Luftdruck-Kurve F ist, wie zu erwarten, in hohem Grade der Lufttemperatur-Kurve B ähnlich; an einer einzelnen Stelle harmoniert dieselbe besser als die Kurve B mit der Strahlenwärme-Kurve A, indem sie nämlich, wie A, im Übergang von der ersten zu der zweiten 25tägigen Kurve einen Berg hat; dagegen sind die Schwankungen des Luftdrucks in der dritten 25tägigen Periode der Kurve F höchst eigentümlich durch den grossen Berg (oder vielmehr das grosse Thal, weil ja die Kurve umgedreht ist), der vom fünften zum achtzehnten Tage reicht. Diese Stelle der umgedrehten Kurve F hat zwar einige Ähnlichkeit mit der entsprechenden Stelle der Lufttemperatur-Kurve B, doch sind ihre Schwankungen verhältnismässig bedeutend grösser als die der Lufttemperatur, zu gleicher Zeit sind sie im Verhältnis zu denen der Strahlenwärme *(A)* etwas verspätet, und zwar so sehr, dass vom zehnten zum zwanzigsten Tage der dritten 25tägigen Periode ein Gegensatz in den Schwankungen von F und A eintritt. Diese gegensätzlichen Schwankungen werden in der Folge weiter erörtert werden.

Stellen wir ferner die Gewichtzunahme-Kurve (die Sonnenwärme-Kurve) auf Taf. 29 mit den oben behandelten sechs meteorologischen Kurven von Cordoba *(A—F)* zusammen, so bemerken wir, wie zu erwarten stand, dass die erstere mit den drei Wärmekurven (*A* Strahlenwärme der Sonne, *B* Lufttemperatur, *C* Bodenwärme) am meisten übereinstimmt. Wenn nun die Gewichtzunahme-Kurve wirklich ein Ausdruck der Schwankungen in der Sonnenwärme ist, so zeigt die Lufttemperatur *(B)* weit deutlichere Spuren eines Einflusses von Seiten dieser Sonnenwärme-Schwankungen, als die beobachtete Strahlenwärme *(A)*, es findet sich nämlich ersichtlicherweise eine weit grössere Übereinstimmung zwischen der Gewichtzunahme-K. (der Sonnenwärme-K.) und der Lufttemperatur-Kurve *B*, als zwischen der Gewichtzunahme-Kurve *A*, welche letztere besonders in der dritten 25tägigen Periode von der roten Kurve stark abweicht. Freilich wäre wol eher zwischen der Strahlenwärme-Kurve und der Gewichtzunahme-Kurve (der Sonnenwärme-K.) die grösste Übereinstimmung zu erwarten, ich muss aber doch hierbei bemerken, dass ich in den von indischen Stationen herrührenden Strahlenwärme-Beobachtungen keine wesentliche Ähnlichkeit mit den Gewichtzunahme-Schwankungen (Sonnenwärme-Schwankungen) habe auffinden können, während ja, wie oben nachgewiesen, die Lufttemperatur-Schwankungen in Indien grosse Übereinstimmung mit den Gewichtzunahme-Schwankungen darbieten. Ausserdem muss ich noch bemerken, dass es mir nicht bekannt ist, welchen Wert man in der Meteorologie den verschiedenen Vorrichtungen zur Beobachtung der Strahlenwärme beilegt, und ob dieselben überhaupt als sichere Messer der Strahlenwärme der Sonne anzusehen sind.

Stellen wir ferner die Dampfdruck-Kurve *D* mit der Gewichtzunahme-Kurve (der Sonnenwärme-K.) zusammen, so zeigt sich eine grosse Übereinstimmung, die nur im Anfang der dritten 25tägigen Periode etwas undeutlich ist. Die Kurve der relativen Feuchtigkeit E harmoniert auch, obgleich in geringerem Grade, mit der Gewichtzunahme-Kurve, trotzdem dass eine solche Harmonie, wie oben erwähnt, nicht zu erwarten stand; vom dreizehnten bis zum zwanzigsten Tag der zweiten 25tägigen Periode haben jedoch diese Kurven entgegengesetze Schwankungen. Die umgedrehte Luftdruck-Kurve F bietet die geringste Harmonie mit den Schwankungen in der Gewichtzunahme hiesiger Zöglinge, also die wenigste Übereinstimmung mit den vermuteten Schwankungen der Sonnenwärme. Doch ist die Ähnlichkeit in den beiden ersten 25tägigen Perioden unverkennbar, wogegen sich in der vorerwähnten Hälfte der dritten 25tägigen Periode, vom sechsten bis zum achtzehnten Tag, entgegengesetzte Schwankungen vorfinden.

Bei der Beobachtung der grossen Übereinstimmung zwischen den Schwankungen in der Gewichtzunahme der hiesigen Zöglinge und den Schwankungen in der Grundlage der Lufttemperaturen in Europa, Indien, Afrika, Nord- und Südamerika (S. 103—134) wurde die Vermutung immer wahrscheinlicher, dass die Gewichtzunahme-Kurven eine Abspiegelung von Sonnenwärme-Kurven sein müssen. Die Richtigkeit dieser Vermutung hat sich noch ferner bestätigt, indem es sich gezeigt hat (S. 136—142), dass die Schwankungen der Gewichtzunahme-Kurven sich auch in anderen Reihen von meteorologischen Beobachtungen wiederfinden, wie in der Strahlenwärme der Sonne, der Bodentemperatur, der absoluten und relativen Feuchtigkeit der Atmosphäre und in dem Luftdruck.

Während ich ferner an vielen andern Orten, als nur in

Cordoba, eine Übereinstimmung zwischen diesen Erscheinungen und den Gewichtzunahme-Kurven auffand, haben meine Untersuchungen auf andern meteorologischen Gebieten hauptsächlich nur negative Resultate geliefert.

Ich will jedoch ein recht eigentümliches Verhältnis hier nicht unerwähnt lassen, das mir bei der Behandlung von meteorologischen Berichten aus Wien aufgestossen ist, nämlich zwischen dem Ozongehalt und der Wärme der Luft, sowie zwischen dem Ozongehalt und der magnetischen Deklination, obgleich die aus diesem Verhältnis hergeleitete Bestätigung der Annahme, dass es Variationen in der Sonnenwärme giebt und dass sich diese als Grundlage der Schwankungen in meteorologischen Erscheinungen über den ganzen Erdball wiederfinden, von höchst zweifelhaftem Werte ist.

Die zu dieser Untersuchung benutzten Zahlen finden sich S. 144 und 145. Der Ozongehalt der Luft ist in Graden von 0—14 angegeben. Zu den aufgezeichneten Minuten der Tabelle: »Deklination des Magneten« sind 9^0 zu addieren. Jede Beobachtungs-Reihe ist der Angabe S. 97 unten gemäss in die vier 72—75tägigen Perioden eingeteilt. Die Summe dieser vier Kurven ist danach mittels der oft-erwähnten kleineren Formel ausgeglichen, und die dadurch gewonnenen Zahlen sind alsdann auf Taf. 32 als Ordinaten der Kurven B (Ozon) und C (Deklination des Magneten) aufgezeichnet. Die Kurve A ist die Summe der vier gleichzeitigen Wiener Lufttemperatur-Kurven; dieselbe Kurve findet sich schon früher in der Tafel-Sammlung (Taf. 19), hier (Taf. 32) ist jedoch die abnehmende Wärme der Jahreszeit nicht eliminiert.

Taf. 32.

Die erste Blick auf diese drei Kurven (A, B und C, Taf. 32) giebt zunächst den Eindruck von bedeutenden

Zu Taf. 32 *B*.
Ozongehalt der Luft. Wien.
(Mittelzahlen).

Tag.	1882.				1883.		1883.				1884.	
	Sept.	Okt.	Nov.	Dec.	Jan.	Feb.	Sept.	Okt.	Nov.	Dec.	Jan.	Feb.
1		8.0	9,7	6,7	8,3	6,7		8,7	5,3	2,7	3,3	1,3
2		8,0	8,3	9.3	6,7	8 0		8.7	3.7	8,0	2,0	6,3
3		6,7	7,7	8,7	9,3	2,0		6,0	4,0	7,3	2,0	7,7
4		9,7	4,0	8,0	10,0	9,3		4.7	2,7	9,3	1.3	8,3
5		7,0	10,3	6,3	9,7	12,0		8,0	4.0	11,3	5,0	8,0
6		8.7	9,3	5,3	9,0	11,0		7,3	5,3	5,7	3,3	8,0
7		8,0	6,3	7.0	8.3	10 0		7,0	1,3	6,0	7,0	2,0
8		7,7	4,7	9,0	8,7	8,3		6.7	2,0	7,3	7,7	3,3
9		7,7	7,3	6,3	6,0	9,7		6,7	7,7	4,3	6,7	3,7
10		7,3	10,7	7,0	5,0	8,3		3,0	2,5	5,3	8,3	2,7
11		6,0	9,3	9,3	7,3	8 3		5,0	9,3	4,3	3,3	4,7
12		6,7	8,3	6,0	8,0	8,3		2,3	7,0	7,3	8,0	4,7
13		6,0	7,0	7,0	7,3	8,7		5,0	8,0	8,3	8,0	7,0
14		8,3	6,7	6,3	7,0	8,3		5,7	7,0	7,3	8,7	8,0
15		8,7	9,0	6.0	6.7	7,7		3,7	7,0	6,3	8,3	8,0
16		8.0	8 0	6,0	6,7			4,3	3,5	4,3	9 3	6,3
17		7,7	7,7	7.7	6,7			5.0	3,7	7,7	7,0	7.0
18		8.3	10,0	7,7	6,0			6,7	5,0	7,7	7.7	5,3
19		8,7	10,3	7,0	7,3			7,0	3,3	9,0	7,3	3,7
20		7 7	7,7	7.0	7,0		8.0	4,7	7,7	8.0	8,3	
21		9,0	9,0	7,3	8,0		7,7	6,3	7,3	8,0	8,3	
22	8,3	9,7	9.3	6,0	10,3		9,0	6 0	2,7	7,3	7,3	
23	9,3	7,0	11,0	7,0	10,0		8,7	7,7	2,0	6,3	7 0	
24	9,0	9,0	7,7	10,7	10,0		8 3	8,3	8,3	7,7	7,0	
25	8,7	7,3	6,3	10,7	7,7		6,3	5.7	4,0	8,3	7,7	
26	8,0	8,7	6.7	10,3	6.7		7,0	4,3	8,0	7,7	2,0	
27	7,0	4,3	11,0	6,3	9,3		7,0	5,3	6,3	4,3	6,7	
28	9,3	6,3	9,0	9,7	9,3		9,3	4,3	9,0	2,3	6,7	
29	8,0	8,3	11.3	8,0	7,0		7,3	5,0	7,3	5,7	7,7	
30	9,7	10,0	7,7	7,7	7.3		7,0	2,3	2,0	7,0	8,0	
31		11,0		10,3	7,0			5,3		5,0	5,3	

Zu Taf. 32. C.
Deklination des Magneten. Wien.
(Mittelzahlen).

Tag.	1882.				1883.		1883.				1884.	
	Sept.	Okt.	Nov.	Dec.	Jan.	Feb.	Sept.	Okt.	Nov.	Dec.	Jan.	Feb.
1		49,1	46,6	46,8	45,7	46,3		39,0	37,8	38,3	39,3	39,7
2		47,5	46,9	46,3	45,8	45,5		39,8	38,4	39,4	39,5	39,2
3		46,5	47,2	45,7	45,8	43,3		40,4	40,4	38,6	40,0	39,2
4		45,2	46,4	46,0	45,9	43,7		39,3	39,5	39,2	39,5	38,9
5		45,2	44,1	45,9	45,9	45,9		38,5	37,4	38,6	38,8	39,3
6		49,9	45,9	46,2	46,5	45,4		40,0	39,2	38,6	39,7	39,6
7		47,2	45,9	46,0	45,9	45,3		40,3	38,8	38,3	38,8	39,3
8		45,5	46,4	46,5	45,3	45,2		39,9	38,5	37,6	39,5	37,3
9		46,6	45,2	45,7	45,5	46,5		40,1	38,5	38,9	38,7	39,6
10		43,8	46,9	45,8	45,3	45,7		40,0	38,5	38,8	39,0	39,5
11		47,8	46,8	45,6	45,0	45,9		40,6	38,4	38,4	39,1	40,1
12		47,4	44,8	45,7	45,7	46,2		39,4	38,0	39,0	38,5	39,6
13		47,3	50,3	46,2	46,0	46,3		40,3	38,9	38,0	38,1	40,0
14		46,1	47,3	46,4	45,4	46,2		40,2	38,9	39,5	38,2	39,1
15		47,7	47,2	46,5	45,6	45,6		39,8	39,0	37,9	39,2	39,8
16		46,5	45,7	43,9	45,4			40,3	38,8	38,2	38,6	39,1
17		48,9	47,6	46,0	46,2			39,7	38,7	38,7	39,0	38,8
18		47,2	44,5	45,5	46,0			39,5	38,7	37,9	38,8	38,9
19		47,6	46,7	45,4	45,7			38,5	37,0	39,1	39,5	
20		47,6	60,8	45,1	44,5		40,0	38,7	39,8	39,1	39,3	
21		47,8	42,0	45,2	46,1		40,9	39,6	36,7	39,3	38,8	
22	48,1	48,2	44,7	44,2	44,1		41,0	40,2	38,6	39,0	38,3	
23	46,9	47,5	43,6	45,1	45,7		41,4	40,0	38,9	38,6	38,9	
24	48,3	48,2	45,6	45,8	45,3		40,7	39,7	37,5	38,5	39,1	
25	49,2	49,8	44,5	45,3	45,4		41,5	40,1	37,7	38,4	38,5	
26	47,3	46,6	45,4	45,6	45,9		40,6	39,5	38,0	38,5	38,9	
27	47,8	46,9	45,6	45,5	45,4		40,2	38,4	39,0	39,7	39,0	
28	47,0	44,2	46,1	46,5	44,7		40,8	38,6	38,2	37,7	38,5	
29	48,0	47,1	46,2	45,5	45,1		40,4	39,3	38,1	39,1	39,1	
30	48,8	46,5	46,2	46,2	45,9		39,8	39,7	37,7	38,1	38,9	
31		46,4		45,1	44,2			39,7		38,4	39,2	

Schwankungsunterschieden: die Ozonkurve *(B)* ist bald weit unter, bald über der Wärmekurve *(A)*, auch zwischen der Ozonkurve und der Deklinationskurve *(C)* ist die Entfernung höchst variabel; doch zeigt die Ozonkurve· *(B)* während der beiden ersten 25tägigen Perioden gleich der Wärmekurve *(A)* eine fallende Tendenz, und bei der Deklinationskurve *(C)* ist fast alle drei 25tägige Perioden hindurch das selbe der Fall.

Eine genauere Untersuchung zeigt ferner, dass die Kurven *B* und *C*, trotz des vollständigsten Mangels an Parallelismus, doch bedeutende Schwankungs-Übereinstimmungen haben: *C* hat fast überall mit *B* zusammentreffende steigende Schwankungen, auch die fallenden Schwankungen der beiden Kurven sehen sich ähnlich, nur dass beide zuweilen eine geringe Verschiebung nach rechts oder links zeigen. Um diesen Umstand augenfälliger zu machen, habe ich die zwölf deutlichen Berge der Kurve *B* (Ozon) mit den Buchstaben *a—l* und die entsprechenden Höhen der Kurve *C* (magnetische Deklination) mit denselben Buchstaben bezeichnet.

Dass sich hier eine Schwankungs-Übereinstimmung zwischen dem Ozongehalt der Luft und der magnetischen Deklination darbietet, ist unverkennbar.

Zwischen der Ozonkurve *(B)* und der Wärmekurve *(A)* zeigt sich ferner ein ganz eigentümliches Verhältnis so auffallender Art, dass man sich, trotz der Regelmässigkeit und Deutlichkeit seiner Erscheinung, versucht fühlen möchte, dasselbe auf Rechnung des Zufalls zu schreiben.

Teilt man die Ozonkurve *B* (s. die drei senkrechten dicken Striche) in vier Teile von ungefähr 18 Tagen (18, 19, 20 und 18), so zeigt sich zwischen den Schwankungen von *A* und *B* in den ersten 18 Tagen hauptsächlich Gegensätzlichkeit, in den nächsten c. 18 Tagen dagegen bedeutende Übereinstimmung, dann wieder in c. 18 Tagen Gegensätzlichkeit, und dann wiederum Übereinstimmung.

Es findet sich also in Perioden von c. 18 Tagen abwechselnd Übereinstimmung und Gegensätzlichkeit der Schwankungen in der Luftwärme und dem Ozongehalt der Luft.

Ich werde in der Folge (S. 158) auf diesen Umstand zurückkommen. Noch muss ich hierbei bemerken, dass Wiener Aufzeichnungen über die tägliche Dauer des Sonnenscheins auch nicht die geringste Übereinstimmung zwischen der Taf. 32 aufgezeichneten Ozonkurve und einer entsprechenden Sonnenschein-Kurve ergaben, obgleich nach der allgemeinen Annahme einer Einwirkung des Sonnenlichts auf den Sauerstoff der Atmosphäre zur Bildung von Ozon eine solche Übereinstimmung wohl zu erwarten wäre. Bei der Umbildung des Sauerstoffs in Ozon soll ja besonders die Elektricität der Luft thätig sein; leider finden sich keine Aufzeichnungen aus Wien über diese letztere Erscheinung.

Es wäre vielleicht auf einem Umwege zu ermitteln, welches Verhältnis zwischen den Schwankungen des Ozongehalts und denjenigen der Luft-Elektricität besteht. Die Ozonmenge scheint ja nämlich nach dem Vorhergehenden in einer gewissen Beziehung zur Lufttemperatur zu stehen; sollte sich nun eine Übereinstimmung zwischen den Schwankungen der Luftwärme und denjenigen der Luftelektricität auffinden lassen, so müsste man aus diesem Verhältnis auf Schwankungs-Beziehungen zwischen Elektricität und Ozon schliessen können. Zu diesem Behuf teilte ich die Zahlen der Luftelektricität aus Utrecht vom Jahre 1883 auf Grundlage der fünf Gewichtperioden (Sonnenwärme-Perioden) von 1883 ein (S. 128) und verglich die Summe dieser fünf Elektricitäts-Kurven mit den in derselben Weise aufsummierten

Wärmekurven von dem selben Orte, sowie mit der Wärme von Wien und Kopenhagen. Ich fand wesentliche Ähnlichkeit zwischen der Summe der Utrechter Wärmekurven und der Taf. 19 aufgezeichneten Summe der vier Wärmekurven von Wien und der vier von Kopenhagen, also periodenmässige Übereinstimmung zwischen der Wärme in Utrecht und der Gewichtzunahme hiesiger Zöglinge, dagegen *keinen Zusammenhang zwischen Elektricität und Wärme in Utrecht, also auch keinen zwischen Elektricität-Schwankungen und Gewichtzunahme-Schwankungen.*

Das Hauptergebnis der S. 143—148 aufgezeichneten Untersuchungen ist also dies: Es scheinen zwischen den Grundschwankungen im Ozongehalt der örtlichen Atmosphäre (von Wien) und den Grundschwankungen in der Wärme der selben Atmosphäre eigentümliche, wechselnde Beziehungen zu bestehen; diese örtlichen Wärmeschwankungen stimmen mit den zusammengezählten Wärmekurven anderer Orte (Kopenhagen, Utrecht u. s. w.), weshalb sie aller Wahrscheinlichkeit nach von Variationen in der Wärme der Sonne selbst herrühren müssen; dieselben stimmen auch zu den Schwankungen in der Gewichtzunahme der Kinder und tragen somit zur Bestätigung der Annahme bei, dass diese letzteren Schwankungen eine Abspiegelung der Schwankungen in der Sonnenwärme darbieten. Daneben hat sich eine durchgängige Schwankungs-Übereinstimmung zwischen der örtlichen Ozonmenge und der örtlichen magnetischen Deklination (beide von Wien) herausgestellt.

Durch alle die S. 103—148 erwähnten Untersuchungen sind wir nach und nach dem Ergebnis näher gerückt, dass *die*

Schwankungen in der Gewichtzunahme der Kinder ein Abbild der eigenen, von der Sonne auf die Erde ausgestrahlten Wärme darbieten. Wir können indessen dieses Ergebnis fortgesetzten und neuen Prüfungen unterziehen: Es hat sich ja oben (S. 98 u. 99 und Taf. 34) gezeigt, dass durchgängig ein gewisses Verhältnis zwischen den drei Gewichtzunahme-Perioden innerhalb einer 75tägigen Periode besteht, dass die beiden ersten 25tägigen Perioden übereinstimmend und im Widerspruch mit der dritten schwanken. Wenn sich nun dieses Verhältnis auch in den oben behandelten Summen von örtlichen meteorologischen Erscheinungen, Wärme, Luftfeuchtigkeit, Luftdruck und Ozonmenge, wiederfände, so würde die Richtigkeit des obenerwähnten Ergebnisses noch weiter bestätigt sein. Wir wollen deshalb die S. 98 erwähnten Kurven auf Taf. 34 einer genaueren Betrachtung unterwerfen, wobei wir uns vorerst erinnern müssen, dass diese Kurven die drei 25tägigen Perioden von Taf. 15 darstellen (die auf allen meteorologischen Tafeln von 19—29 rot gezeichnete Gewichtzunahme-Kurve), dass diese Kurven aus den vier S. 97 unten angeführten 72—75tägigen Perioden zusammengezählt sind, und dass dieselben als typische Schwankungen in der Gewichtzunahme der Kinder und als typische Grundschwankungen in der örtlichen Wärme an verschiedenen Stellen des Erdballs anzusehen sind (S. 124).

Taf. 34.

Diese Gewichtzunahme-Kurve von Taff. 15 u. s. w. ist also auf Taf. 34 in ihre drei 25tägigen Perioden eingeteilt, und diese sind wiederum links und rechts innerhalb eines Rahmens von 25 Tagen aufgezeichnet, links nach dem Taf. 15 angegebenen wechselseitigen Höhenverhältnisse, rechts dagegen in willkürlicher Entfernung von einander, damit die Übereinstimmungen und Unübereinstimmungen der Schwankungen deutlicher hervortreten können. Die voll ausgezogene Kurve ist die erste 25tägige Periode, die punktierte die zweite, die doppelt gestrichene die dritte.

Sowohl die linke als die rechte Kurvengruppe, besonders die letztere, macht, wie schon erwähnt, den Eindruck von wesentlicher Schwankungs-Übereinstimmung zwischen der ersten und zweiten 25tägigen Periode, dagegen von Unübereinstimmung zwischen diesen beiden und der dritten Periode. Es zeigt sich ferner, dass die zweite 25tägige Periode (die punktierte Kurve) trotz ihrer Ähnlichkeit mit der ersten 25tägen Periode (der voll ausgezogenen K.) dennoch Ähnlichkeit mit der dritten (der doppelstrichigen K.) darbietet, und also eine Übergangsstufe zu derselben bildet. Diese Übergangsstufe zeigt sich *erstens darin*, dass die beiden Schwankungsberge der zweiten Periode kleiner sind, als diejenigen der ersten, *ferner* darin, dass die beiden Gewichtzunahme-Thäler der ersten Kurve (um den ersten und sechzehnten Tag) in der zweiten Periode gegen das tiefe Thal hin verschoben sind, das sich in der dritten Periode um den achten Tag bildet, *ebenfalls darin*, dass der in der ersten 25tägigen Periode am dreiundzwanzigsten Tage befindliche Berg in der zweiten Periode zwar an demselben Tag wiederkehrt, jedoch mit einer Kluft am Gipfel, welche zu dem zweiten, tiefen Thal um den vierundzwanzigsten Tag der dritten Periode den Übergang bildet, — *und endlich darin*, dass die zweite 25tägige Periode sowohl um den ersten als um den sechzehnten Tag Hebungen darbietet, welche künftigen Berggipfeln der dritten Periode entgegen streben.

Die Aufgabe bleibt also jetzt, zu untersuchen, ob diese Eigentümlichkeiten in den Verhältnissen zwischen den drei 25tägigen Perioden innerhalb der typischen 75tägigen Periode der Gewichtzunahme auch in den nach der Norm der selben Periode zusammengezählten örtlichen Wärmekurven und andern meteorologischen Kurven zu finden sind. Betrachten wir also zuerst die vier Gruppen von Wärmekurven auf Taf. 35:

a) Die Gruppe Kb. + Wi. Taf. 35 besteht aus den drei 25tägigen Perioden (1, 2. u. 3) der Kurve Kb. + Wi. Taf. 19, und diese Kurve ist wiederum (S. 125) die Summe von acht mit der Gewichtzunahme-Kurve auf Taff. 34 und 15 gleichzeitigen Temperaturkurven (s. S. 97 unten), vier von Kopenhagen und vier von Wien. Die Gruppe Kb. + Wi. (Taf. 35) zeigt nun dieselbe wesentliche Übereinstimmung zwischen der ersten und zweiten Periode, wie die entsprechenden Gewichtzunahme-Kurven auf Taf. 34, und in gleicher Weise auch Gegensätze zwischen den Schwankungen der beiden 25tägigen Perioden und denen der dritten, doch nicht so durchgängige wie bei den Gewichtzunahme-Kurven. Auch findet sich in dieser Gruppe von Wärmekurven zum Teil das Verhältnis wieder, dass die Kurve der zweiten 25tägigen Periode eine Übergangsstufe zu der dritten 25tägigen Periode bildet, namentlich von dem sechsten bis zum elften, vom fünfzehnten bis zum zwanzigsten Tag, und an den zwei letzten Tagen der zweiten Periode.

b) Die Gruppe Lu. + Na. (Taf. 35) bilden die drei 25tägigen Perioden der Kurve Lu. + Na. auf Taf. 20 (s. S. 126), welche letztere die Summe von vier Wärmekurven aus Lucknow und vier gleichzeitigen Kurven aus Nagpur ausmacht, alle gleichzeitig mit der Gruppe Kb. + Wi. (Taf. 35) und mit der Gewichtzunahme-Kurve auf Taff. 34 und 15 (s. S. 97 unten). Auch in dieser Gruppe Lu. + Na. zeigt sich Übereinstimmung zwischen der ersten und zweiten Periode, dagegen Widerspruch zwischen diesen beiden und der

Taf. 35.

dritten, sowie auch ein Übergang von der zweiten zu der dritten Kurve, welcher sich teils in den ersten Tagen der zweiten 25tägigen Periode zeigt, wo die Kurve höher steigt, als in der ersten Periode, teils in der Zeit vom vierten bis zum sechzehnten Tag, wo sich dieselbe tiefer senkt, als die Kurve der ersten Periode, und sich derjenigen der dritten Periode nähert.

c) Bezüglich der Gruppe Par.+Cor. (Taf. 35), die aus den drei 25tägigen Perioden der ebenso bezeichneten Kurvensumme aus Paramaribo und Cordoba auf Taf. 21 gebildet ist, verweise ich auf S. 130. Hier findet sich ebenfalls Ähnlichkeit zwischen der ersten und zweiten 25tägigen Periode, dagegen nur bis zum zwölften Tage deutlicher Widerspruch zwischen diesen beiden und der dritten Periode. Die Kurvengruppe zeigt keinen erheblichen Übergang zwischen der zweiten und dritten Periode, als nur vielleicht in der letzten Hälfte der Periode. Dass wir in den drei hierher gehörigen 25tägigen Perioden nicht dieselben Beziehungen wiederfinden, wie oben in den beiden Gruppen aus Europa und Indien und in den 25tägigen Perioden der Gewichtzunahme, liegt vielleicht daran, dass die Gruppe Par. + Cor., wie schon oben S. 128 dargethan, nur zum geringeren Teil mit den übrigen hier erwähnten Perioden-Gruppen gleichzeitig ist.

d) Etwas Ähnliches gilt von der Gruppe Viv. + PD (Taf. 35, s. die entsprechende Kurve Taf. 27 und den Text oben S. 134) aus Vivi und Port Dover. Hier findet sich wiederum durchgängige Übereinstimmung zwischen der ersten und zweiten 25tägigen Periode, dabei aber mehr Ähnlichkeit als Widerspruch zwischen diesen beiden und der dritten Periode; der Widerspruch ist nur vom sechsten bis zum zwölften Tage augenfällig.

e) Es zeigte sich oben (S. 103—135 und Taf. 19—28), dass die Ähnlichkeit der Schwankungen in der Kurvensumme der Wärme und der Schwankungen in der Gewichtzunahme hiesiger Zöglinge immer grösser wurde, je mehr örtliche Wärmekurven zusammengezählt wurden. Dieses Ergebnis, dass sich die örtlichen Wärmekurven unter einander zu einer steigenden Ähnlichkeit mit der gleichzeitigen Gewichtzunahme-Kurve ergänzen, tritt uns auch bei der Betrachtung der Wärmekurven auf Taf. 36 entgegen, indem dieselben grössere Ähnlichkeit mit der Gewichtzunahme-Gruppe auf Taf. 34 darbieten, als die Kurven Taf. 35. Die Figuren Taf. 36 sind aus den drei 25tägigen Perioden der Kurve Taf. 25 gebildet, und diese letztere ist die Summe von 25 × 75 Tagen der Lufttemperaturen (S. 131) aus Kopenhagen, Wien, Lucknow, Nagpur, Paramaribo und Cordoba. Die voll ausgezogene Kurve (1) auf Taf. 36 ist also die Summe der drei mit der Zahl 1 bezeichneten Kurven in den Gruppen Kb.+Wi., Lu + Na. und Par. + Cor. auf Taf. 35; beziehungsweise das selbe gilt von der zweiten und dritten 25tägigen Periode auf Taf. 36. Um die Ähnlichkeiten und Unähnlichkeiten besser veranschaulichen zu können sind die drei 25tägigen Perioden hier, wie oben Taf. 34, links in der durch die gemeinschaftlichen Ordinatenzahlen gebotenen Lage, rechts in willkürlicher Entfernung aufgezeichnet. In dieser Gruppe von zusammengezählten Temperaturkurven treten uns hauptsächlich die selben Erscheinungen entgegen, wie in der Gruppe der Gewichtzunahme-Kurven auf Taf. 34: Vom dritten Tage an findet sich volle Übereinstimmung zwischen der ersten und zweiten 25tägigen Periode; es findet sich ferner bis zum sechzehnten Tage Widerspruch zwischen der dritten und den beiden ersten Perioden, danach aber nur einige Verschie-

Taf. 36.

bung der Schwankungen in der dritten Periode gegen den achtzehnten Tag hin, wo die Gewichtzunahme ein Maximum hat. Was endlich den Übergang zwischen der ersten und dritten 25tägigen Periode betrifft, so ist die Wärmekurve der zweiten Periode freilich nicht durchgängig tiefer gelegen, als die der ersten, in andern Beziehungen aber bildet sie augenscheinlich eine Übergangsstufe zwischen den beiden andern Kurven. Dies zeigt sich besonders an der Verschiebung und Senkung der beiden Thäler um den dritten und den vierzehnten Tag, die sich in der dritten Periode in dem Thale um den achten Tag vereinigen, sowie in der Steigung der Kurve 2 während der ersten Tage und vom siebzehnten his zum zweiundzwanzigsten Tage.

Aus den vorhergehenden Auseinandersetzungen (a—e) ergeben sich also zwischen den drei 25tägigen Perioden innerhalb der 75tägigen Perioden hauptsächlich die selben Verhältnisse in der Lufttemperatur verschiedener Gegenden des Erdballs, wie zwischen den selben Perioden in der Gewichtzunahme der Kinder. Wir werden demnächst sehen, inwiefern sich diese Verhältnisse auch zwischen den übrigen oben (S. 137—148) behandelten meteorologischen Erscheinungen geltend machen.

Taf. 30.   f) A 1—3, Taf. 30, ist die nach den drei 25tägigen Perioden geteilte Summe von fünf Strahlenwärme-Kurven aus Cordoba (A Taf. 29, Text S. 137). Die erste und zweite 25tägige Periode (A 1 und A 2) haben grosse Ähnlichkeit in den Schwankungen. Die zweite Periode bildet durch das Thal am vierten Tage, durch den niedrigern und schmaleren Berg vom 10. bis zum 15. Tage und durch die allmähliche Senkung vom 22. Tage an einen Übergang zur dritten 25tägigen Periode (A 3), die vom 1. bis zum 20.

Tage in augenfälligem Widerspruch zu den beiden Perioden A 1 und A 2 steht.

g) Die Gruppe B 1—3, Taf. 30, besteht aus den drei 25tägigen Perioden der Kurve B auf Taf. 29, der örtlichen Temperatur von Cordoba (S. 138). Hier findet sich ebenfalls grosse Übereinstimmung der Schwankungen zwischen den beiden ersten Perioden, nur fehlt in der zweiten Periode der kleine Berg, der sich in der ersten Periode vom 12. bis zum 17. Tage erstreckt; dieser Mangel und das Thal in der zweiten Periode um den dritten Tag bilden aber den Übergang zur dritten Periode, die jedoch nur bis zum 14. Tage in wesentlichem Widerspruch zu den Kurven B 1 und B 2 steht. Das Übrige der Kurve B 3 schwankt übereinstimmend mit den entsprechenden Stücken der beiden ersten 25tägigen Perioden.

h) Alles was hier über das Verhältnis zwischen den drei 25tägigen Perioden in B, der örtlichen atmosphärischen Wärme, gesagt wurde, gilt, wie zu erwarten, in allen Stükken auch von dem Verhältnis zwischen den drei 25tägigen Perioden C 1—3, Taf. 30, welche die Bodentemperatur von Cordoba in 7,5 Centimeter Tiefe angeben (s. Taf. 29 C, Text S. 138).

i) Ganz anders stellt sich dagegen das Verhältnis zwischen den drei Dampfdruck-Kurven, D 1—3, Taf. 30 (s. Kurve D, Taf. 29. Text S. 139). Hier findet sich zwar ebenfalls grosse Übereinstimmung der Schwankungen zwischen den Kurven der zwei 25tägigen Perioden und Widerspruch zwischen diesen und der dritten; hier findet sich aber die Übereinstimmung zwischen der ersten und dritten Periode, D 1 und D 3 (ausgenommen die Kurvenstücke vom 3.—6. Tag), während sich die zweite 25tägige Periode, D 2, im Widerspruch befindet. Diese auffallende Abweichung von dem, was zwischen den drei 25tägigen Perioden innerhalb einer 75tägigen Periode bisher als Regel zu gelten schien, wird wahrscheinlich, neben andern früher aufgefundenen Abweichungen von vermeintlichen Regeln, als Ausgangspunkt für weitere Nachforschungen, namentlich in meteorologischer Beziehung, dienen können, muss aber für jetzt dahingestellt bleiben.

j) Eine ähnliche, noch augenfälligere Ausnahme findet sich in der Kurve der relativen Feuchtigkeit aus Cordoba, E 1—3. Taf. 31. Hier findet sich, wie bisher, Widerspruch zwischen der zweiten und dritten Kurve, dabei aber grössere Ähnlichkeit zwischen der ersten und dritten, als zwischen der ersten und zweiten Kurve.

k) In den Luftdruck-Kurven aus Cordoba zeigt sich eine neue Variation im Verhältnis zwischen den Kurven der drei 25tägigen Perioden: $a F$ 1—3, Taf. 31, ist die richtig gedrehte Luftdruck-Kurve F von Taf. 29 her (S. 140). Die drei 25tägigen Kurven schwanken hier alle in guter Übereinstimmung, nur die vier ersten und die zwei letzten Tage der ersten 25tägigen Periode ($a F$ 1) sind den beiden andern wesentlich unähnlich; von einem durchgängigen Widerspruch zwischen einer dieser Kurven und den beiden andern ist aber hier keine Rede. Wie wenig indessen an einer wirklichen Ähnlichkeit des Verhältnisses zwischen den drei Luftdruck-Kurven mit demjenigen zwischen den drei Wärmekurven aus Cordoba fehlt, sieht man durch einen Vergleich zwischen den Wärmekurven B 1—3, Taf. 30, und den umgedrehten gleichzeitigen Luftdruck-Kurven $b F$ 1—3, Taf. 31. Die Kurve B 1 schwankt ähnlich mit B 2 und mit der letzten Hälfte von B 3, ebenso die Kurve $b F$ 1 mit $b F$ 2 und fast mit der ganzen $b F$ 3. Ferner stimmt B 1 mit $b F$ 1, u. s. w.

Die Strahlenwärme-Kurve der dritten 25tägigen Periode aus Cordoba (*A* 3, Taf. 30, und oben unter f) schwankte also entgegengesetzt den beiden vorangehenden 25tägigen Perioden, ganz wie die dritte 25tägige Periode der Gewichtzunahme-Kurven auf Taf. 34, doch dass die letzten fünf Tage der dritten Strahlenwärme-Kurve (*A* 3, Taf. 30) eine Ausnahme machten. Diese Ausnahme nahm im Verhältnis zwischen der dritten (*B* 3, Taf. 30) und den beiden ersten Kurven der atmosphärischen Wärme an Umfang zu, indem hier die letzte Hälfte den Kurven 1 und 2 ähnlich ist, und nur die erste Hälfte gegensätzliche Schwankungen zeigt. Ganz die selbe Ausnahme fand sich in der Gruppe *C* (Bodentemperatur) auf Taf. 30. In der Luftdruck-Gruppe aus Cordoba, *F* 1—3, Taf. 31 (*a* ist die richtig gedrehte Kurve, *b* die umgedrehte) wächst noch die Ähnlichkeit zwischen der dritten und den beiden ersten Kurven; nur die ersten Tage dieser 25tägigen Perioden zeigen einigen Widerspruch mit der ersten Kurve.

Es hat also den Anschein, als könnte der deutliche und durchgängige Widerspruch zwischen der dritten und den beiden ersten 25tägigen Perioden, der sich in den Gewichtzunahme-Kurven an den Tag legt, in den Kurven der atmosphärischen Wärme und des Luftdrucks nicht recht zum Ausdruck kommen. Das in diesen letzteren Kurven bestehende Verhältnis nähert sich einer Ähnlichkeit, nicht allein, wie bei der Gewichtzunahme, zwischen den beiden ersten, sondern zwischen allen drei 25tägigen Perioden, oder mit andern Worten: Es hat den Anschein, als hätten Temperatur und Luftdruck eine Neigung, durch jede der 25tägigen Perioden taktmässig zu schwanken, und als bedürfte es grösserer Variationen in der Sonnenwärme, um die gegensätzlichen Schwankungen in Temperatur und Luftdruck hervorzurufen, als um solche in der Gewichtzunahme zu bewirken.

l) Das selbe zeigt sich auch im Verhältnis zwischen den drei 25tägigen Perioden der Summe von vier Wärmekurven aus Wien, die sich Taf. 19 (Wi.) und Taf. 32 *(A)* auf-
Taf. 33. gezeichnet, und. Taf. 33 unter $A\,1-3$ in drei Teile eingeteilt findet. Hier zeigt sich grosse Harmonie zwischen der ersten und zweiten 25tägigen Periode und ebenfalls hauptsächlich zwischen diesen und der dritten Periode.

m) Dagegen zeigen die Ozon-Kurven, $B\,1-3$, Taf. 33 (*B*, Taf. 32 und Text S. 143) im höchsten Grade dieselben Beziehungen unter einander, wie die Gewichtzunahme-Kurven; es findet sich hier die schönste Harmonie zwischen der ersten und zweiten 25tägigen Periode und entschiedener Widerspruch zwischen diesen und der dritten Periode.

n) Die drei Kurven der magnetischen Deklination, $C\,1-3$, Taf. 33 (*C*, Taf. 32 und Text S. 143) zeigen auch, doch nicht durchgängig, Übereinstimmung zwischen der ersten und zweiten 25tägigen Periode, und Widerspruch zwischen diesen und der dritten Periode, wobei noch die zweite Periode durch das Thal um den zweiten Tag und durch die Partie um den sechzehnten Tag einen Übergang zur dritten Periode bildet.

o) Es wird noch erinnerlich sein, wie ich oben (S. 147) ein wechselndes Verhältnis zwischen der Wiener Lufttemperatur und dem dortigen Ozongehalt der Luft dargelegt habe: In c. 18 Tagen zeigte sich Widerspruch der Schwankungen, in den nächsten 18 Tagen Übereinstimmung, dann wieder in c. 18 Tagen Widerspruch, u. s. w. Oben (unter m) wurde dargethan, wie sich in den Schwankungen des Ozongehalts innerhalb der behandelten Zeit (*B*, Taff. 32 und 33) Perioden von 25 Tagen finden, sowie auch die so oft erwähnten eigentümlichen Verhältnisse zwischen diesen Perioden, und zwar sehr scharf entwickelt; betrachtet man aber nun die Ozon-Kurven, B 1—4, Taf. 33 rechts, so sieht man, dass sich in der Ozonkurve B, Taf. 32, ausser den 25tägigen auch noch kürzere, etwa 18tägige Perioden zu finden scheinen. Diese letztere Kurve ist hier auf. Taf. 33 in die durch die senkrechten dicken Striche auf Taf. 32 angegebenen vier Teile geteilt, und diese vier Kurvenstücke zeigen durchgängig eine auffallende Übereinstimmung; jede der vier Kurven hat drei Berge, und diese umfassen in der ersten Kurve fast genau die selben Perioden-Tage, wie in der zweiten, dritten und vierten; nur ist der mittlere Berg in der vierten 18tägigen Periode etwas nach rechts verschoben.

Wir haben nun gesehen (S. 148—159), dass sich die zwischen drei auf einander folgenden 25tägigen Perioden der behandelten Summe von Gewichtzunahme-Kurven beobachteten eigentümlichen Beziehungen auch hauptsächlich in den entsprechenden Wärmekurven von verschiedenen Orten des Erdballs wiederfinden, während dagegen der ausgemachte Widerspruch zwischen den beiden ersten und der dritten 25tägigen Periode innerhalb einer 75tägigen Periode der Gewichtzunahme nicht ganz so durchgängig in den Wärmeperioden an den Tag tritt, indem sich die letzteren einer Schwankungs-Übereinstimmung zwischen allen drei Perioden nähern. Wir haben zu gleicher Zeit Beispiele gesehen, dass die Strahlenwärme der Sonne, die Bodenwärme, der Dampfdruck der Atmosphäre und die relative Feuchtigkeit derselben, sowie ihr Ozongehalt, auch der Luftdruck und die örtliche magnetische Deklination in höherem oder geringerem Grade ähnliche Beziehungen zwischen den behandelten drei

25tägigen Perioden darbieten, wie die Gewichtzunahme. Besonders scharf und deutlich entwickelte sich das Verhältnis zwischen den drei Perioden des Ozongehalts zur Ähnlichkeit mit denen der Gewichtzunahme; die selbe Ähnlichkeit fand sich auch in den Kurven der Deklination und der Strahlenwärme, während bei den Luftdruck-Kurven die Übereinstimmung der Schwankungen alle drei 25tägigen Perioden umfasste, und bei den Feuchtigkeits-Kurven zwar Widerspruch zwischen der zweiten und dritten Periode, wie bei der Gewichtzunahme, aber keine Übereinstimmung zwischen der ersten und zweiten Periode hervortrat.

Ich gebe hier noch eine Übersicht über die von S. 62 bis hierher ausgeführten Zusammenstellungen zwischen den Schwankungen in der Gewichtzunahme der Kinder und den Schwankungen der meteorologischen Erscheinungen, indem diese Zusammenstellungen für die gegenwärtige Arbeit als abgeschlossen zu betrachten sind.

1. Zwischen der Gewichtzunahme hiesiger Zöglinge in der Zeit vom 3. September 1882 bis 12. Juli 1885 und der gleichzeitigen Lufttemperatur von Kopenhagen fand sich eine Übereinstimmung der Schwankungen, die sechs Siebentel dieser Zeit umfasste (S. 63—80).

2. Seite 92—99 wurden die S. 99 aufgestellten Perioden von 24—26 Tagen und von 72—78 Tagen in der Gewichtzunahme, sowie die besonderen Beziehungen zwischen den drei Gewichtzunahme-Perioden innerhalb der 72—78tägigen Perioden einer näheren Beobachtung

unterzogen. Diese Perioden fanden sich in der Lufttemperatur von Kopenhagen (S. 100) nicht wieder, zeigten sich aber deutlich in Temperatur-Reihen aus Cordoba (S. 136).

3. Die gefundenen Perioden in der Gewichtzunahme waren in der *Summe* von örtlichen Temperatur-Reihen aus Kopenhagen, Wien, Lucknow, Nagpur und aus Vivi, Cordoba, Paramaribo und Port Dover noch besser wahrzunehmen (S. 102—135).

4. Solche mit der Gewichtzunahme harmonierende Schwankungen und Perioden zeigten sich ebenfalls in der zu Cordoba beobachteten Strahlenwärme, in dem Dampfdruck und der relativen Feuchtigkeit der Atmosphäre, im Luftdruck und zum Teil in dem Ozongehalt der Atmosphäre (S. 137—148).

5. Die aufgefundenen Beziehungen zwischen drei auf einander folgenden 24(—26)tägigen Perioden waren auch, doch in geringerer Ausdehnung, in zusammengezählten Wärmekurven von den genannten Orten wahrzunehmen,

6. und, ungefähr in demselben Umfang, auch innerhalb der übrigen erwähnten meteorologischen Erscheinungen, am deutlichsten im Ozongehalt der Luft, sowie in der magnetischen Deklination (S. 148—159).

Ich war also im stande, durch längere Zeit und an vielen Orten des Erdballs vielartige Schwankungs-Übereinstimmungen zwischen der Gewichtzunahme hiesiger Zöglinge und den meteorologischen Erscheinungen darzulegen. Weil nun anzunehmen ist, dass alle an verschiedenen Orten des Erdballs beobachteten *gemeinsamen* Grundschwankungen der meteorologischen Erscheinungen aus einer *gemeinsamen* Quelle, der Sonne, herrühren müssen, so haben alle vorhergehenden Zusammenstellungen zwischen Gewichtzunahme und atmosphärischer Wärme u. s. w. immer mehr und mehr die Annahme bestätigen helfen, dass die Gewichtzunahme-Schwankungen, nicht nur am hiesigen Ort, sondern über den ganzen Erdball hin eine Abspiegelung von Schwankungen in der von der Sonne selbst ausgehenden Wärme darbieten müssen.

Auf Grundlage dieser Gemeinsamkeit der Schwankungen werden wir jetzt im Stande sein, durch eine Untersuchung der Gewichtzunahme-Schwankungen allein (also ohne Beihülfe der meteorologischen Schwankungen) weitere Aufschlüsse über die Variationen der Sonnenwärme beizubringen.

Seite 95 wurde mit Hinweis auf Taf. 10 dargethan, dass die 72tägige Periode vom 23. September bis 4. December 1882, *A*, und die nachfolgende 72tägige Periode vom 4. December 1882 bis 14. Februar 1883, *B*, übereinstimmende Schwankungen zeigten, dass alle 24tägigen Perioden No. 1 in den vier 72tägigen Perioden, *A*, *B*, *C* und *D*, hauptsächlich harmonierten, und dass nur drei der 24tägigen Perioden, nämlich *C*2, *C*3 und *D*3 durchgängig andere Schwankungen hatten, als die darüber stehenden Kurven. Zur Darlegung der Übereinstimmungen und Unübereinstimmungen zwischen allen diesen 24tägigen Perioden, im ganzen elf innerhalb der Wägezeit 1882—83, sind dieselben auf Taf. 40 (links) nach dem Verwandtschaftsgrade ihrer Schwankungen geordnet und mit Hinweisen auf ihren Platz auf Taf. 10 (*A* 1, *A* 2 u. s. w.) versehen. Es zeigt sich nun hier auf Taf. 40, dass sieben dieser Kurven im wesentlichen übereinstimmend schwanken, ebenso die vier übrigen (die punktierten und umgedrehten Kurven A 3, B 3, C 2 und C 3) unter einander, während dieselben zu den sieben ersten im Widerspruch stehen.

Seite 95 wurden bei Erwähnung der Gewichtzunahme-Perioden von Taf. 11 (1883—84) ebenfalls übereinstimmende Schwankungen der 75tägigen Perioden, sowie Ähnlichkeiten zwischen den unter einander gestellten 25(--26)tägigen Perioden erwiesen. Auch diese elf Perioden sind auf Taf. 40 (rechts) nach der Verwandtschaft ihrer Schwankungen geordnet, und hier zeigt es sich wiederum, dass sieben derselben (die punktierten und umgedrehten) gegenseitige Ähnlichkeit haben, ebenso die vier übrigen, die auch, ganz wie im Jahre 1882—83 zu den sieben ersten im Widerspruch stehen[*]).

Im Jahre 1884—85 fand sich dagegen, wie Fig. 2, Taf 41 u. 42 dargestellt, eine durchgängige Ähnlichkeit zwischen allen zwölf 25(—26)tägigen Perioden, besonders zwischen den sieben letzten, oben S. 95 erwähnten und Taf. 9 in Gruppen aufgezeichneten Perioden. Die Übereinstimmung zwischen den fünf ersten und den sieben letzten Perioden Fig. 2, Taf. 41 u. 42 besteht doch nur darin, dass sie alle am Anfang und am Ende der Periode ein Thal haben. Taf. 41 u. 42.

Auf Grund dieser Beobachtungen ist also anzunehmen, dass die bisher mit Bezug auf die Sonnenwärme-Perioden gewonnenen Bestimmungen jetzt um eine neue vermehrt sind, nämlich: Während in jedem der Jahre 1882—83 und 1883—84 die sieben Perioden unter einander übereinstimmende

---

[*]) Wie im Jahre 1882—83 hätten hier die vier Kurven umgedreht und die sieben richtig gedreht sein sollen.

Schwankungen gehabt, und die vier übrigen mit diesen im Widerspruch gestanden haben, so finden sich dergleichen Widersprüche durchaus nicht im Jahre 1884—85, wo die Schwankungen aller Perioden mit einander harmonieren.

In dem Vorhergehenden habe ich die Perioden der Gewichtzunahme (Sonnenwärme) überall nur innerhalb jedes der drei Jahre, und einzelne Perioden des einen Jahres mit einzelnen eines andern Jahres verglichen (S. 97 unten). Um eine genauere Kenntnis dieser 24—26tägigen Perioden zu gewinnen, muss man den Versuch machen, *alle* Perioden der drei Jahre zusammenzustellen. Dies ist auf Taf. 41 u. 42 Fig. 1 geschehen. Der Ausgangspunkt dieser Zusammenstellung findet sich oben S. 96 u. 97, wo die Beobachtung gemacht wurde, dass die mit dem 23. September 1882 anfangenden Perioden im Jahre 1883—84 wiederkehrten, jedoch um zwei Tage früher, und wiederum im Jahre 1884 —85, ebenfalls mit einer Rückverschiebung von zwei Tagen.

Diese Tage (23. September 1882, 21. September 1883 und 19. September 1884) lassen sich also als Ausgangspunkte der zusammenzustellenden Perioden benutzen. Da aber die Perioden des Jahres 1884—85 (Taff. 9 u. 12) die reinsten Perioden-Bilder gegeben haben — die ofterwähnten zwei Berge —, so scheint es das Richtigste zu sein, den Anfangstag dieser Perioden der Perioden-Einteilung der beiden vorhergehenden Jahre zu Grund zu legen. Dieser Anfangstag ist im J. 1884 (Taff. 9. u. 12) der 10. September; also wird der Ausgangspunkt für die Perioden von 1883—84 der 12. September, für die von 1882—83 der 14. September. Da nun aber der 14. September 1882 vor den Taf. 10 aufgezeichneten Gewichtzunahme-Kurven (Sonnenwärme-Kurven) fällt, so müssen die Perioden von 1882—83, weil dieses Jahr 24-

tägige Perioden hat, 24 Tage nach dem genannten 14. September, also am 8. Oktober 1882 anfangen. Aus dem gleichen Grunde fällt der Anfangstag des Jahres 1883—84 25 Tage später als der 12. September 1883, also auf den 7. Oktober.*)

Wenn auf diese Weise die Gewichtzunahme-Kurven (Sonnenwärme-Kurven) des Jahres 1882—83 (Taf. 10) *vom 8. Oktober 1882 an* in ihre 24tägigen Perioden, die Kurven *des Jahres 1883—84* (Taf. 11) *vom 7. Oktober 1883 an* in ihre 25(—26) tägigen Perioden, und die Kurven des Jahres 1884 —85 (Taf. 12) vom 10. September an (also wie auf Taf. 12 geschehen) eingeteilt werden, so ist zu erwarten, dass sich eine durchgängige Übereinstimmung zwischen bei weitem den meisten Perioden-Figuren aus diesen drei Jahren vorfinden wird.

Diese Einteilung und Zusammenstellung ist, wie oben erwähnt, durch Fig. 1 auf Taf. 41 u. 42 dargestellt. Oben finden sich wie gewöhnlich die Perioden-Tage von 0—25, links die Zeit jeder Periode. Diese Kurvenstücke sind also Kopieen der Kurven auf Taff. 10, 11 und 12.

Man wird bemerken, dass die 33 Kurven-Perioden von 1882—83 (Fig. 1) nicht in chronologischer Ordnung aufgezeichnet sind; ich habe dieselben nach ihrer Schwankungs-Übereinstimmung zu ordnen gesucht, indem ich von

---

*) So lange es nur darauf ankommt, einzelne oder zusammengezählte Perioden zu vergleichen, ist es natürlich ganz gleichgültig, von wo die Perioden-Einteilung anfängt, also gleichgültig, ob der Anfang jeder Periode in dem vorliegende Falle vom Fusse, von der Mitte, oder vom Gipfel des grossen Berges, oder von einer beliebigen Stelle des kleineren Berges gerechnet wird. Sieht man aber darauf ab, die Periode in ihrer deutlichsten und augenfälligsten Gestalt darzustellen, so lässt man die Einteilung am füglichsten vom Fusse des einen Berges anfangen.

der auch in dem Vorliegenden bestätigten Annahme ausging, dass sich in diesen Perioden Grund-Typen finden müssten, die sich durch alle drei Jahre immer wieder geltend machen würden. Die am häufigsten wiederkehrende Perioden-Gestalt, ein grösserer und ein darauf folgender kleinerer Berg, findet sich auch in den auf die vier ersten Perioden in Fig. 1 folgenden neunzehn Perioden. Eine bei weitem die meisten der 33 Perioden umfassende Ähnlichkeit ist das Thal am Anfang und Schluss der Periode, sowie ein Thal am 16. und 17. Tage.

Diese durch alle drei Jahre greifenden Perioden-Ähnlichkeiten treten in Fig. 3, Taf. 41 u. 42, noch deutlicher an den Tag. Alle elf Fig. 1 links aufgezeichneten Perioden von 1882—83 sind hier zu der mit 1882—83 bezeichneten Kurvensumme zusammengezählt. Auch sieht man in Fig. 3 die Summe der zehn Perioden von 1883—84 (aus Fig. 1), sowie die Summe der zwölf Perioden von 1884—85. Die verschiedene Zahl der Perioden beruht auf der verschiedenen Länge der Wägezeit in den verschiedenen Jahren.

Die Gruppe Fig. 3 zeigt eine bedeutende Schwankungs-Ähnlichkeit zwischen den Mittelkurven aller drei Jahre, am grössten zwischen dem ersten und letzten Jahre, ferner in der Mittelkurve von 1883—84, wie auch in derjenigen der beiden andern Jahre, zwei Berge, einen grösseren und einen kleineren, deren Gipfel jedoch bzw. um zwei bis vier Tage später als die der andern Jahre eintreffen.

Es hat also durch alle drei Jahre eine hauptsächliche Grundähnlichkeit zwischen den Gewichtzunahme-Perioden (Sonnenwärme-Perioden) *stattgefunden.*

Diese Übereinstimmung zeigt sich auch in Fig. 4 (Taf. 41 u. 42), der Summe aller 33 Perioden aus den drei Jahren. Die grosse, durchgängige Ähnlichkeit aller dieser 33 Perioden bewirkt hier, dass die Kurvensumme eine sehr grosse Amplitude hat: Maximum am neunten Tage, Gewichtzunahme-Zahl 833, — Minimum am 15. Tage, Gewichtzunahme-Zahl 28. d. h.:

Im Durchschnitt aller neunten Tage der 33 Perioden von 1882—85 haben die Kinder ungefähr dreissig Mal so viel an Gewicht zugenommen, als an allen letzten Tagen der Perioden. Wenn nun die Gewichtzunahme-Schwankungen Abspiegelungen von Schwankungen der Sonnenwärme sind, so müssen diese Sonnenwärme-Schwankungen also die drei Jahre hindurch sehr regelmässig und sehr gross gewesen sein.

Die dreijährigen Gewichtzunahme-Kurven Fig. 1, Taf. 41 u. 42, können indessen noch fernere Beiträge zur Bestimmung von Eigentümlichkeiten der Sonnenwärme-Schwankungen liefern.

Es ist nämlich noch nicht untersucht worden, inwiefern Perioden aus einer begrenzten Zeit eines Jahres eigentümliche Schwankungsverhältnisse besitzen sollten, die bei den Perioden in dem entsprechenden Teile eines andern Jahres nicht zu finden sind. Ferner sollte untersucht werden, ob nicht etwa ein Stück der dreijährigen Kurvensumme einen andern Schwankungs-Charakter haben sollte, als ein vorhergehendes oder nachfolgendes Stück.

Als Grundlage dieser Untersuchungen müssen wir aus oben (S. 164) angegebenen Gründen die Fig. 1, Taf. 41 u. 42, aufgezeichneten Perioden benutzen, jedoch mit folgenden Korrektionen:

1. Die erste 25tägige Periode von 1884—85, vom 10. September bis 5. Oktober, fällt weg. Dadurch gewinnen wir, dass die Einteilung in Perioden-Gruppen in jedem der

drei Jahre ungefähr mit dem selben Zeitpunkt anfangen kann, nämlich im J. 1884—85 mit dem 5. Oktober, in den Jahren 1883—84 und 1882—83 bzw. (wie oben) mit dem 7. und 8. Oktober.

2. Da es sich Fig. 4 Taf. 41 u. 42 gezeigt hat, dass in der Kurvensumme aller 33 Perioden die Hebung zum grossen Berge erst mit dem zweiten Tage anfängt, so müssen die Anfänge aller 33 Perioden um einen Tag später angesetzt werden*), als Fig. 1, Taf. 41 u. 42, angegeben. Dadurch gewinnen wir, dass dem zweiten Berg in der Kurvensumme das zugehörige letzte Glied nicht entzogen wird.

3. Die dritte Korrektion entspringt aus der Beobachtung, dass in Fig. 3 die beiden Berggipfel der Kurvensumme von 1883—84 zwei bis vier Tage später eintreffen, als diejenigen der Kurvensummen aus den zwei andern Jahren. Hieraus dürfte man vielleicht schliessen, dass die Perioden von 1883—84 in der That c. zwei Tage später anfangen, als Fig. 1 angegeben. Es mag zweifelhaft sein, ob diese Korrektion das Rechte trifft, doch führen die daraus fliessenden Resultate, wie sich in der Folge zeigen wird, zu keinem Widerspruch mit den schon gewonnenen Ergebnissen.

Dem Vorstehenden gemäss sind also die 32 Perioden von Fig. 1, Taf. 41 u. 42 (die 33. ist, wie gesagt, weggelassen) in Fig. 1—4, Taff. 43 u. 44, in vier Gruppen unter $A—D$ eingeteilt. Jede Kurve in Fig. 1—4 ist eine Summe von Kurven dreier Perioden:

---

*) Siehe die Anmerkung oben S. 165.

A, Fig. 1.

1882—83, 3 Perioden vom 9. Oktober bis 21. December.
1883—84, 3   —   vom 10. — bis 24. —
1884—85, 3   —   vom 6. — bis 20. —

B, Fig. 2.

1882—83, 3 Perioden vom 20. December bis 3. März.
1883—84, 3   —   vom 24. — bis 10. —
1884—85, 3   —   vom 20. — bis 7. —

C, Fig. 3.

1882—83, 3 Perioden vom 2. März bis 14. Mai.
1883—84, 3   — • vom 11. — bis 27. —
1884—85, 3   —   vom 8. — bis 24. —

D, Fig. 4.

1882—83, 2 Perioden vom 13. Mai bis 1. Juli.
1883—84, 1   —   vom 28. — bis 22. Juni.
1884—85, 2   —   vom 25. — bis 15. Juli.

Die Gruppe *A* umfasst den grössten Teil der Monate Oktober—December in jedem der drei Jahre, die Gruppe *B* reicht vom Schluss des December bis in den Anfang des März, die Gruppe *C* vom Anfang des März bis Mitte Mai. Die Gruppe *D* reicht, je nach der Anzahl ihrer Perioden, bis Ende Juni oder Mitte Juli.

Die einzelnen Glieder der Gruppe *A* (Fig. 1, Taff. 43 u. 44) zeigen grosse Unübereinstimmung; besonders ist die punktierte Kurve von 1883—84 sehr verschieden von den beiden andern; zwischen diesen letzteren findet sich doch einige Ähnlichkeit: beide besitzen zwei Berge, und zwar erst einen kleineren und dann einen grösseren, jedoch mit einer Verschiebung von c. fünf Tagen von dem einen Jahr zum anderen.

Zwischen den drei Gliedern der Gruppe *B*, Fig. 2, sowie auch zwischen den Kurven *C*, Fig. 3, zeigt sich dagegen eine auffallend grosse Ähnlichkeit und dabei bedeutende Schwankungs-Übereinstimmung zwischen allen sechs Kurven beider Gruppen. Ähnliche Übereinstimmung findet sich zwischen zwei der D-Kurven Fig. 4, der punktierten von 1882—84 und der doppelstrichigen vom folgenden Jahre, sowie diese beiden Kurven auch den sechs Fig. 2 u. 3 ähnlich sehen. Diese acht hauptsächlich gleichgestaltigen Kurven haben alle die bekannten zwei Berge, den grösseren und den nachfolgenden kleineren. In der dritten Kurve Fig. 4, der ausgezogenen von 1882—83, haben beide Berge eine Kluft am Gipfel.

Das Ergebnis dieser Kurven-Zusammenstellungen Fig. 1—4 ist also, dass alle neun Kurven-Summen Fig. 2—4 in allem Wesentlichen und durch alle drei Jahre, vom Schluss des December bis in den Juli hinein, gleichförmige Schwankungen haben: dass eine zehnte Kurve, die ausgezogene Fig. 1, auch zwei Berge hat, doch erst einen kleineren und dann einen grösseren; dass noch eine Kurve, die doppelstrichige von 1884—85 Fig. 1, den übrigen zehn darin ähnlich sieht, dass sie am Anfang und am Schluss der Periode Thäler hat; und dass also nur eine einzige Kurven-Summe, die punktierte von 1883—84, Fig. 1, wesentlichen Widerspruch mit den übrigen darbietet; doch hat dieselbe ihren Gipfel am zehnten Tage und eine Senkung am zweiundzwanzigsten Tage, also Berg und Thal ungefähr an dem selben Ort, wie die meisten andern Kurven.

Diese Schwankungs-Verhältnisse werden durch Fig. 5, Taff. 43 u. 44 weiter erläutert. Während die Summe der neun B-Perioden (punktierte Kurve), d. h. die Summe der drei Kurven Fig. 2, mit den entsprechenden Kurvensummen C und D übereinstimmt, so hat die Summe der neun A-Kurven (die ausgezogene, Fig. 5), d. h. die Summe der drei Kurven Fig. 1, keine weitere Ähnlichkeit mit den übrigen, als die Senkung am Anfang und Schluss der Periode.

Die Gewichtzunahme-Schwankungen (Sonnenwärme-Schwankungen) *waren also in der Zeit von Anfang Oktober bis gegen Ende December* (die ausgezogene Kurve, Fig. 5) *durch alle drei Jahre verschieden von den gleichförmigen Schwankungen in der übrigen Zeit der drei Jahre.*

Zählt man ferner die vier ausgezogenen Kurven Fig. 1—4, also alle *A-, B-, C-* und *D*-Kurven des Jahres 1882—83, im ganzen die Kurven von zehn Perioden, zusammen, so erhält man die ausgezogene Kurve Fig. 6; auf dieselbe Weise entstehen die beiden andern Kurven Fig. 6 aus jedem der folgenden zwei Jahre. Diese Zusammenzählung der 24(—26)tägigen Perioden jedes Jahres bildet dieselben Figuren, wie sie aus einer ähnlichen Zusammenzählung in Fig. 3, Taff. 41 u. 42 hervorgegangen sind*).

Die Mittelkurven aller drei Jahre, jede aus zehn bis elf 24—26tägigen Perioden bestehend, sind also im wesentlichen übereinstimmend.

Die Summe sämtlicher 32 Perioden der drei Jahre (= Summe aller 12 Kurven Fig. 1—4 = Summe aller 4 Kurven Fig. 5 = Summe aller 3 Kurven Fig. 6) findet sich in Fig. 7 aufgezeichnet. Diese Kurve zeigt nun Folgendes:

Im Durchschnitt der drei Jahre stieg die Gewichtzunahme (Sonnenwärme) *acht Tage lang bedeutend, nahm dann sieben Tage lang ab, stieg wieder schwach in fünf Tagen,*

---

*) Die oben S. 168, 3 angegebene Korrektion der früher benutzten Perioden-Einteilung hat also keine wesentlich geänderte, aber klarere Resultate geliefert.

und nahm in fünf Tagen wieder ab. Die Amplitude ist sehr gross: die Gewichtzunahme an jedem achten Tag durch die 32 Perioden der drei Jahre war 32 (800:25) mal so gross wie die Gewichtzunahme an dem letzten Tag*). Die Amplitude der Sonnenwärme durch die Periodensumme aller drei Jahre muss also auch bedeutend gewesen sein. Dieses Ergebnis stimmt in allem Wesentlichen mit dem S. 166 (Fig. 4, Taff. 41 u. 42) gewonnenen und unterscheidet sich nur davon durch die mittels einer korrekteren Perioden-Einteilung gewonnene reinere Kurvengestalt.

Man wird bemerkt haben, dass sowohl in Fig. 4, Taff. 41 u. 42, und in Fig. 7, Taff. 43 u. 44, der Anfangstag der Perioden-Summe etwas höher liegt, als der Schlusstag. Dies muss in dem Umstande seinen Grund haben, dass in jedem der drei Jahre die Gewichtzunahme-Schwankungen während der Sommerferien fehlen, während welcher Zeit nach dem Obigen (S. 27—28) die Gewichtzunahme eine sehr bedeutende war und also die Hebungen in der Gewichtzunahme weit grösser als die Senkungen waren. Hätten diese Schwankungen mitgenommen werden können, so würde die hier berührte verschiedene Lage des Anfangs- und Schlusstages der dreijährigen Mittelperiode wahrscheinlich nicht zum Vorschein gekommen sein.

Wollen wir nun der Mittelperiode Fig. 7 eine solche Gestaltung geben, dass dieselbe ein Bild der Perioden-Schwankungen von drei vollen Jahren geben kann, so lässt sich dies also dadurch annähernd erreichen, dass wir den Anfangs-

---

*) In der Kurve 1884—85, Fig. 6, fehlen durch ein Versehen in der Zeichnung die beiden ersten ($\div$ 46 und $\div$ 35) und die beiden letzten Kurven-Stücke ($\div$ 42 und $\div$ 74). In Fig. 7 fehlt der letzte Punkt ($+$ 25).

und den Schlusspunkt*) in Fig. 7 durch eine gerade Linie verbinden und dann, der Entfernung zwischen dieser Linie und den Punkten in Fig. 7 gemäss, eine neue Kurve aufzeichnen. Dies ist in Fig. 8 geschehen, wo doch zu gleicher Zeit (aus später in Verbindung mit der Erklärung von Fig. 8 darzustellenden Gründen) die Hälfte der Ordinaten auf die eine Seite, die andere Hälfte auf die andere Seite einer Null-Linie gelegt ist.

Nach Ausweis dieser Kurve wird die Gewichtzunahme an allen achten Tagen der Mittelperiode von drei vollen Jahren etwa 30 (745 : 25) mal so gross gewesen sein, als an den Übergangstagen von Periode zu Periode. Laut derselben Kurve ist die Gewichtzunahme in der ersten Hälfte der Mittelperiode von drei vollen Jahren etwa viermal so gross gewesen, wie in der letzten Hälfte. Es ergiebt sich also wiederum, dass der Durchschnitt aller Sonnenwärme-Perioden eine sehr bedeutende Amplitude haben muss, und dass die Erde in der einen Hälfte der Mittelperiode der Sonnenwärme viel mehr Wärme empfangen haben muss, als in der andern.

Auf Fig. 1, Taff. 41 u. 42, auf die Seite 167—168, 1—3 erwähnten kleineren Korrektionen in der Perioden-Einteilung derselben Figur fussend bin ich also jetzt im stande, folgende Tage als Minimaltage der Gewichtzunahme oder als Übergangstage von Periode zu Periode anzugeben, an welchen und um welche herum die Sonne (ebenfalls im Durchschnitt aller Perioden der drei Jahre) wahrscheinlich das geringste Quantum Wärme an die Erde versandt hat.

---

*) Siehe Anmerkung S. 172.

:::: {style="display:flex"}
::: {}
1882—83.

9.	Oktober	1882,
2.	November	—,
26.	November	—,
20.	December	—,
13.	Januar	1883,
6.	Februar	—,
2.	März	—,
26.	März	—,
19.	April	—,
13.	Mai	—,
6.	Juni	—,
30.	Juni	—
:::
::: {}
1883—84.

10.	Oktober	1883,
4.	November	—,
29.	November	—,
24.	December	—,
19.	Januar	1884,
14.	Februar	—,
11.	März	—,
6.	April	—,
3.	Mai	—,
28.	Mai	—,
23.	Juni	—
:::
::::

1884—85.

6.	Oktober	1884,
31.	Oktober	—,
25.	November	—,
20.	December	—,
15.	Januar	1885,
10.	Februar	—,
8.	März	—,
3.	April	—,
29.	April	—,
25.	Mai	—,
20.	Juni	—,
15.	Juli	—

Diese Aufstellung, welche ja auf die Kurven der Gewichtzunahme gebaut ist, giebt uns keine Aufschlüsse über die Schwankungen der Sonnenwärme vom 30. Juni bis 10. Oktober 1883 und vom 23. Juni bis 6. Oktober 1884. Der erstere Zeitraum von 102 Tagen mag vier 25—26tägige Perioden, und der letztere von 105 Tagen vier c. 26tägige Perioden gehabt haben; darauf lässt sich dann wieder die Annahme bauen, dass die fehlenden Sonnenwärme-Minima über den ganzen Erdball um folgende Tage herum gefallen sind:

25. Juli   1883.   19. Juli   1884.
19. August   — ,   14. August   — ,
14. September   — ,   9. September   —

Vom 9. Oktober 1882 bis zum 10. Oktober 1883 müssen also im ganzen funfzehn 24—26tägige Gewichtzunahme-Perioden (Sonnenwärme-Perioden) *gewesen sein, und zwar vermeintlich elf Perioden von 24 Tagen, dann zwei von 25 Tagen und dann zwei von 26 Tagen*).*

Ferner müssen in der Zeit vom 10. Oktober 1883 bis zum 6. Oktober 1884 vierzehn 25—26tägige Perioden gewesen sein, und zwar drei von 25 Tagen und dann elf von 26 Tagen.

Was das dritte Jahr (1884—85). vom 6. Oktober 1884 an, betrifft, können wir nicht weiter gelangen, als bis zur Periode vom 15. Juli 1885 an, weil die Wägungen nach den Ferien von 1885 fehlen.

Im Vorhergehenden sind alle Minimaltage der Sonnenwärme vom 9. Oktober 1882 bis zum 15. Juli 1885 angegeben. Nach den Kurven Fig. 7 und Fig. 8. Taff. 43 u. 44 fallen die durchschnittlichen Maxima der Sonnenwärme auf oder um alle achten Tage nach den oben angegebenen Minimaltagen, danach folgt ein neues Minimum, das Thal zwischen den beiden Bergen, an allen siebenten Tagen nach dem Maximum, und wieder fünf Tage danach ein kleineres Sonnenwärme-Maximum (der Gipfel des kleineren Berges).

---

* Obschon diese Perioden-Einteilung (s. S. 167 u. flgd.) aus einer sorgfältigen Beobachtung der Gewichtzunahme-Kurven hervorgegangen ist, so kann dieselbe doch keinesweges auf absolute Richtigkeit Anspruch machen. Wie deutlich die Gewichtzunahme-Kurven auch sein mögen, dazu sind sie doch nicht deutlich genug. Es ist kein genügender Grund vorhanden zu der Annahme, dass die Perioden der Sonne einer gewissen Anzahl von Erdumdrehungen *genau* entsprechen sollten.

Bis hierher habe ich in der vorliegenden Arbeit feste und zuverlässige Untersuchungs-Objekte (Gewichtzahlen, Messungszahlen, meteorologische Zahlen) behandelt, und habe aus denselben mehr oder minder sichere und zuverlässige Resultate ziehen können. In den zwei folgenden Abteilungen dagegen: — »Hypothesen über die Sonne« — und — »das gesuchte X und Hypothesen darüber«, — müssen die Ergebnisse unsicher werden, weil die notwendig heranzuziehenden Objekte zu wenig bekannt sind.

Hypothesen über die Sonne.

Auf die von S. 61 bis hierher dargestellten Untersuchungen gestützt muss ich annehmen, dass in der von der Sonne an die Erde ausgesandten Wärme vom einen Tag zum andern ganz bedeutende Variationen und zugleich eine gewisse Periodicität, sowie eine Reihe sonstiger Schwankungs-Eigentümlichkeiten vorkommen.

Wo mag nun wol der Entstehungsort dieser Variationen u. s. w. in der Sonnenwärme zu suchen sein? Entweder in der ganzen Erdatmosphäre, oder in der Ebene der Erdbahn, auf dem Wege der Sonnenstrahlen nach der Erdatmosphäre, oder in der Sonne selbst. Dass die Erdatmosphäre, welche die von der Sonne ausgehende Strahlenwärme nur in sehr geringem Grade absorbiert, in höheren Schichten, als die bisher untersuchten, einer regelmässig veränderlichen, zu Zeiten sehr bedeutenden Absorption der Sonnenwärme fähig sein sollte, das ist doch wohl durchaus unannehmbar. In der Ebene der Erdbahn wird der Mond nur selten, und alsdann nur in verschwindendem Grade, die drei inneren Planeten aber noch weniger, die Strahlenwärme der Sonne abhalten können. Ausserdem passen die Längen der gefundenen Perioden durchaus nicht in die Umlaufs-Zeiten dieser Weltkörper hinein. Eben so wenig kann der vermutete intramerkurielle Planet *(Le Verrier, Lescarbault, Watson)* hier in Betracht kommen, und der vielleicht wahrscheinliche Meteoritenschwarm um den Sonnenäquator wol auch nicht. Gesetzt auch, dass ein solcher Schwarm an einigen Stellen dichter wäre, als an andern, und vielleicht mit regelmässigen Zwischenräumen den Wärmeausstrahlungen von den Äquatorialgegenden der Sonne den Weg versperren oder eröffnen könnte, so ist es jedenfalls unannehmbar, dass derselbe Schwarm variierende Umlaufszeiten haben sollte, so dass er in dem einen Jahre alle 24 Tage, in dem andern alle 25 oder 26 Tage am massenhaftesten zwischen die Sonne und die Erde träte.

Es ist also anzunehmen, dass die aufgefundenen Perioden u. s. w. in der Sonnenwärme in der Wärmequelle, der Sonne selbst, ihren Ursprung haben.

Wie vertragen sich aber nun diese Vorstellungen von Perioden u. s. w. in der Sonnenwärme mit unsrer Kenntnis der Sonne und mit den herrschenden Theorien über dieselbe? Aus der Beantwortung dieser Frage fliesst entweder Bestätigung der Richtigkeit dieser Theorien, oder berechtigter Zweifel an der Reinheit meiner Schluss-Reihen.

Da die aufgefundenen Hauptperioden in der Gewichtzunahme der Kinder und in den Lufttemperaturen der Erde eine Länge von 24—26 Tagen haben, so müssen die Sonnenschichten, von welchen diese Perioden ausgehen, eine kürzere Rotationszeit haben, als sie zur Zeit der Sonne beigelegt wird, nämlich von c. 27 Tagen*). Es ist darin nichts Auffälliges, weil diese angenommene Rotationsgeschwindigkeit nur auf Mittelzahlen aus Beobachtungen des Vorübergangs der Sonnenflecke beruht, und also in der That die Umdrehungszeit der übrigen Schichten der Sonne oder Sonnenatmosphäre unermittelt lässt. Das Einzige, was mit Sicherheit daraus hervorgeht, ist, dass die Sonnenflecke, deren grösste Rotationsgeschwindigkeit auf c. 27 Tage**) gesetzt wurde, die aufgefundenen Perioden von 24—26 Tagen nicht veranlasst haben können, wenn sie auch, worauf ich später zurückkommen werde, die gefundenen Schwankungs-Gestaltungen einigermassen beeinflusst haben mögen.

Der Entstehungsort der 24—26tägigen Perioden ist also nicht in der Sonnenschicht, wo sich die Sonnenflecke bilden, sondern entweder in höher oder tiefer gelegenen Schichten zu suchen. Was die erste Alternative betrifft, so hat man freilich in der Jupiter-Atmosphäre dann und wann Strömungen beobachtet, welche eine grössere östliche Geschwindigkeit haben, als sie der Oberfläche des Planeten selbst zugeschrieben wird; wenn aber auch auf der Sonne ähnliche Verhältnisse stattfinden sollten, und wenn sich auch dergleichen schneller rotierende Schichten auf grossen Strecken gegenüber der Hitze der tieferen Sonnenschichten verschieden verhalten (mehr oder weniger durchstrahlbar

---

*) Hier und in der Folge ist, wo anderes nicht ausdrücklich bemerkt, nur von der *relativen* Rotationsgeschwindigkeit der Sonne die Rede, gemessen durch den Zeitabstand zwischen zwei Durchgängen der Meridianebene eines Punktes der Sonnenoberfläche durch den Erdmittelpunkt, während die *absolute* Rotationsgeschwindigkeit nach den Durchgängen durch einen Punkt im Himmelraum bestimmt wird.

**) Die Rotationsgeschwindigkeit der Sonnenflecke nimmt mit der Entfernung vom Äquator ab (Carrington).

sein u. s. w.) sollten, so ist doch die Annahme unbegründet, dass diese Rotationsgeschwindigkeit in einigen Teilen der Sonnenatmosphäre durch mehrere Sonnenrotationen *konstant*, ja sogar ein ganzes Jahr hindurch (1882—83) konstant sein könnten. Die Quelle der beobachteten 24—26tägigen Wärmeperioden ist wol also in tieferen und zwar zunächst unter den Sonnenflecken gelegenen Schichten zu suchen, gleichviel ob man diese Schichten mit *Kirchhof*, *Spörer* und *Hastings* zur Sonnenatmosphäre rechnet, oder dieselben mit *Zöllner*, *Vogel* u. A. für ein aus glühenden, flüssigen Massen bestehendes Meer hält. Von Seiten der Wissenschaft scheint der Annahme nichts im Wege zu stehen, dass der gesuchte Entstehungsort der Perioden eben in dieser die Sonnenflecke tragenden Schicht gelegen ist. Sowohl *Zöllner* als *Vogel* haben nämlich beobachtet, dass auf der selben Breite die flüssige Sonnenoberfläche schneller rotiert, als die Sonnenflecke. Dass die die Sonnenflecke tragende Schicht eine grössere Geschwindigkeit haben muss, als die Flecke selbst, geht auch aus der Thatsache hervor, dass die grösseren Flecke sich langsamer nach Osten bewegen, als die kleineren, dass kleinere Flecke die grösseren einholen und sich denselben anschliessen, und dass losgerissene Stücke von der vorderen (östlichen) Seite der grösseren Flecke diesen vorauseilen.

Es hat also den Anschein, als ob die Werkstätte der wahrgenommenen Sonnenwärme-Perioden in der die Flecke tragenden Schicht zu finden wäre. Es erhebt sich doch hier die Frage, ob man dieser Schicht eine so grosse Rotationsgeschwindigkeit wie 24 Tage beilegen kann. Dass diese Schicht eine grössere Geschwindigkeit besitzt, als die Flecke, heisst ja so viel, als dass sie die Flecke nicht mit der selben Geschwindigkeit fortbewegen kann, als die, mit der sie selbst rotiert, und dass also die Flecke hinter der tragenden Schicht zurückbleiben. Setzt man die Rotationszeit dieser tragenden Schicht auf 24 Tage und die Rotationszeit der Flecke auf c. 27 Tage, so fragt es sich, ob man nicht dadurch den rückwärts gleitenden Flecken eine grössere Eigenbewegung beilegt, als sie bisher bei denselben beobachtet wurde. Setzt man den ungünstigsten Fall, dass sich der Fleck unter dem Äquator befindet (was ja seltener beobachtet ist), so wird also, weil die 4 353 800 Kilometer des Sonnenäquators von der die Flecke tragenden Schicht in c. $22^{1}/_{2}$ Tag (eine relative Rotationszeit von 24 Tagen vorausgesetzt) und von dem Fleck in c. $25^{1}/_{4}$ Tag durchlaufen werden, die erstere in 24 Stunden eine Strecke von 193 502 Kilometer und der letztere 172 428 Kilometer zurücklegen; der Fleck ist also in 24 Stunden 21 074 Kilometer hinter dem entsprechenden Orte des Oberflächen-Meeres zurückgeblieben, oder hat sich im Verhältnis zu dem tragenden Meere mit einer Geschwindigkeit von c. $^{1}/_{4}$ Kilometer in der Sekunde rückwärts (gegen Westen) bewegt. Ein einziger Sonnenfleck kann an Flächeninhalt die Erdoberfläche mehreremal übertreffen; wenn nun solche Sonnenflecke aus Schlackeninseln oder vielmehr aus Schlacken-Kontinenten bestehen und diese auf der glühendflüssigen Sonnenoberfläche c. $^{1}/_{4}$ Kilometer in der Sekunde zurücklegen, so bietet freilich der Gedanke an eine solche Geschwindigkeit eines solchen Seglers auf einem solchen Meere auch der kühnsten Phantasie ein überwältigendes Bild dar; undenkbar ist es aber keinesweges. *Chacornac* hat (bei dem Zusammenfliessen kleinerer Flecke mit grösseren) mehr als viermal so grosse Geschwindigkeiten der Sonnenflecke beobachtet. Von Seiten der Wissenschaft scheint also der Annahme nichts im Wege zu stehen, dass die die Flecke tragende Sonnenschicht eine relative Geschwindigkeit von 24 Tagen haben kann.

Dagegen scheinen sich der Annahme, dass diese Schicht eine variierende Rotationsgeschwindigkeit haben sollte, dass z. B. die Rotation derselben im Jahre 1882—83 in 24 Tagen, in den Jahren 1883—85 aber in 25—26 Tagen vollendet wurde, erhebliche Bedenken entgegen zu stellen. Dies müssen wir genauer untersuchen:

Auf Grundlage der neueren Forschungsresultate, besonders der Theorien von *Gautier*. *Gazan, Zöllner, Cagniard Latour* und *Ritter* hat *J. E. Broszus* eine in hervorragender Weise klare und umfassende Sonnen-Theorie gegeben[*], infolge welcher der eigentliche Sonnenkörper aus einem einatomigen Gas-Kern besteht, dessen Hauptbestandteil Wasserstoff ist; um diesen herum befindet sich ein dickflüssiges glühendes Meer von Metallen, zum grössten Teil Eisen (*Broszus*' Eisenmeer); auf diesem schwimmen erkaltete, halberstarrte Schlackeninseln, die in weit grösserer Menge vorhanden sind, als die Sonnenflecke anzeigen; nur einzelne dieser Schlackeninseln werden sichtbar, nämlich mittels der durch sie selbst bewirkten Abkühlung der darüber befindlichen Schichten der Sonnenatmosphäre, welche Abkühlung noch vermehrt wird durch Niederschläge von der noch kälteren Äquatorialströmung, die sich in einer Höhe von 20 000 geographischen Meilen über der Sonnenoberfläche vom Äquator gegen die Pole bewegt; da diese Strömung, auf der es hauptsächlich beruht, dass die Schlackeninseln als Sonnenflecke sichtbar werden, erst in einer Entfernung von zehn Grad vom Äquator die zur Bildung von Niederschlägen durch die tiefer liegenden Schichten der Atmo-

---

[*] »Die Theorie der Sonnenflecken«, Berlin 1884.

sphäre erforderliche Erkaltung und Schwere erlangt, und da sich dieselbe nur bis c. 35° der Breite erstreckt (Carrington), so folgt hieraus, dass die Schlackeninseln für gewöhnlich nur innerhalb dieses Breite-Gürtels als Sonnenflecke sichtbar werden. Ferner nimmt man an (Ritter, Broszus), dass sich der Sonnenkern in einer pulsierenden Bewegung befindet, sich im Laufe von c. $4^1/_2$ Jahren ausdehnt und im Laufe von $6^1/_2$ Jahren wieder zusammenzieht. Während der ersteren Bewegung gleiten die Schlackeninseln von den höheren Breiten gegen den Äquator hinab*) und werden innerhalb des erwähnten Sonnenfleck-Gebietes in erhöhtem Masse als Sonnenflecke sichtbar. Nach Verlauf der $4^1/_2$ Jahre, um deren Schluss herum die Maximalzeit der Sonnenflecke fällt, bewirkt die allmähliche Zusammenziehung des Sonnenkerns, dass die Schlackeninseln sich vom Äquator zurückziehen und sich in zunehmender Menge um die Pole herum anhäufen. Die Sonnenfleck-Gebiete und die Äquatorialgegend werden nun allmählich ärmer an Schlackeninseln, und die Minimalzeit der Sonnenflecke tritt ein. Nach *Broszus* ist noch zu erwähnen, dass die »*Granulationen*«, die erhabenen Lichtpunkte auf der dunkleren Sonnenoberfläche, durch eruptive, mit geringer Geschwindigkeit hervorbrechende Gasmassen hervorgebracht werden, dass die »*Fakkeln*« eine höhere Stufe von Gas-Eruptionen bilden, hervorgebracht durch die Vereinigung mehrerer Granulationscentren, am häufigsten wegen einer Versperrung durch Schlackenanhäufungen, während die »*Protuberanzen*« bei noch stärkerer Versperrung und Anhäufung von Wasserstoffmassen mit der grössten Gewalt und bis zur grössten Höhe hervorbrechen. Dabei ist noch zu bemerken, dass,

---

*) Broszus S. 74—85.

weil ja der flüssigen Sonnenoberfläche grössere Geschwindigkeit beigelegt wird, als den Schlackeninseln, die Annahme gerechtfertigt sein dürfte, dass der Sonnenkern eine grössere Rotationsgeschwindigkeit hat, als das Oberflächen-Meer, und dass dieses also auch eine rückläufige Bewegung gegen Westen hat.

Es scheint mir, dass die Annehmbarkeit dieser Theorien und Hypothesen durch die aufgefundene Verschiedenheit (von 24—26 Tagen) in der Länge der Sonnenwärme-Perioden gestützt wird: In der Zeit gegen das Minimum der Sonnenflecke ist die Äquatorialgegend innerhalb 35° nördlicher und südlicher Breite nur in geringem Grade mit Schlackeninseln besetzt; während der Zusammenziehung des Sonnenkerns sind dieselben allmählich den Polen zugeglitten; die durch das Oberflächen-Meer sickernden Wasserstoffmassen haben hauptsächlich freie Bahn und die Ausströmung geht verhältnismässig ruhig und gleichmässig von statten, weshalb diese Durchströmungen, obgleich sie vom Sonnenkerne her eine grössere Rotationsgeschwindigkeit haben, als das langsamere und rückwärts gleitende Oberflächen-Meer, nur in geringem Grade diesen Rücklauf aufhalten können. Während der folgenden Erweiterung des Sonnenkerns strömen die Schlackeninseln nach dem Äquator zurück und häufen sich dort an, jedoch in weit grösserer Menge, als durch die zunehmende Anzahl der Sonnenflecke angegeben wird, indem dieselben zum grössten Teil unsichtbar bleiben. Je dichter aber die Schlackeninseln sich um den Äquator anhäufen, je mehr versperren sie den durch das Oberflächen-Meer sich emporarbeitenden Gasmassen den Weg; diese häufen sich deshalb bei zunehmendem Druck von unten an und brechen endlich mit weit grösserer Gewalt, als bei freiem Wege, hervor. Die grössere Rotationsgeschwindigkeit, die diese Gasmassen vom Sonnenkerne her mitbringen, beeinflusst, bei dem steigenden Widerstand gegen den Durchbruch durch das Sonnenmeer, in immer zunehmendem Grade die langsamere Rotation desselben und hemmt dessen Rücklauf gegen Westen, so dass also dadurch dessen Rotationsgeschwindigkeit erhöht wird. Im Jahre 1882 traf gerade ein, wenn auch nur kleines, Sonnenfleck-Maximum ein; nach Ausweis der Gewichtzunahme-Kurven und der aufsummierten Wärmekurven muss die wärmeausstrahlende Schicht der Sonne im Jahre 1882—83 diese grössere Rotationsgeschwindigkeit von 24 Tagen gehabt haben. In den Jahren 1883—85 hat dann die Rückströmung der Schlacken nach den Polen angefangen, die Wasserstoff-Ausströmungen durch das Oberflächen-Meer haben immer freiere Bahn gefunden und immer geringeren Druck ausgeübt, die Ausströmungen sind ruhiger geworden und ihr hemmender Einfluss auf den Rücklauf des Meeres hat abgenommen, wodurch die Rotationszeit des glühendflüssigen Meeres wieder bis auf 25—26 Tage verlängert worden ist.

Nachdem es in dieser Weise wahrscheinlich gemacht ist, das gewisse Schichten der Sonne eine der Länge der in der Gewichtzunahme und in der Sonnenwärme beobachteten Perioden entsprechende Rotationsgeschwindigkeit haben können, dass diese Schichten vermeintlich in dem glühenden Oberflächen-Meer der Sonne zu suchen sind, und dass eine variierende Rotationsgeschwindigkeit dieses Meeres durchaus nicht unannehmbar ist — wäre jetzt zu untersuchen, welche Annahmen betreffs dieses Sonnenmeeres aus den innerhalb der Periode von 24—26 Tagen gefundenen Schwankungen hervorgehen müssen. Die durch alle drei Jahre fortlaufenden Schwankungsfiguren innerhalb der genannten Periode bilden, wie oft erwähnt, zwei Berge, welche in Mittelzahlen von 32 Perioden in Fig. 8, Taff. 43 u. 44 angeführt sind. Dieses Gewichtzunahme-Bild (Sonnenwärme-Bild) zeigte, wie oben S. 173 dargestellt, dass der von der Sonne ausgehende Einfluss an allen achten Tagen eine 30 mal so grosse Gewichtzunahme bewirkt hatte, wie an allen Übergangstagen von Periode zu Periode, sowie dass der Sonneneinfluss in der einen Hälfte der Summe sämtlicher Perioden durchschnittlich gegen viermal so gross gewesen war, wie in der andern Hälfte. {Taf. 43 u. 44.}

Dies setzt entsprechende grosse Wärme-Unterschiede in dem Oberflächen-Meer der Sonne voraus, welche Unterschiede dadurch entstanden sein mögen, dass sich um den Sonnenäquator im Oberflächen-Meer zwei weite Wärmegebiete finden, ein grösseres und ein kleineres, durch dazwischenliegende kältere Partien getrennt, dass die kälteste dieser Stellen an den oben S. 174 und 175 angegebenen Tagen vor der Erde vorüberpassierte, dass die heisseste Stelle acht Tage später, die zweite kalte Stelle wiederum sieben Tage später vor der Erde vorüberging, dass das kleinere Wärmegebiet dann nach fünf Tagen mit seinem Maximum vor der Erde vorüberging, die in den nächsten fünf Tagen von Gebieten mit abnehmender Wärme passiert wurde, bis die kälteste Stelle der Sonne wieder vor der Erde vorüberkam.

Es ist die herrschende Annahme, sowohl in der Meteorologie als in der Astronomie, dass die Sonne täglich gleich grosse Wärmemengen an die Erde ausstrahlt, und dass die durch hervorbrechende Fackeln, oder sogar durch Protuberanzen auf der Sonne selbst etwa herbeigeführten bedeutenden lokalen Temperatursteigerungen auf ihrem Wege zur Erde durch die gesamte Zahl der von der gegen die Erde gekehrten Sonnenhälfte ausgehenden örtlichen Wärmesteigerungen und Wärmefälle gänzlich ausgeglichen und verwischt werden. Doch haben *Hahn*, *Fritsch*, *Köppen* und mehrere Andere Variationen in der Sonnenwärme nachgewiesen, die eine elfjährige Periode haben sollen, entsprechend der Mittelperiode der Sonnenflecke, und ausserdem hat *Buijs-Ballot* den Versuch gemacht, Perioden in der Sonnenwärme nachzuweisen, die einer relativen Sonnenrotation von c. 27 Tagen entsprechen sollen. Die Sonnen-Theorien schliessen auch die Möglichkeit nicht aus, dass der Sonnenkörper, oder vielmehr das Oberflächen-Meer, an einigen Orten heisser sein kann, als an andern. Der aus den Ergebnissen der Gewichtzunahme-Kurven und Wärme-Kurven gefolgerte Schluss, dass sich auf der Sonne sehr bedeutende Wärme-Unterschiede finden müssen, ist also doch nicht ohne Vorgänger innerhalb der Meteorologie und Astronomie.

Um ein deutlicheres Bild dieser heisseren und kälteren Gebiete zu erlangen, als es die bisher in den Tafeln aufgezeichneten Kurven geben können, habe ich in Fig. 8, Taff. 43 u. 44, die eine Hälfte der betreffenden Ordinaten unter, die andere über einer Null-Linie verzeichnet. Selbstverständlich bleibt das Bild dennoch höchst unzuverlässig; es kann uns jedenfalls durchaus keinen Aufschluss geben über die Grenzen dieser zwei heisseren und zwei kälteren Partien gegen die Pole hin.

Wenn ich ferner auf dem Sonnenwärme-Bilde, Fig. 8, nicht allein die Tage als Abscissen eingetragen, sondern zugleich Grade und einen Null-Meridian angebracht habe, so ist es zwar recht natürlich, den Null-Meridian in die Mitte des Gebietes zu verlegen, das alle drei Jahre hindurch am wenigsten variiert hat und sich als das kälteste Gebiet des ganzen Sonnen-Umkreises erwiesen hat; allein, wie konstant es auch gewesen ist, so hat seine Mitte doch nicht die Konstanz eines Punktes, der die Lage eines Meridians bestimmen soll. Die Grad-Einteilung gilt also nur die bewussten drei Jahre, und der Wert und die Brauchbarkeit derselben beruhen auf den Ergebnissen künftiger Untersuchungen. Nach der Grad-Einteilung umfasst das grössere Wärmegebiet des Sonnenmeeres die Strecke von 0 Grad bis 216 Grad, das entsprechende kleinere Wärmegebiet erstreckt sich von hier bis 360 Grad um den Sonnenäquator herum. Die Stelle des Wärme-Maximums des grösseren Gebiets befand sich in den drei Jahren durchgängig unter dem 115 Grad und das Maximum des andern, ungefähr diametral entgegengesetzten und weniger heissen Gebiets unter dem 288 Grad W. L. Die kälteste Stelle befand sich wie gesagt unter 0 Grad, die zweite, fast ebenso kalte Stelle unter 216 Grad W. L.

Wenn diese beiden Wärme-Maxima und Wärme-Minima zu gleicher Zeit durch alle drei Jahre Licht-Maxima und Licht-Minima gewesen sind, so ist es nicht unannehmbar, dass sich dergleichen Lichtvariationen in den äusseren Schichten der Sonnenatmosphäre kundgegeben, und dass diese Schichten alsdann ein ähnliches Bild dargeboten haben mögen, wie das S. 188 befindliche, wo die Sonnenwärme-Kurve von Fig. 8 um den Sonnenäquator herum gezeichnet ist. Ich habe dieser Zeichnung das bekannte Harkness'sche Bild von der Korona der Sonne während der totalen Sonnenfinsternis am 29. Juli 1878 gegenübergestellt. Obgleich die Schnittflächen dieser beiden Bilder fast senkrecht auf einander liegen, so lässt doch die Harkness'sche Zeichnung vermuten, dass die Sonne auch um den Äquator herum eine breitere, stark leuchtende Stelle und gegenüber eine

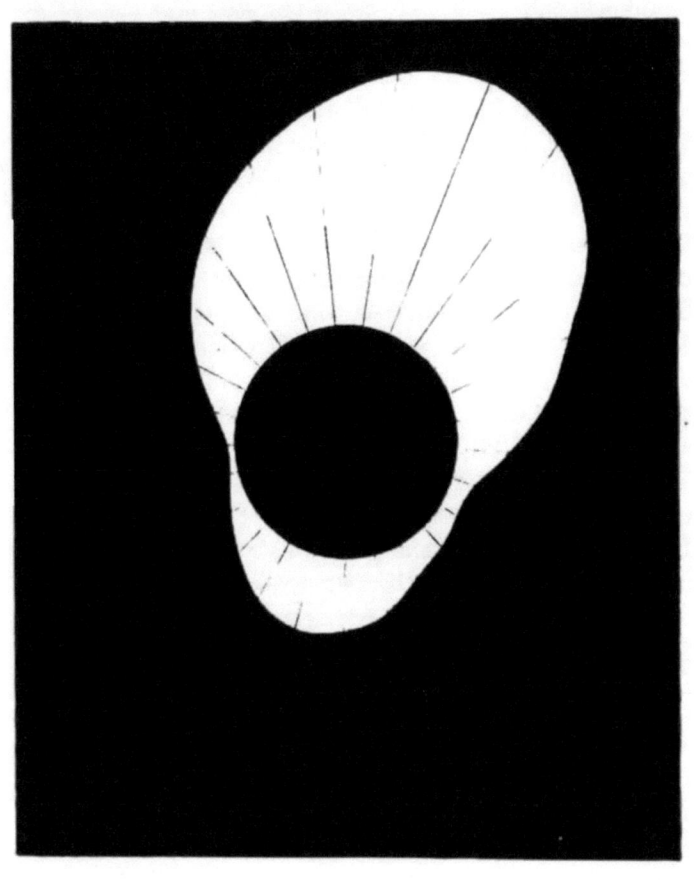

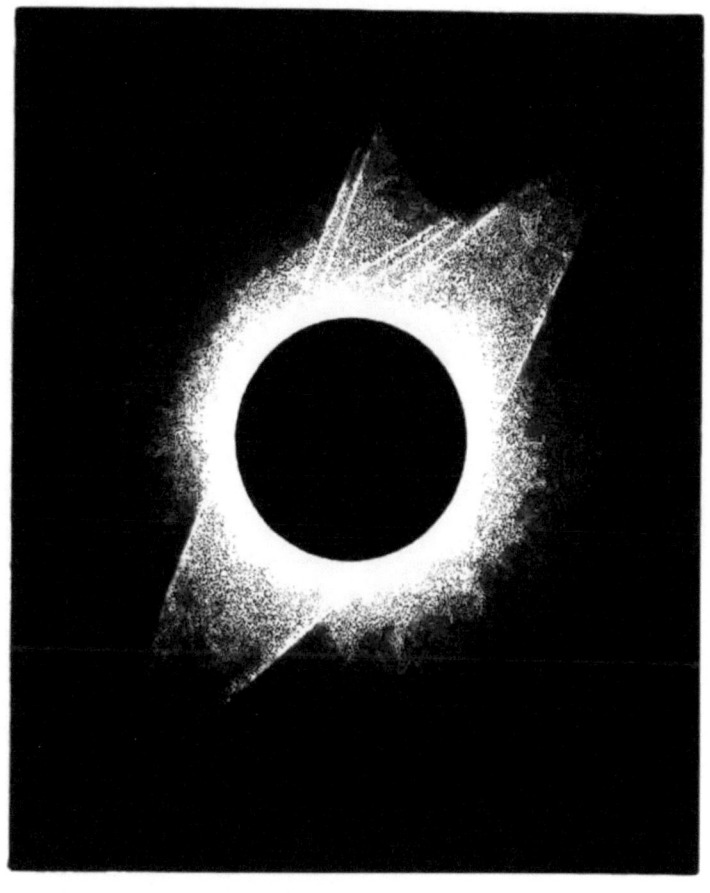

schmälere und weniger hervortretende Stelle am genannten Tage gehabt hat. Die beiden Bilder haben grosse Ähnlichkeit und scheinen anzudeuten, dass die Maximalstellen der Korona gerade über den Wärme-Maximis des Oberflächen-Meeres zu finden sind.

Es wird aus dem Vorhergehenden erinnerlich sein, dass nicht nur die 33, durchschnittlich 25tägigen Perioden aller drei Jahre die bekannte Kurve mit den beiden Bergen bildeten, sondern dass dieselben Figuren auch in der alljährlichen Mittelsumme von 24 oder 25(—26)tägigen Perioden wiederkehrten und ebenfalls in den Kurven-Zusammenzählungen, welche Querschnitte durch die Jahre bildeten (S. 167—173), wieder erschienen, was wiederum eine wesentliche Konstanz durch die drei Jahre in den erwähnten zwei Wärmegebieten und den dazwischenliegenden zwei Kältegebieten des Sonnenmeeres voraussetzt.*)

Taf. 40. Werfen wir aber jetzt einen Rückblick auf die Zusammenstellung von Gewichtzunahme-Kurven auf Taf. 40, so zeigt es sich, dass diese vier Gebiete zu einzelnen Zeiten an Hitze variiert haben, ja sogar in einem solchen Grade, dass die betreffenden Kurven gänzlich entgegengesetzte Schwankungen darbieten: Es fanden sich im J. 1882—83, wie oben erwiesen, vier Perioden, worin dieser Umschlag stattfand, und 1883—84 ebenfalls vier. Man gebe hier wohl auf den Umstand acht, dass diese Umschläge ungemein regelmässig erfolgen, dass diese Umschlag-Perioden weder in dem einen noch in dem andern Jahre unter ein-

---

*) Weil alles darauf hindeutet, dass zwischen der Hitze des Oberflächen-Meeres unter 115° W. L. und der Hitze unter dem Nullmeridian ein überaus grosser Unterschied obwalten muss, so erhält der benutzte Ausdruck (Kältegebiete) dadurch einige Berechtigung.

ander verschieden sind, sondern im Gegenteil die einzelnen Glieder jeder Gruppe wesentlich gleich.

Diese Umschläge setzen entsprechende Umschläge in dem Oberflächen-Meere voraus. Es wird sich in der Folge zeigen, dass die Annahme solcher Wärme-Abwechselungen in dem Oberflächen-Meere der Sonne den jetzigen Sonnen-Theorien nicht in die Quere kommt, sondern dieselben stützt und von denselben gestützt wird.

Zur Erläuterung dessen betrachten wir zuerst die bekannte typische Kurve von Taf. 34 (S. 149): Taf. 34.

1) Während der ersten 25tägigen Periode (Kurve 1) hatte das Oberflächen-Meer seine grösste Hitze an der Stelle, die am siebenten Tage vor der Erde vorüberpassierte, und ebenfalls eine Maximalhitze in den Gebieten, die am 23. Tag der Periode vorüberpassierten.

2) In 25 Tagen, von jedem dieser Tage aus gerechnet (Kurve 2), waren diese beiden Stellen erkaltet, zeigten aber doch noch Wärme-Maxima im Gegensatz zu ihren Umgebungen. Diese Erkaltung muss wahrscheinlich veranlasst haben, dass beide Maximalstellen sich mit zunehmenden Schlackenmassen zu überziehen anfingen. Diese Schlackenbildung mag als Sonnenflecke hier auf der Erde sichtbar gewesen sein, infolge der oben erwähnten Theorie von unsichtbaren Schlackenmassen ist es aber annehmbar, dass die meisten derselben, vielleicht alle, keine Sonnenflecke gebildet haben. Zu gleicher Zeit giebt Kurve 2 eine Andeutung, dass die Gebiete des Oberflächen-Meeres, die in der ersten Periode am 16. Tage mit einem Wärme-Maximum vor der Erde vorbeipassierten, im Laufe der folgenden 25 Tage schwach an Hitze zugenommen haben. Zwei Stellen des Meeres hatten also in 25 Tagen an Hitze abgenommen, und zwei andere hatten zugenommen. Hier

zeigen sich Andeutungen einer Wärme-Pulsation im Oberflächen-Meere, die mit der vorerwähnten vermuteten Pulsation des eigentlichen Sonnenkörpers einige Analogie darbietet.

3. a) Nach der dritten Mittelkurve in Fig. 34 darf angenommen werden, dass im Laufe von weiteren 25 Tagen die Erkaltung der um den siebenten Tag der Periode gelegenen Gebiete des Oberflächen-Meeres bis zu dem Punkte gediehen ist, dass die Wärme an dieser Stelle noch geringer ist, als an der Kälte-Stelle am sechzehnten Tag der beiden vorhergehenden Perioden. Diese durch 50 Tage fortgesetzte Erkaltung muss von einer stetig zunehmenden Schlackenbildung begleitet gewesen sein, die allmählich einen solchen Umfang angenommen hat, dass sich das Dasein der Schlakken-Kontinente durch Sonnenflecke kundgegeben haben mag. Das Wärmegebiet um den 23. Tag (s. Kurve 3) muss ebenfalls einer fortgesetzten Erkaltung und Bedeckung durch Schlacken-Kontinente unterlegen haben.

3. b) Einen noch grösseren Umschlag zeigt aber die dritte Kurve in den Gegenden um den sechzehnten Tag der Periode: Die in der zweiten Periode angefangene schwache Wärmezunahme in den Kältegebieten des Sonnen-Meeres ist im Laufe von 25 Tagen zu einem Wärme-Maximum angewachsen, das doch nicht so hoch emporreicht, wie die Maxima der beiden Wärmegebiete am 7. und 23. Tag der ersten Periode. Auch hat die kalte Stelle während des Übergangs zwischen den Perioden an Wärme zugenommen.

3. c) Diese Wärme-Durchbrüche sind wahrscheinlich dadurch hervorgebracht, dass die unter den gewaltigen Schlacken-Kontinenten der Kältegebiete aufgehäuften Gasmassen, die vom Sonnenkern her durch das Oberflächen-Meer gedrungen sind, endlich (nach 50 Tagen) bei zunehmendem Druck

von unten die genügende Kraft gewonnen haben, um die Schlacken-Kontinente zu zersplittern und aufzulösen. Diese Durchbrüche der Gasmassen sind dann wahrscheinlich von Protuberanzen und Fackeln begleitet gewesen (*Spörer* und *Cassini*).

3. d) Hier, in der dritten Periode, zeigt das Sonnen-Meer also wiederum eine Pulsation, und zwar noch deutlicher als in der zweiten Periode: Zwei von den bekannten vier Teilen des Sonnenkreises zeigen eine zunehmende Erkaltung, die beiden dazwischenliegenden Teile aber eine steigende Wärmezunahme.

4) Zwei noch gewaltigere Wärme-Durchbrüche müssen danach in der Zeit von der dritten bis zur vierten Periode stattgefunden haben (Wiederholung der ersten Periode). In 25 Tagen ist die Temperatur in den Gebieten um den 7. und 23. Tag von der grössten Erkaltung bis zum Maximum der Hitze gestiegen. Auch hat innerhalb der beiden konstantesten Kältegebiete, am sechzehnten Tage und am Übergangstage zwischen den Perioden, ein rascher Temperatur-Umschlag stattgefunden, und zwar von einem kleineren Wärme-Maximum zur grössten Erkaltung. Also zeigt auch diese Periode eine Pulsation im Oberflächen-Meere. Die Fackeln und Protuberanzen sind hier wahrscheinlich noch mächtiger gewesen, als in der dritten Periode.

5) Noch ist hier zu bemerken, dass diese bisher durchgenommenen Kurvenformen auf Taf. 34 durch ihren ganzen Schwankungs-Charakter darauf hinweisen, dass von den vier erwähnten Gebieten die zwei hauptsächlich konstante Wärme-Maxima, die zwei andern im Gegenteil hauptsächlich konstante Wärme-Minima darbieten. Dies zeigt sich besonder darin, dass, während in den Gegenden um den 7. und 23. Tag die Erkaltung sehr langsam, in 50 Tagen, von statten geht.

dieselbe in dem Kältegebiet um den sechzehnten Tag in 25 Tagen (von der dritten bis zur ersten Periode) zu Ende gebracht wird. Ferner bemerkt man, dass in den Wärmegebieten um den 7. und 23. Tag die Wärme-Durchbrüche mit ungeheurer Gewalt stattfinden und im Laufe von nur 25 Tagen (von der dritten bis zur ersten Periode), oder vielleicht in noch kürzerer Zeit, die Hitze bis zu sehr hohen Maximis steigern, während in den Kältegebieten um den sechzehnten Tag und um den Übergangstag von Periode zu Periode 50 Tage daraufgehen (durch die erste und zweite Periode), um zu den schwachen Wärme-Maximis zu gelangen. Die beiden Wärmegebiete pulsieren also von einer gewaltigen Hitze *langsam* bis zur Erkaltung hinab und von da wieder *rasch* zur Hitze hinauf, während die beiden Kältegebiete gleichzeitig von der Erkaltung *langsam* bis zu kleineren Wärme-Maximis und dann wieder *rasch* zur Erkaltung hinab pulsieren. Diese aus den Gewichtzunahme-Kurven, das heisst aus den Sonnenwärme-Kurven, herausgelesenen verschiedenartigen Wärme-Schwankungen des Oberflächen-Meeres der Sonne sind eben solcher Art, wie man sie von den zwei verschiedenen Gebieten-Paaren erwarten musste: — Finden sich in der im Erkalten begriffenen Sonnen-Oberfläche weitverbreitete am meisten erkaltete und weitverbreitete am wenigsten erkaltete Gebiete, deren Möglichkeit die jetzige Astronomie ja einräumt, so müssen die in verschiedenem Grade erkalteten Strecken darin übereinstimmen, dass sie nicht ruhig und durch die Zeiten gleichmässig an Wärme abnehmen (beide werden also Wärme-Pulsationen zeigen), während sie sich jedoch gegenüber den beiden Ursachen dieser Pulsationen, nämlich gegenüber den heisseren, darunterliegenden Schichten, und gegenüber der von Aussen her bewirkten Erkaltung ungleich verhalten müssen. Die am meisten erkalteten Gebiete werden langsam, die am wenigsten erkalteten dagegen schnell von den unteren heissen Schichten zu einem beziehungsweise kleinen und grossen Hitze-Maximum erwärmt werden; die erstgenannten Gebiete werden demnächst in kurzer Zeit ihr kleines Maximum, die letztgenannten Strecken dagegen langsam ihr grösseres Maximum an die Sonnenatmosphäre abgeben.

6) Auf Taf. 37, wo die drei Kurven von Taf. 34 bezw. unter A. B und C aufgezeichnet sind, auf dieselbe Weise, wie die Kurve Fig. 8 auf Taff. 43 u. 44, findet man ein etwas deutlicheres Bild dieser Pulsationen. Man bemerke so die langsame Abnahme des Wärmegebietes um den neunten Tag (entspricht dem siebenten Tag auf Taf. 34)[*]) durch B und bis zur grössten Erkaltung unter C, ebenfalls die langsame Steigerung von der Erkaltung am achtzehnten Tage in Fig. A bis zum kleineren Wärme-Maximum in Fig. C, u. s. w. — Die Ordinaten der drei Kurven bezeichnen die Wärme-Unterschiede (Differenzen in der Gewichtzunahme) an jedem Tage von Periode zu Periode, und ist dabei namentlich zu bemerken, dass die Pulsation um den neunten Tag im grösseren Wärmegebiete einen weit grösseren Schwankungs-Ausschlag darbietet, als in den drei übrigen Gebieten.

7) Wenn die Schlackeninseln im Verhältnis zu den dieselben tragenden Schichten die vermutete rücklaufende Bewegung gegen Westen haben, so muss sich dieselbe in den drei typischen Kurven geltend machen. Dies scheint auch der Fall zu sein: Die beiden Wärme-Maxima fallen

Taf. 37.

---

[*]) Die Periodeneinteilung ist auf Taf. 37 dieselbe wie Taf. 15, während auf Taf. 34 der erste Tag der Periode zwei Tage später gestellt ist (s. Anm. S. 165).

in der zweiten Periode ungefähr zwei bis drei Tage später als in der ersten Periode, und die entsprechenden Minimalstellen in der dritten Periode bieten ebenfalls einige Verschiebung nach rechts.

Die hier geschilderten, an die von den typischen Kurven auf Taf. 34 umfassten Zeiten in den Jahren 1882—83 und 1883—84 (s. S. 97) geknüpften Schwankungs-Erscheinungen finden sich, wie schon oft erwähnt, während der übrigen Zeit dieser Jahre und im Jahre 1884—85[*] in ihren Hauptzügen wieder. Die Wärme-Pulsationen des letztgenannten Jahres erhellen aus Taf. 38.

Taf. 38. Aus den Gewichtzunahme-Kurven von 1884—85, die sich auf Taff. 9, 12 und 41 u. 42 (Fig. 2) finden, sind die neun ersten Perioden auf Taf. 38 ganz wie die Kurven auf Taf. 37 aufgezeichnet. In diesem Jahre, dem zweiten bis dritten nach dem Sonnenfleck-Maximum, sind die Umschläge in der Hitze des Sonnen-Meeres nicht mehr so gross wie früher: die Pulsation innerhalb der einzelnen Periode ist zwar noch in einigen Perioden deutlich erkennbar, z. B. in der zweiten, vom 5. bis 30. Oktober, und in der fünften, vom 19. December bis 14. Januar, wo sich in den ersten

---

Taf. 39.

[*] Die Summe der zwei ersten Perioden-Reihen auf Taf. 10 plus die Summe der zwei ersten Perioden-Reihen auf Taf. 11 bilden die erwähnte typische Kurve. Alle vier sind auf Taf. 39 aufgezeichnet, bezw. unter den Gruppen A, B, 1882—83, und A, B, 1883—84. Jede einzelne dieser vier Gruppen, besonders die beiden ersten, zeigen dieselben Schwankungsverhältnisse, wie die Summe aller vier Gruppen. Die Gruppen C und D 1882—83 besitzen bei weitem nicht die Regelmässigkeit der vorgenannten Gruppen, stehen aber doch den Schwankungsverhältnissen derselben näher, als C und D im folgenden Jahre, welche zu den gleichförmigen Kurven von 1884—85 den Übergang bilden. Alle drei C-Perioden von 1883—84 sehen einander ähnlich.

Tagen und um den sechzehnten Tag zunehmende Erkaltung bei steigender Hitze um den achten und neunzehnten Tag darbietet. Diese Pulsationen nehmen aber immer mehr ab und sind während der letzten drei Perioden, Taf. 38, nur gering, und während der darauf folgenden drei auf Taf. 9 dargestellten Perioden vom 28. April bis 15. Juli 1885 noch geringer. — Während dieser sechs Perioden lag das Sonnen-Meer in verhältnismässiger Ruhe; von der früheren Aufregung waren nur schwache Wellenschläge übriggeblieben, durch welche hindurch die beiden Wärmegebiete und die dazwischenliegenden Kältegebiete ihren Einfluss deutlich bemerkbar machten.

Das gesuchte X
und Hypothesen darüber.

Auf Grundlage aller der S. 61 bis hierher gewonnenen Untersuchungs-Ergebnisse, die während der Nachsuchung nach der Ursache der gefundenen Perioden und Schwankungs-Eigentümlichkeiten in der Gewichtzunahme der Kinder ans Licht gebracht wurden, werde ich jetzt versuchen, über dieses X zum einstweiligen Abschluss zu gelangen.

Schon S. 62 wurde nachgewiesen, dass dieses X nicht in den lokalen Verhältnissen einer Anstalt, wie in der Verköstigung, Tagesordnung, Hygiene u. s. w. zu suchen sei. Es fand sich dagegen eine bedeutende Übereinstimmung zwischen den Schwankungen in der Gewichtzunahme und in der Wärme der örtlichen Atmosphären (S. 63—77), ja es gelang sogar, zwischen diesen beiden Reihen von Schwankungen ein bestimmtes Verhältnis nachzuweisen, das sich folgendermassen zum kürzesten Ausdruck bringen liess: »Steigt die Wärme heute a, morgen b, am nächsten Tag c, so ist die Gewichtzunahme heute A, morgen $A + B$ und am nächsten Tag $A + B + C$, u. s. w. (S. 77—83). Fortgesetzte Nachforschungen ergaben aber, dass viele und gewichtige Gründe gegen die Annahme redeten, als könnte die örtliche Lufttemperatur die Ursache der Gewichtzunahme-Schwankungen sein (S. 88—91): alles deutete darauf hin, dass die Schwankungen der Gewichtzunahme und die Schwankungen der Wärme eine gemeinsame Ursache haben müssten, deren Schwankungen sich in der Gewichtzunahme besser als in der örtlichen Wärme abspiegelten. Zugleich liessen sich schon auf diesem Punkte mehrere wohl begründete Annahmen zur Charakteristik des gesuchten X aufstellen (S. 91 und 92). Nach einer Erforschung der in dieser vermuteten besseren Abspiegelung enthaltenen Perioden und Schwankungs-Eigentümlichkeiten (S. 92—99) und auf die Vermutung hin, dass die vorausgesetzte gemeinsame Ursache in der von der Sonne an die Erde ausgestrahlten Wärme selbst zu suchen sei, gelang es dann (S. 100—162) alle Perioden und Schwankungs-Eigentümlichkeiten der Gewichtzunahme in Summen von örtlichen Temperaturen aus verschiedenen Stellen der Erde zu beobachten, und so allmählich eine weit grössere und durchgreifendere Schwankungs-Übereinstimmung zwischen der von der Sonne an die Erde ausgestrahlten Wärme und der Gewichtzunahme, als zwischen der letzteren und der örtlichen Wärme nachzuweisen.

Durch die vorstehenden Untersuchungen bin ich also zu dem Endresultat gelangt, dass die Gewichtzunahme der hiesigen Zöglinge übereinstimmende Schwankungen zeigt mit den bei diesen Untersuchungen entdeckten Variationen in der Wärmesumme der ganzen Erdatmosphäre, die von Variationen in der Sonnenwärme selbst eine Folge sein müssen.

Hieraus wage ich nun folgendermassen weiterzuschliessen:

Weil die Gewichtzunahme *der hiesigen Kinder* mit den Variationen in der Wärmesumme der ganzen Erdatmosphäre übereinstimmend schwankt, so muss wol also die Gewichtzunahme *aller Kinder der Erde* mit der Wärmesumme der Erdatmosphäre übereinstimmend schwanken.

Da es jedoch unannehmbar ist, dass die Schwankungen in der Gewichtzunahme der Kinder lediglich auf Schwankungen in dem Inhalt der im Körper vorhandenen Zellen beruhen zollten, da es vielmehr anzunehmen ist, dass dieselben hauptsächlich Schwankungen in der Neubildung, also wesentlich Schwankungen im Wachstum (S. 44—46) sein müssen, so muss ich in der obigen Gleichung *Wachstum* für *Gewichtzunahme* einsetzen können, und also annehmen, dass das Wachstum aller Kinder der Erde übereinstimmend mit der Wärmesumme der Erdatmosphäre schwankt.

Da nun ferner die Wachstum-Schwankungen, mit welchen wir hier zu thun haben, Intensitäts-Schwankungen sind, und da es nicht annehmbar scheint, dass die Intensitäts-Schwankungen im Wachstum der Kinder andern Gesetzen unterworfen sein sollten, als die Intensitäts-Schwankungen alles übrigen Wachstums auf Erden, so vermeine ich, mit folgender Annahme abschliessen zu können:

Alles Wachstum auf dem ganzen Erdball, vom kleinsten bis zum grössten Geschöpf, von einfachsten bis zum vollkommensten Organismus, befindet sich in unablässigen Intensitäts-Schwankungen, die in allen Ausschlägen mit der

Wärmesumme der ganzen Erdatmosphäre übereinstimmen und mit den Variationen in der von der Sonne an die Erde ausgestrahlten Wärme kongruieren.

Anstatt wie bisher nach der Ursache der *in der Gewichtzunahme hiesiger Kinder* gefundenen, von Jahreszeiten und Jahren unabhängigen Perioden und Schwankungs-Eigentümlichkeiten zu suchen, kann ich also künftig der Ursache der übereinstimmenden Intensitäts-Schwankungen und Perioden in *dem Wachstum sämtlicher organischen Bewohner der Erde* nachforschen. Die ursprünglich kleine und eng begrenzte Frage ist also jetzt zu einer umfassenden, grossen und belangreichen angewachsen.

Aus der nachgewiesenen Schwankungs-Übereinstimmung zwischen der Gewichtzunahme hiesiger Kinder (dem Wachstum sämtlicher Organismen) und der Wärme der Sonne lässt sich aber keinesweges der Schluss ziehen, dass die Variationen der Sonnenwärme *die Ursache* der Variationen in der Gewichtzunahme (dem organischen Wachstum) sein sollten, sowie auch oben (S. 88—91) aus der Übereinstimmung zwischen den Schwankungen in der Gewichtzunahme hiesiger Zöglinge und den Schwankungen in der örtlichen Wärme nicht gefolgert werden konnte, dass die örtlichen Wärmeschwankungen die Ursache der Gewichtzunahme-Schwankungen sein sollten.

Es ist erwiesen, dass die Gewichtzunahme-Schwankungen in Kopenhagen mit den Sonnenwärme-Schwankungen übereinstimmten, also mit Schwankungen, die nur stückweise und mehrfach beeinträchtigt nach Kopenhagen gelangten; nun kann aber eine Einwirkung, die das vermutete Objekt nicht erreicht, nicht zum vollen Einfluss auf dasselbe gelangt. nicht als Ursache der in diesem Objekt vorgefundenen Veränderungen aufgestellt werden.

Das selbe gilt von dem Verhältnis der Sonnenwärme zu dem Wachstum aller organischen Bewohner der Erde: das letztere schwankt überall harmonisch mit der Sonnenwärme; die Sonnenwärme-Schwankungen verändern sich aber, lokalisieren sich über den ganzen Erdball (beeinflusst von der Bewölkung, der Feuchtigkeit der Luft, dem Luftdruck, der Richtung und Stärke des Windes, der Nähe oder Ferne des Meeres, der Bodenbeschaffenheit u. s. w.): nirgends gelangen sie in ihrer vollen Reinheit zu den Organismen, und können also nirgends den Organismen die volle Übereinstimmung erteilen, welche diese doch im Verhältnis zu der Sonnenwärme darbieten.

Also: Die Sonnenwärme selbst und die Variationen der Sonnenwärme können nicht als Ursache der Schwankungen in der Gewichtzunahme der Kinder und der Intensitäts-Schwankungen im Wachstum aller organichen Bewohner der Erde aufgestellt werden.

Die Grenzen dieses X lassen sich aber noch ferner verengen, wenn wir die gefundenen drei Bestimmungen festhalten: *1) Es gelangt zu uns mit der Geschwindigkeit der Sonnenstrahlen, 2) es variiert von Tag zu Tag, 3) ist aber innerhalb der selben Zeit über den ganzen Erdball an Stärke gleich, d. h. wird nicht lokalisiert.* — Ein von der Sonne ausgehender *Stoff* kann also dieses X nicht sein, es könnte ja alsdann nicht die Sonnenwärme begleiten, nicht mit der Geschwindigkeit der Sonnenstrahlen und unter kongruierenden Variationen zur Erde gelangen. Unter den Naturkräften *(Schwerkraft, molekulare Kräfte)* ist es nicht zu suchen, weil diese invariabel sind, während X in hohem Grade variiert. Nach dem Vorhergehenden kann ferner X weder *die örtliche Wärme*, noch *die Sonnenwärme selbst* sein. Könnte es denn nicht eine der übrigen von der Sonne ausgehenden Energieformen sein, z. B. *Licht*, oder *chemische Kraft*? Auch dies nicht, weil ja das Sonnenlicht im Gegensatz zu X lokalisiert wird, und zwar in sehr hohem Grade (nach der Stellung der Sonne gegen den Horizont, nach der Wolkendecke u. s. w.); ebenso die chemischen Wirkungen der Sonnenstrahlen, die z. B. unter dem Breitegrad von London im Sommer fünfmal so gross sind, wie im Winter, u. s. w. Aus demselben Grunde wird das gesuchte X auch nicht in *der physiologischen Energie der Lichtstrahlen* zu finden sein, mittels welcher die Pflanze in den Stand gesetzt wird, die Kohlensäure der Luft aufzunehmen und in Kohlenstoff umzuwandeln, denn diese Einwirkung erleidet ja eben die selben lokalisierenden Beschränkungen wie das Licht selbst. Auch die Energien der *Elektricität* und des *Magnetismus* sind ja zu der selben Zeit von höchst verschiedener Stärke an verschiedenen Orten des Erdballs; ausserdem haben die Untersuchungen aufgezeichneter Schwankungen dieser Energien nur für den Magnetismus, und zwar auf einem beschränkten Gebiete, Schwankungs-Ähnlichkeiten mit der Wärme (S. 158) und dadurch mit der Gewichtzunahme nachweisen können. Noch ist zu bemerken, dass sich die Perioden und Schwankungen der Gewichtzunahme zwar in den oben erwähnten *meteorologischen Erscheinungen* und teilweise in dem *Ozongehalt der Luft* wiederfinden, dass aber diese Ähnlichkeit weit geringer ist, als die zwischen Gewichtzunahme und Wärme, dass ja diese Erscheinungen über den ganzen Erdball hin gleichzeitig verschiedentlich variierenden Verhältnissen unterliegen, und also nicht als die Ursache der über den ganzen Erdball gleichförmig variierenden Gewichtzunahme-Schwankungen anzusehen sind.

Weil nun dieses X nicht unter den meteorologischen Erscheinungen zu finden ist, kein von der Sonne ausgehender Stoff, keine der Naturkräfte, auch keine der bekannten Energien sein kann, so muss es vermeintlich eine bisher unbekannte Energie sein, die wir durch ihre Thätigkeit, dem organischen Wachstum Incitamente zu erteilen, erkennen können, und die wir deshalb wol die *Wachstums-Energie* nennen mögen.

Woher mag aber nun diese Wachstums-Energie entspringen? Weil sie in voller Übereinstimmung mit der Sonnenwärme schwankt, so haben wir wol *zunächst* Ursache anzunehmen, dass sie, wie die Wärme, von der gemeinsamen Energienquelle, der Sonne, ausgeht.

Wir können jedoch eine zweite, entferntere Möglichkeit in Betreff des Ursprungs dieser Wachstums-Energie hier nicht unerwähnt lassen. Es mag sein, dass der hypothetische Äther, das Medium der Sonnenstrahlen-Energien, eine andere und bedeutsamere Rolle spielt, als nur der Wachstums-Energie als Durchgangs-Glied zu dienen. Vielleicht sammeln und verteilen sich die unendlich kleinen, überall anwesenden und alles durchdringenden Ätherteile unter der Einwirkung der variierenden Sonnenwärme, vielleicht gehen die Wachstums-Impulse von solchen Ätherschwankungen aus, vielleicht sind die Organismen in ihrem Wachstum nicht blos Sonnenwärme-Messer, sondern zugleich Messer der Äther-Dichtigkeit und von dieser abhängig.

Rücksichtlich des Ursprungs der Wachstums-Energie stehen also schliesslich zwei Hypothesen einander gegenüber:

1) Die Wachstums-Energie ist dem Äther innewohnend und schwankt übereinstimmend mit der Ätherdichtigkeit, die durch Variationen in der von der Sonne ausgestrahlten Wärme bestimmt werden.

2) Die Wachstums-Energie geht von der Sonne aus, in oder neben der Sonnenwärme, variiert in voller Überein-

stimmung mit derselben, gelangt zur Erde mit der Geschwindigkeit der Wärmestrahlen, und auf der Erde angelangt, trennt sie sich von der Wärme, die sich lokalisiert, während sich die Wachstums-Energie über den ganzen Erdball verbreitet und alle Organismen zu harmonischen Schwankungen in ihrem Wachstum incitiert.

Hier, wie auf vielen andern Punkten in der vorliegenden Untersuchung, eröffnet sich der ferneren Nachforschung ein weites Feld. Wenn wir auch annehmen, das die Wachstums-Energie die Organismen zu Schwankungen in ihrem Wachstum incitiert, so kennen wir doch nur die äusseren Erfolge dieser Incitamente, wissen aber nichts darüber, *was* in dem Organismus incitiert wird, und worin die Incitamente eigentlich bestehen, ob diese vielleicht sehr einseitig wirken, etwa zur Erregung der Esslust (die zweijährigen Esslust-Kurven der hiesigen Zöglinge verraten nichts davon), ob sie zunächst die Ernährungs-Funktionen zur besseren Ausnutzung der Nahrungsmittel stimulieren, u. s. w., — oder ob sie in wechselndem Umfange alle Lebensfunktionen überhaupt anreizen.[*]

Mit dem — von Seite 176 an — durch die gewonnenen Ergebnisse mir aufgenötigten Hypothesen-Aufbau bin ich für jetzt zu Ende. Es scheint zwar unvermeidlich, dass das gegebene Baumaterial nach seiner ganzen Art in der *»Wachstums-Energie«* gipfeln musste, es ist aber dabei immer noch festzuhalten, dass das betreffende Hypothesen-Gebäude

---

[*] S. S. 217.

unvollständig ist und auf lockerem Boden steht. Es sind deshalb fortgesetzte Arbeiten erforderlich, die entweder den Boden und das Gebäude befestigen und erweitern werden, oder — dasselbe zerstören müssen.

Dem sei nun wie ihm wolle; das etwaige Schicksal der betreffenden Hypothesen wird jedenfalls die sämtlichen Ergebnisse der Untersuchungen von Seite 1 bis 175 unberührt lassen, nämlich: die täglichen, die wöchentlichen und die jährlichen Perioden des Gewichts und des Höhenwachstums der Kinder, so wie auch die 25tägigen und 75tägigen Perioden der Gewichtzunahme, die Übereinstimmung dieser Perioden mit der örtlichen atmosphärischen Wärme, und ihre noch grössere Übereinstimmung mit den Schwankungen aufsummierter Wärme von mehreren über den ganzen Erdball zerstreuten Beobachtungs-Orten, u. s. w.

Die obigen Bemerkungen sind fortwährend zu beherzigen, wenn im Nachfolgenden öfters »*die Wachstums-Energie*« genannt wird; dieser Name wird dann nur als kürzester Ausdruck der Schwankungs-Übereinstimmungen zwischen der Gewichtzunahme der Kinder und der durch die Aufsummierungen gefundenen Sonnenwärme seine *volle* Berechtigung haben. Eine zweite Berechtigung hat der Name »Wachstums-Energie« als Ausdruck für die Energie oder Energien, bekannte oder unbekannte, welche die Incitamente zu den täglichen Gewichtzunahme-Schwankungen abgeben.

Schwankungen

in der Körpertemperatur von Frauen.

Als ich die vorstehenden Arbeiten zu Ende gebracht, wurde mir eine unerwartete Bestätigung der Richtigkeit eines Hauptpunktes in meinen Untersuchungs-Ergebnissen zu Teil.

Im Mai 1886 schickte ich auf Verlangen meine beiden ersten Broschüren über die täglichen Wägungen an Hrrn. Dr. *Raudnitz* in Prag. In einem folgenden Briefe lenkte dieser meine Aufmerksamkeit auf eine Arbeit von Dr. *Carl Reinl* in Franzensbad über Schwankungen in der Körpertemperatur von Frauen*), und veranlasste, dass mir diese anfangs Juni freundlichst vom Verfasser zugeschickt wurde.

Auf Grundlage der Untersuchungen von Prof. *Goodman*, Frau Prof. *Jacobi* und Anderen über Körpertemperaturen verzeichnete und bearbeitete Dr. *Reinl* in der gynaekologischen Klinik des Prof. *Hegars* in Freiburg, vom November 1883 bis Februar 1884, zweimal täglich die Körperwärme von achtzehn Frauen.**) Diese alle wurden in der genannten

---

*) »Die Wellenbewegung der Lebensprocesse des Weibes«, von Dr. Carl Reinl. »Sammlung klinischer Vorträge«, herausgegeben von Richard Volkmann. No. 243. 1884. Leipzig. Breitkopf und Härtel.

**) Über die Messungen selbst schreibt Dr. Reinl wie folgt: »Zu meinen Messungen, die in Vagina und Rectum, theilweise auch in der Achselhöhle« (die letzteren sind von mir nicht benutzt) »Morgens 8 und Abends gegen 6 Uhr vorgenommen wurden, verwandte ich Thermometer, die nach einem im physikalischen Institute zu Freiburg bestimmten Normalthermometer regulirt waren. Ausserdem wurde bei den einzelnen Fällen immer die gleiche Nummer der Thermometer in Verwendung gebracht, und die Messungen selbst auf eine Viertelstunde ausgedehnt.«

Zeit möglichst unter den gleichen Ernährungsbedingungen und gleichförmigen therapeutischen Verhältnissen gehalten. Acht derselben waren »relativ gesund«.

Dr. *Reinl* kommt in der Hauptsache zu demselben Ergebnis, wie seine Vorgänger, nämlich, dass sich bei den Frauen gewisse Wellenbewegungen in der Körpertemperatur vorfinden, welche mit der Menstruation verknüpft sind, und deren Maxima und Minima also bei den verschiedenen Individuen zu *verschiedener* Zeit eintreffen.

Die von Dr. *Reinl* aufgezeichneten Temperatur-Kurven, je eine für jede Person, brachten mich auf den Gedanken, dass hier nicht blos, wie von ihm und seinen Vorgängern angenommen, individualisierte Schwankungen in der Körperwärme vorlägen, sondern dass die Temperaturen aller Frauen wahrscheinlich zugleich eine zu Grunde liegende Schwankungs-Übereinstimmung haben, also gemeinschaftlich steigen und gemeinschaftlich fallen müssten.

Hierdurch angereizt, ordnete ich Dr. Reinl's Temperaturzahlen für funfzehn dieser achtzehn Frauen (die Zahlen dreier, welche einer Operation unterworfen gewesen, sind weggelassen) in der S. 208—211 angegebenen Weise, um Mittelzahlen der tagtäglichen Wärmeschwankungen sämtlicher Personen zu erhalten. Die allzu ärmlichen Temperaturaufzeichnungen vor dem 13. November 1883 und nach dem 25. Januar 1884 wurden nicht mitgezählt; doch sind die Mittelzahlen vom Anfang und Schluss der zwischen diesen Tagen gelegenen Zeit auf Beobachtungen sehr weniger, nur dreier Personen gebaut. Im ganzen Januar betrug die grösste Anzahl gleichzeitig im Hospital befindlicher Personen nur sechs.

Zeit und Ort der Messungen sind auf den vier beigefügten Tabellen angegeben. Die Temperaturzahlen sind zur

Körpertemperatur von Frauen 8 Uhr morgens (Vag.).*)

November 1883.

No	13	14	15	16	17	18	19	20	21	22	23	24	25	26	27	28	29	30
1																		
2																		
3																		
4																		
5																		
6	77	73	76	78	78	78	76	78	77	78	80	76	79	77	75			
7	76	76	76	77		79	77	75	76	78	78	74	75	77	74	78	76	76
8			78	76	76	79	79	78	79	78		78	79	79	78	76	76	75
9														77	77	75	75	76
10																		
11																		
12	75	80	82	83	76	80		77	78	75	78	76	78	75	76	78	78	70
13	73	73				78	74	76	72	78	78	73	79	73	74	74	73	73
14																		76
15																		

| | $7_{,63}$ | $7_{,73}$ | $7_{,81}$ | $7_{,93}$ | $7_{,77}$ | $7_{,63}$ | $7_{,78}$ | $7_{,70}$ | $7_{,76}$ | $7_{,73}$ | $7_{,78}$ | $7_{,36}$ | $7_{,74}$ | $7_{,61}$ | $7_{,0}$ | $7_{,60}$ | $7_{,58}$ | $7_{,5}$ |

December.

	1	2	3	4	5	6	7	8	9	10	11	12	13	14	15	16	17	18	19	20
1	77	77	74	75	77	75	74													
2								78	76	76	74	76	80	76	72	71	75	76		
3								80												
4									70	71	72	72	71	73	74	72	71	72	70	75
5	75	76	77	76	77	78	75	77	77	78	78	78	77	78	77	76	76	75	70	69
6	79	79	81	82	79	82	80	82	78	74	81	78	78	77	80	77	77	77	76	77
7	78	78	78	75	77	77	75	76	75	75	75	75	74	75		78	78			
8	78	76	78	77	77	78	76	76	79	79	80	77	77	74	79	77	77	78	79	77
9														79	79	79	77	78	78	76
10													76	77	79	79	77	78	76	76
11																				
12	75	74	73	74	74	74	71	72	74	76	76	75	73	73	72	73	73	73	73	72
13	73	73	71	74	72	73	72	72	75	77	77	78	77	78	78	78	74	76	73	76/8
14	78	78	78	77	75	77	77	77	75	75	78	78	77	75	75	76	75			
15																				

| | $7_{,48}$ | $7_{,63}$ | $7_{,64}$ | $7_{,60}$ | $7_{,56}$ | $7_{,78}$ | $7_{,63}$ | $7_{,64}$ | $7_{,62}$ | $7_{,62}$ | $7_{,69}$ | $7_{,41}$ | $7_{,62}$ | $7_{,68}$ | $7_{,65}$ | $7_{,60}$ | $7_{,4}$ | $7_{,88}$ | $7_{,5}$ | $7_{,48}$ |

December.

No	21	22	23	24	25	26	27	28	29	30	31
1	76	73	73	74	72	75	73	74	72	73	72
2	68	68	70	73							
3					77	77	76	75	76		
4											
5											
6											
7											
8	80	76	79	79	78	76	74	75	78	78	
9											
10											
11	73	74	77	78	77		78	76	76	76	
12											
13	74	74	76	73	73	71	73	78	78	74	74

Januar 1884.

No	1	2	3	4	5	6	7
1	76	71	73	73	74	72	74
2							
3							
4							
5							
6							
7							
8	77	77	77	75	76	80	76
9							
10							
11	76	75	75	75	74		
12							
13	76	72	74	74	77	74	

| | $7_{,42}$ | $7_{,50}$ | $7_{,6}$ | $7_{,52}$ | $7_{,61}$ | $7_{,53}$ | $7_{,41}$ | $7_{,63}$ | $7_{,56}$ | $7_{,52}$ | $7_{,52}$ | $7_{,63}$ | $7_{,48}$ | $7_{,48}$ | $7_{,48}$ | $7_{,43}$ | $7_{,56}$ | $7_{,53}$ | $7_{,45}$ | $7_{,46}$ | $7_{,28}$ | $7_{,26}$ | $7_{,50}$ | $7_{,51}$ | $7_{,73}$ | $7_{,65}$ | $7_{,72}$ | $7_{,48}$ | $7_{,65}$ | $7_{,72}$ | $7_{,62}$ | $7_{,62}$ | $7_{,63}$ | $7_{,63}$ | $7_{,7}$ | $7_{,67}$ | $7_{,73}$ |

*) Die Zahl 77 in der ersten Reihe unter 1. December ist zu lesen: 37,7°C. Die Mittelzahl $7_{,63}$ unter 13. November ist zu lesen: 37,63°C. Ebenso alle entsprechenden Zahlen der vier Tabellen.

Körpertemperatur von Frauen 6 Uhr abends (Vag.). b.

November 1883.

No.	13	14	15	16	17	18	19	20	21	22	23	24	25	26	27	28	29	30
1																		83
2																		
3																		
6	77	78	76	77	79	79	79	79	79	79	78	75	77	76	77	74	74	78
7	76	74	74	76	75	73	77	74	74	72	73	76	76	76	71	73	72	77
8			78	77	78	79	77	79	79	77	79	77	76	76	76	76	77	
10															76	75	76	80
11																		
12						78	78	78	78	78	78	79	78	78	78	78	73	75
13	79	82	78	82	82	80	78	78	78	78	78	80	77	78	78	73	78	78
15																		82

| 7_{73} | 7_{80} | 7_{73} | 7_{70} | 7_{87} | 7_{85} | 7_{68} | 7_{80} | 7_{76} | 7_{73} | 7_{70} | 7_{66} | 7_{78} | 7_{75} | 7_{60} | 7_{48} | 7_{52} | 7_{90} |

December.

No.	21	22	23	24	25	26	27	28	29	30	31
2	78	79	73	73	75	78	77	77	79	77	75
3	73	73	73								
4					80	79	79	81	74		
5											
8	79	75	78	76	75	76	76	75	74	73	76
9											
11	78	77	80	77	78	78	78	78	76	79	
13	76	78	80	74	76	78	77	80	78	79	

| 7_{68} | 7_{64} | 7_{05} | 7_{50} | 7_{61} | 7_{75} | 7_{76} | 7_{75} | 7_{75} | 7_{30} | 7_{70} |

December.

	1	2	3	4	5	6	7	8	9	10	11	12	13	14	15	16	17	18	19	20
1	85	78	77	77	75	75	76	78	75	78	77		76	77	76	75	75	77		
									80											78
																		78	76	78
6	77	77	75	75	75	74	75	77	76	75	76	76	74	76	75	77	78	73	73	74
7	77	78	79	78	78	77	75	76	78	77	76	76	77	78	75	76	78	77	72	74
8	79	75	74	77	78	82	78	76	75	75	75	75	74	75	79	73	77	77	78	77
10	77	77	76	76	77	77	78	78	78	77	77	79	72	78	78	76	76	79	77	
11													79	77	78	81	76	78	78	79
12	76	70	73	74	76	75	72	70	78	75	76	76	72	75	74	75	70	70	70	72
13	78	76	74	77	80	76	76	78	78	78	78	80	78	74	74	78	72	76	76	75
15	80	81	81	81	82	80	80	80	80	84	85	83	85	80	80	80				

| 7_{90} | 7_{65} | 7_{61} | 7_{64} | 7_{76} | 7_{71} | 7_{68} | 7_{67} | 7_{70} | 7_{63} | 7_{71} | 7_{76} | 7_{75} | 7_{69} | 7_{60} | 7_{74} | 7_{68} | 7_{59} | 7_{59} | 7_{64} |

Januar 1884.

	1	2	3	4	5	6	7	8	9	10	11	12	13	14	15	16	17	18	19	20	21	22	23	24	25
	73	82	73	76	77	77	79	79	75	79	80	82	78	79	77	78									
								75	79	80	80	80	82	81	79	79	79	79	80	79	75	75			
	77	75	76	74	78	82	76	79	75	77	81	79	79	79	79	81	78	75	79	76	75	78	76	73	
											77		78	75	73	70	70	70	73	75	74	76	75	
	78	81	79	76	77	79	80	78	79	80	79	79	79	79	79	79	80	80	78	77	80	
	82	80	80	80	80	85	78	76	78	79	77	78	75	75	84	78	75	75	84	78	75		80

| 7_{15} | 7_{95} | 7_{70} | 7_{05} | 7_{80} | 8_{05} | 8_{05} | 7_{75} | 7_{66} | 7_{45} | 7_{95} | 7_{95} | 7_{95} | 7_{83} | 7_{59} | 7_{85} | 7_{70} | 7_{66} | 7_{65} | 7_{65} | 7_{65} | 7_{73} | 7_{68} | 7_{67} | 7_{40} |

Körpertemperatur von Frauen 8 Uhr morgens. (Rect.).

November 1883.

No.	13	14	15	16	17	18	19	20	21	22	23	24	25	26	27	28	29	30
1																		
2																		
6	78	77	77	80	79	76	78	77	78	78	80	76	77	79	78	76	78	76
7	77	76	75	77	80	77	76	76	77	78	79	75	75	77	75	75	77	75
8				78	74	77	76	79	79	79	79	79	79		77	75	77	77
10															77	77	77	77
11																		
13	74	80	78	80	78	80	74	78	73	75	80	72	72	74	78	73	74	76
14																		

| | 7_{63} | 7_{77} | 7_{67} | 7_{90} | 7_{65} | 7_{65} | 7_{65} | 7_{80} | 7_{85} | 7_{85} | 7_{78} | 7_{63} | 7_{76} | 7_{68} | 7_{66} | 7_{55} | 7_{62} | 7_{58} |

December.

	1	2	3	4	5	6	7	8	9	10	11	12	13	14	15	16	17	18	19	20
	78	78	74	76	76	74	74	77	77	75	74	74	77	75	73	75	76	77		
	75	78	78	77	78	79	77	77	76	69	77	78	72	76	79	74	75	76	76	76
	81	78	82	82	79	83	80	82	77	78	80	78	77	78	78	78	77	80	77	80
	78	75	75	75	74	74	75	77	78	79	81	77	77	77	80	78	78	78	77	79
	77	76	79	77	77	76	76	77	78	76	77	76	77	78	81	80	77	76		
												77	77	76	79	79	79	78	78	72
	73	76	78	76	76	76	74	72	76	72	74	76	78	78	76	74	74	76	74
	68	71	72	72	70	70	70		70	70	71	70	70							

| | 7_{57} | 7_{60} | 7_{69} | 7_{64} | 7_{69} | 7_{64} | 7_{50} | 7_{50} | 7_{59} | 7_{61} | 7_{46} | 7_{66} | 7_{68} | 7_{51} | 7_{66} | 7_{83} | 7_{74} | 7_{64} | 7_{71} | 7_{68} | 7_{71} |

December.

No.	21	22	23	24	25	26	27	28	29	30	31
2	77	74	73	75	73	72	76	74	74	74	72	73
8	81	78	80	79	79	75	76	76	78	79	80
9							77	73	78	77	77	77
11	73	75	76	77	78	77	73	78	77	77	77
13	69	75	76	74	79	78	74	75

| | 7_{60} | 7_{65} | 7_{63} | 7_{63} | 7_{85} | 7_{46} | 7_{43} | 7_{58} | 7_{68} | 7_{56} | 7_{63} |

Januar 1884.

	1	2	3	4	5	6	7
	78	77	78	75	77	82	76
	75	77	76	77	76	76	75
	75	74	75	78	76	76	75

| | 7_{60} | 7_{60} | 7_{63} | 7_{57} | 7_{70} | 7_{80} | 7_{53} |

c.

Körpertemperatur von Frauen 6 Uhr abends (Rect).

November 1883.

No.	13	14	15	16	17	18	19	20	21	22	23	24	25	26	27	28	29	30
1																		82
2	78	80	76	79	80	77	79	80	78	75	78	78	75					
6				76	72	77	75	76	73	77	75	73	76	77	74	73	76	
7													78	78	75	77	77	
8							79	78	79	79	80	79	76	76	77	75		
10														77	76	77	79	80
11	80	80	80	80	80	78	73	76	74	76	80	74	76	80	74	—	80	78
13																		
14																		
Σ	7_{80}	7_{73}	7_{60}	7_{87}	7_{83}	7_{88}	7_{70}	7_{83}	7_{70}	7_{63}	7_{78}	7_{63}	7_{46}	7_{68}	7_{70}	7_{68}	7_{70}	7_{88}

December.

No.	1	2	3	4	5	6	7	8	9	10	11	12	13	14	15	16	17	18	19	20
1	86	79	78	76	74	78	77	80	76	77	78	75	78	76	76	77	78			
2	77	78	77	77	78	75	80	78	74	75	75	78	74	79	77	79	78	74	79	80
6	78	78	79	79	79	79	78	77	76	78	78	79	78	79	77	76	79	79	79	
7	79	75	72	74	78	71	75	74	77	75	76	76	74	72	71	73	73	81	77	
8	78	79	77	77	77	78	79	78	77	78	78	78	80	81	79	77	80	80	77	79
10												76	80	80	79	79	79	77	79	
11	78	77	75	74	76	72	72	73	75	72	76	81	78	79	79	82	81	81	78	
13	73	74	74	75	77	74	73	76	73	74	73	75	74	73	74	72	76	76	74	
14																				
Σ	7_{84}	7_{71}	7_{60}	7_{80}	7_{71}	7_{50}	7_{63}	7_{60}	7_{68}	7_{56}	7_{60}	7_{61}	7_{75}	7_{66}	7_{73}	7_{63}	7_{79}	7_{70}	7_{84}	7_{80}

December.

No.	21	22	23	24	25	26	27	28	29	30	31
2	78	80	74	77	77	78	78	78	80	78	76
8	80	76	79	76	77	76	77	78	76	75	74
9										74	76
11	79	78	81	78	79	79	79	79	80	80	80
13	77	76	79	76	76	78	79	80	78	78	80
Σ	7_{85}	7_{76}	7_{83}	7_{60}	7_{7}	7_{73}	7_{85}	7_{78}	7_{85}	7_{75}	7_{60}

Januar 1884.

No.	1	2	3	4	5	6	7	8	9	10	11	12	13	14	15	16	17	18	19	20	21	22	23	24	25
2	78	76	77	75	78	82	77	80	76	78	83	80	80	80	80	81	82	79	76	80	77	80	74	77	75
8												75	76	74	81	71	69	72	71	76	73	74	75	75	
9	79	82	80	78	79	80	81	79	80	80	80	80	82	81	78	81	78	81	80	81	78	81	79	82	
11	83	80	80	76	82	82	78	78	76	78	79	78	76	77	75	72	78	73	76						
13																									
Σ	8_{001}	7_{98}	7_{90}	7_{63}	7_{97}	8_{13}	7_{87}	7_{90}	7_{70}	7_{57}	8_{07}	7_{83}	7_{85}	7_{80}	7_{93}	7_{55}	7_{75}	7_{80}	7_{53}	7_{90}	7_{78}	7_{90}	7_{63}	7_{83}	7_{73}

Platzersparnis nur zweiziffrig; so heisst die Zahl 83 so viel als: $38,3°$ C. Die Mittelzahlen sind dreiziffrig; 7_{73} heisst $37,73°$ C. Statt der Namen sind die Nummern der Frauen in jeder Tabelle angegeben.

Die Amplituden der Mittelzahlen sind durchgängig etwas mehr als $1/2$ Grad Celsius, in Tab. a: $0,65°$, in Tab. b: $0,60°$, in Tab. c: $0,45°$, in Tab. d: $0,67°$.

Die Reihe der Mittelzahlen in Tab. a zählte ich darauf mit der entsprechenden Reihe in Tab. c zusammen; diese Summe wurde dann mittels der kleineren Formel ausgeglichen und die ausgeglichenen Zahlen als Ordinaten der (voll ausgezogenen) Kurve A Taf. 45 aufgezeichnet[*]), welche Kurve also die ausgeglichenen mittleren Schwankungen der behandelten allmorgenlichen doppelten Temperaturbeobachtungen angiebt. Die Ordinatenzahlen stehen links auf der Tafel, die Abscissenzahlen der Tage oben.

Taf. 45.

Auf eben diese Weise sind die folgenden drei Kurven, B, C und D auf Taf. 45, gebildet. B (die punktierte) ist die ausgeglichene Summe der Mittelzahlen von Tab. b und d, zeigt also die allabendlichen doppelten Temperaturbeobachtungen. C (voll ausgezogen) ist die ausgeglichene Summe der Mittelzahlen von Tab. a und b; D die ausgeglichene Summe von Tab. c und d.

Obgleich diese vier Kurven bezüglich einer für alle Frauen gemeinschaftlichen Temperatur-Schwankung durchaus keinen Aufschluss geben, habe ich dieselben dennoch hier aufgenommen, namentlich um zu zeigen, dass die Kurven D und C grössere Übereinstimmung unter einander bieten, als A und B. Zu gleicher Zeit sieht man, dass die Abend-

---

[*]) Taf. 45 findet sich nicht in der Tafelsammlung, sondern am Schluss dieses Buches.

Temperatur B von Mitte December bis gegen Mitte Januar bedeutend höher ist, als die Morgen-Temperatur A, sowie auch, dass dieser Unterschied wahrscheinlich nicht konstant ist; vielleicht ist derselbe periodisch, wenigstens bieten die Morgen- und Abendkurven in dem übrigen Teil der Beobachtungszeit keine grossen Unterschiede. Ferner bemerkt man, dass, während die Morgenkurve A höher ist als die Abendkurve B, zu gleicher Zeit die Kurve D (Rect.) höher ist als die Kurve C (Vag.). *Diese Beobachtungen dürften eine Grundlage für fortgesetzte Nachforschungen abgeben.*

Danach zählte ich die Kurven A und B zu der (voll ausgezogenen) Kurve E zusammen, welche nach dem Vorhergehenden gleich der Summe der Kurven C und D ist. E ist also die Summe aller Mittelzahlen (mit der angegebenen Ausgleichung) von Tab. a, b, c und d.

Neben der Temperaturkurve E finden sich die beiden Gewichtzunahme-Kurven F und G aufgezeichnet. F (doppelstrichig) ist die bekannte Gewichtzunahme-Kurve der Knaben von Taf. 5 (Kurve $A+B$) innerhalb der Zeit vom 13. November 1883 bis 24. Januar 1884. G (punktiert), deren Ordinatenzahlen auf Taf. 45 rechts stehen, ist die gleichzeitige Gewichtzunahme der 55 Mädchen hiesiger Anstalt und ist, wie die Kurve F, mittels der grossen Formel ausgeglichen. Die hier benutzten Gewichtzunahme-Zahlen der Mädchen, welche mittels der bekannten Elimination der Wochenperiode (S. 16) aus tagtäglichen Wägungen um 1 Uhr hervorgegangen sind, finden sich S. 214 oben aufgezeichnet und sind in folgender Weise zu lesen: Vom 11.—12. November nahmen die 55 Mädchen zusammen drei Pfund an Gewicht zu, vom 12.—13. November vier Pfund, u. s. w. (s. Anm. S. 17).

Vom 12.—30. Nov. 3, 4, 6, 3, 6, 5, 0, 3, 4, 1, 2, 1, 2, 3, 2, 1, 3, 4, 2,
vom 1.—15. Dec. 3, 2, 2, 1, 1, 0, —1, —1, 2, 2, 2, 2, 2, 2, 3, 4,
vom 16.—31. —. 1, 1, 1, 1, 1, 3, 0, 2, —1, 2, 5, 6, 2, 2, 1, 4,
vom 1.—13. Jan. 3, 1, 1, 2, 0, 0, 0, —3, —4, —6, —3, —2, 0.
vom 14.—16. —. 1, 2, 0, 1, 0, 0, 1, —1, 1, 1, 1, 0, 1.

Vergleicht man nun die Temperaturkurve der funfzehn Freiburger Frauen, *E*, mit der Gewichtzunahme-Kurve der Kopenhagner Knaben, *F*, so ersieht man folgendes: Im November findet sich Übereinstimmung nur vom 17.—25. und teilweise vom 24.—27.; im December aber, wo die Temperaturzahlen von einer grösseren Anzahl Frauen herrühren, als im November und Januar, und also mehr ins Gewicht fallen, findet sich in grossen Zügen gute Schwankungs-Übereinstimmung. Der Fall der Temperaturkurve bis zum 4. Januar und das Steigen bis zum 6. findet sich auch in der Gewichtzunahme *(F)* wieder, dagegen ist das grosse Thal in *E*, am 8. Januar, in *F* nur schwach angedeutet. Nach dem 15. Januar verschwindet die Übereinstimmung.

Zwischen der Gewichtzunahme-Kurve der hiesigen Mädchen (*G*, punktiert) und der Kurve der Knaben *(F)* findet sich wesentliche Übereinstimmung, ausgenommen nach dem 4. Januar.*) Dabei bietet die erstere Kurve *(G)* noch grössere Übereinstimmung mit der Temperaturkurve

---

*) Die Gewichtzunahme-Kurven der hiesigen Knaben und Mädchen sind sich, wie oben S. 4 angegeben, durch alle drei Wägejahre in der Hauptsache ähnlich. Dann und wann finden sich Ausnahmen, z. B. in der Zeit vom 4. Januar an. Überhaupt deuten in dem ganzen Verhältnis zwischen den Gewichtzunahme-Kurven der Knaben und der Mädchen viele Zeichen darauf hin, dass die Gewichtzunahme-Schwankungen der beiden Geschlechter zwar in der Hauptsache denselben Gesetzen unterworfen sind, dass aber die Wirkungen dieser Gesetze

(E), als die Knaben-Kurve *(F)*. Diese Übereinstimmung ist fast durchgängig. Das Thal der Temperaturkurve am 27. November ist jedoch in der Mädchenkurve nur schwach angedeutet; die kleineren Thäler der Kurve *E* am 10. December und 4. Januar finden sich nicht in der Kurve *G*; das Thal am 9. Januar und der Gipfel am 11. Januar in *E* sind in *G* nach rechts verschoben. — Da diese Unübereinstimmungen zum Teil davon herrühren mögen, dass die Gewichtzunahme-Kurve *(G)* durch Anwendung der grossen Ausgleichungsformel zu stark ausgeglichen worden, so habe ich versucht, die obenstehenden Gewichtzunahme-Zahlen der Mädchen mittels der kleineren Formel auszugleichen, und daraus ist die Kurve *H* entstanden, die in ihrer ganzen Länge einen Tag nach rechts verschoben ist, indem die Zusammenzählung der Kurven *G* und *F* zu gleicher Zeit den Eindruck machte, als wären die Gewichtzunahme-Schwankungen durchgängig um einen Tag vor den Temperatur-Schwankungen voraus.

Zum Vergleich mit dieser Gewichtzunahme-Kurve der hiesigen Mädchen *(H)* ist die Temperatur-Kurve der funfzehn Frauen *(E)* gleich darunter aufgezeichnet. *Die Ähnlichkeit zwischen diesen beiden Kurven ist jetzt sehr bedeutend* (ausgenommen die Zeit 9.—16. Januar), *besonders vom 27. November bis zum 4. Januar, wo sie sich dem Parallelismus nähert.*

Die Amplitude der Kurve *E* ist 0,33 ⁰ C., die der Kurve *H* 39 $\bar{u}$, oder ungefähr 20 Kilogramm, was bei einer Anzahl von 55 Mädchen c. 90 Gramm pro Kind ergiebt. *Eine*

---

bei den verschiedenen Geschlechtern verschiedentlich modificiert werden. Untersuchungen über diesen Gegenstand muss ich auf künftige Zeiten verschieben.

Schwankung jeder erwachsenen Frau von c. $^1/_3{}^0$ C. in der Körpertemperatur entsprach also einer Schwankung jedes Mädchens von c. $^1/_{10}$ Kilogramm in der Gewichtzunahme.*)

Da die Gewichtzunahme-Schwankungen wie gesagt um einen Tag vor der Körpertemperatur-Kurve voraus sind, so hat es den Anschein, als wären die Schwankungen in der Temperatur keine direkte Folge von dem Einfluss der Wachstums-Energie auf den Körper.

Zwar ist die Anzahl der Frauen, deren Temperatur hier behandelt wurde, nur gering, und zwar erstrecken sich die Temperaturzahlen nur durch eine kurze Zeit, etwas

---

*) Selbstverständlich musste es von Interesse sein zu untersuchen, ob die eine Hälfte der Frauen mit der andern Hälfte übereinstimmend in der Temperatur schwanke; weil aber die ganze Zahl so klein ist, so muss man darauf gefasst sein, dass die in den Kurven der beiden Hälften vorhandenen individuellen Schwankungsunterschiede sich gegenseitig nicht ausgleichen werden. Obgleich ich keine dergleichen Kurven auf Taf. 45 aufgezeichnet habe, will ich doch hier anführen, dass die Temperaturkurve der acht »relativ gesunden« Frauen mit derjenigen der sieben kranken besser harmoniert, als zu erwarten war; es ist in den Kurven kein erweislicher Grundunterschied vorhanden, der auf den weniger normalen Zustand der Letzteren hindeuten könnte. Vom 28. November bis 20. December und vom 29. December bis 25. Januar herrscht eine unverkennbare Übereinstimmung zwischen den Temperaturkurven der relativ gesunden und der kranken Frauen. Ich füge noch hinzu, dass eine Zusammenzählung der Temperaturzahlen der drei operierten (»laparatomierten«) Frauen, die in vorstehender Untersuchung nicht mitgenommen wurden, zu dem Ergebnis führte, dass die gesamte Temperaturkurve dieser drei eine viermal so grosse Amplitude hatte, als die der funfzehn Frauen, und dass sie durchgängig entgegengesetzte Schwankungen darbot. Dieses Ergebnis muss doch selbstverständlich sehr unzuverlässig sein.

mehr als zwei Monate, allein die Übereinstimmung der Schwankungen dieser funfzehn erwachsenen Frauen in der alle organischen Funktionen beeinflussenden Körpertemperatur und den gleichzeitigen Gewichtzunahme-Schwankungen der hiesigen Kinder ist dennoch so auffallend gross, dass sie unmöglich ein Spiel des Zufalls sein kann, und sie passt ausserdem als notwendige Konsequenz in das Seite 199 angegebene Hauptergebnis der vorhergegangenen Untersuchungen hinein, dass ich keinen Anstand nehme, mit der folgenden, auf allen S. 61 bis hierher dargestellten Untersuchungen fussenden Annahme zu schliessen:

Alle organischen Funktionen über den ganzen Erdball hin befinden sich in ununterbrochenen und übereinstimmenden Intensitäts-Schwankungen. Die Impulse zu diesen gemeinsamen Schwankungen gehen von der Sonne aus, gelangen zur Erde in oder mit den Wärmestrahlen, variieren mit diesen, lokalisieren sich aber nicht, sondern verbreiten sich im Nu über die ganze Erde, und haben die gleichen Schwankungen an den Polen und am Äquator, auf der Tag- und auf der Nachtseite der Erdkugel. (Vergl. S. 203, 2.)

Übersicht.

An der Hand der Gewicht- und Höhenzahlen der hiesigen Zöglinge bin ich in dieser Weise immer vorwärts geschritten, indem ich mich — von den Ergebnissen gezwungen — bemühte, durch die Gebiete der Biologie in die der Meteorologie und von da zur Sonne neue Wege zu bahnen. Die auf diesem Wege vermeintlich neu gegründeten Haupstationen werde ich jetzt auf dem Rückwege alle wieder berühren.

Die Sonne.

Der Sonnenkern hat eine grössere Rotationsgeschwindigkeit, als das glühende Oberflächen-Meer der Sonne, und dieses wiederum eine grössere Geschwindigkeit, als die darauf schwimmenden, sichtbaren und unsichtbaren Schlackeninseln. In der Nähe des Sonnenäquators legen die letzteren eine relative Rotation in c. 27 Tagen zurück, während das Oberflächen-Meer im Jahre 1882 und dem grössten Teil von 1883 einen solchen Umlauf in c. 24 Tagen, in den Jahren 1883—85 dagegen in 25—26 Tagen vollbrachte.

Das Sonnenmeer hatte durch die drei Jahre nicht überall dieselbe Hitze; die eine Hälfte desselben um den Äquator war viel wärmer als die andere. Eins der Gebiete um den Äquator war besonders erkaltet; legt man einen Meridian mitten durch dieses Gebiet und veranschlagt die relative Rotationszeit des Sonnenmeers zu einem Mittel von 25 Tagen, so ist die Hitze desselben von diesem Null-Meridian an bis c. 115^0 W. L. durchgängig steigend gewesen, danach abnehmend bis 216^0 gegen das selbe Wärme-Minimum, wie unter dem Null-Meridian, darauf schwach steigend bis 288^0 W. L. und dann wieder abnehmend bis zum Null-Meridian. Die beiden Wärme-Maxima der Sonne lagen also einander fast diametral entgegengesetzt, die beiden Wärme-Minima dagegen nur 144^0 von einander entfernt.

Nicht nur im Durchschnitt der Jahre 1882—85 fanden sich diese beiden Wärme- und Kälte-Gebiete auf der Sonnenoberfläche, sondern auch im Durchschnitt jedes einzelnen dieser drei Jahre, und ausserdem fast in allen quer durch die drei Jahre gelegten Durchschnitten.

Die Hitze in jedem der vier erwähnten Gebiete war jedoch nicht konstant. Durch drei, bisweilen durch nur zwei nacheinander folgende Rotationen nahm die Hitze in den Maximalgebieten ab, während sie gleichzeitig in den Minimalgebieten zunahm. Wenige Tage hindurch konnten dann die ersteren Gegenden kälter sein, als die letzteren, worauf ein gewaltiger Wärmedurchbruch in den Maximalgebieten und gleichzeitig ein ebenso plötzlicher Temperaturfall in den Minimalgebieten erfolgte.

Diese Pulsationen waren 1882—83 stark hervortretend, im folgenden Jahre abnehmend und 1884—85 nur schwach.

Während der Erkaltung überzogen sich die betreffenden Gebiete in wachsendem Umfang mit Schlackeninseln, die während einer Rotation des Sonnenmeeres von c. 25 Tagen ungefähr zwei Tagereisen gegen Westen rückwärts glitten.

Die Erdatmosphäre.

Diese vier verschiedenen Gebiete der an der Erde vorüberrotierenden Sonnenoberfläche und alle Pulsationen innerhalb derselben beeinflussten die atmosphärischen Verhältnisse über die ganze Erde:

Durch alle drei Jahre und innerhalb einer Mittelzahl von 25 Tagen stieg die Summe der atmosphärischen Wärme auf der Erde in acht Tagen vom Minimum bis zum höchsten Maximum, sank dann in sieben Tagen bis gegen das selbe Minimum, stieg dann schwach in fünf Tagen und nahm in fünf Tagen wieder ab. Die Wärme-Pulsationen innerhalb der vier Sonnengebiete machten sich also auch, obwohl nur schwächer, in der Wärme der Erdatmosphäre geltend.

Die sämtlichen von der Sonne ausgehenden Schwankungen in der Wärme-Summe der Erdatmosphäre wurden in der Summe von Wärmekurven von einer grösseren Anzahl Beobachtungsorte deutlich wahrgenommen, fanden sich aber auch in den Summen von Wärmerotationen jedes einzelnen Ortes wieder, ja sie waren sogar in nicht zusammengezählten Temperatur-Reihen bemerkbar. Die Schwankungen der Sonnenwärme waren um den Erdäquator deutlicher bemerkbar, als unter höheren Breiten, deutlicher bei kontinentalem, als bei oceanischem Klima.

Die Schwankungen der Sonnenwärme waren auch in andern örtlichen Erscheinungen bemerkbar, so wie im Luftdruck, in der relativen und absoluten Feuchtigkeit der Luft, und schienen sich zugleich in eigentümlicher Weise in dem Ozongehalt der Luft geltend zu machen, dessen Schwankungen mit denjenigen der örtlichen magnetischen Deklination wesentliche Übereinstimmung darboten.

Die Wachstums-Energie.

Sämtliche Variationen in der von der Sonne an die Erde ausgestrahlten Wärme sind von einer parallel mit derselben schwankenden*) Energie begleitet, welche das ganze organische Wachstum des Erdballs incitiert, und deshalb die Wachstums-Energie genannt werden kann. Alles organische Wachstum hat zu gleicher Zeit über die ganze Erde die gleichen Schwankungen.

Die beobachteten Schwankungen in der Gewichtzunahme hiesiger Kinder harmonieren mit den Schwankungen in der Lufttemperatur Kopenhagens, noch mehr aber mit den Schwankungen aufsummierter Wärme von verschiedenen über die ganze Erde zerstreuten Stationen, d. h. mit den Schwankungen in der Wärmesumme der ganzen Erdatmosphäre, also mit den Schwankungen in der von der Sonne an die Erde ausgestrahlten Wärme.

Es ist kein Grund vorhanden zu der Annahme, dass nur die Gewichtzunahme der *hiesigen* Kinder in solcher Übereinstimmung mit der Sonnenwärme schwankt; die Gewichtzunahme *aller* Kinder über den ganzen Erdball muss das selbe Verhältnis zu der Sonnenwärme darbieten, also von Tag zu Tag übereinstimmend schwanken.

---

*) Es ist anzunehmen, dass die Sonnenwärme parallel mit der Gewichtzunahme schwankt; inwiefern aber die Sonnenwärme mit der Wachstums-Energie oder mit der Wachstumsenergie-Zunahme parallel schwankt, lässt sich nicht entscheiden. Im ersteren Falle ist die Schlussreihe diese: Sonnenwärme $\rightleftharpoons$ Wachstums-Energie $\rightleftharpoons$ Gewichtzunahme; im letzteren Falle: Sonnenwärme $\rightleftharpoons$ Wachstumsenergie-Zunahme $\rightleftharpoons$ Gewichtzunahme.

Die Richtigkeit dieser Annahme wird noch ferner dadurch bestätigt, dass die Kinder der Kgl. Pflegeanstalt »Opfostringshuset« in der Gewichtzunahme übereinstimmend mit den Kindern hiesiger Anstalt schwankten. Da es sich ausserdem noch zeigte, dass die Körpertemperatur von Frauen in Zürich in voller Übereinstimmung mit der gleichzeitigen Gewichtzunahme hiesiger Kinder schwankte, so ist anzunehmen, dass nicht nur die Gewichtzunahme aller Kinder, sondern auch wesentliche Teile der Funktionen aller Organismen über den ganzen Erdball hin gleichzeitige und gleichartige, und zwar alle mit den tagtäglichen Schwankungen der Sonnenwärme harmonierende, Intensitäts-Schwankungen haben müssen.

Trotz der bedeutenden Schwankungs-Übereinstimmung zwischen der Gewichtzunahme der Kinder und der Sonnenwärme ist es aus den S. 200—203 angeführten Gründen nicht anzunehmen, dass die Sonnenwärme-Schwankungen die unmittelbare Ursache der Gewichtzunahme-Schwankungen sind; diese Ursache scheint sich nicht im Bereich der bekannten Naturkräfte und Energien zu finden, und sie wird deshalb als ein X aufgestellt, das wir vor der Hand nur aus den wahrgenommenen Wirkungen desselben erkennen, nämlich aus den davon ausgehenden Incitamenten an alles organische Wachstum der Erde. Wegen dieser Thätigkeit ist dieses X die *Wachstums-Energie* zu nennen.

Die Wachstums-Energie incitiert die Gewichtzunahme der Kinder in einem Verhältnis, dessen kürzester Ausdruck ist: Steigt die Wachstums-Energie*) von Tag zu Tag a, b, c, so ist die Gewichtzunahme am ersten Tag A, am zweiten $A+B$, am dritten $A+B+C$, u. s. w.

Die von der einen Hälfte der Sonne ausgehende Wachstums-Energie hat die drei Jahre hindurch die Kinder zu einer fast viermal so grossen Gewichtzunahme incitiert, wie die von der andern Hälfte ausgehende Wachstums-Energie.

Die Gewichtzunahme stieg durchgängig in acht Tagen von ihrem Minimum zu ihrem Maximum, welches an einem Tage fast 30mal so grosse Gewichtzunahme wie der Minimaltag ergab. Danach schwand die Gewichtzunahme in sieben Tagen bis zu einem fast ebenso niedrigen Minimum, wie das funfzehn Tage vorher eingetroffene, stieg dann schwach in fünf Tagen, und sank wiederum in fünf Tagen. Diese Schwankungen in der Gewichtzunahme fanden sich nicht nur in der Summe der dreijährigen Gewichtzunahme-Kurven, sondern auch in der Kurvensumme jedes einzelnen Jahres sowie auch in Querschnitten durch alle drei Jahre.

Wie die beiden Wärme- und Kältegebiete der Sonnenoberfläche sich durch die von ihnen ausgestrahlte Wachstums-Energie in der Gewichtzunahme der Kinder auf der Erde geltend machten, so fanden sich auch alle andern Schwankungen der Sonnenwärme in der Gewichtzunahme abgebildet: Die Perioden der letzteren waren im Jahre 1882—83 durchgängig 24tägig, in den zwei folgenden Jahren 25—26tägig. Die Pulsationen innerhalb des ganzen Sonnenumkreises zeigten sich in den 72—75tägigen Perioden der Gewichtzunahme, besonders in den zwei ersten Jahren, während welcher jede dritte Periode innerhalb der 72—75 Tage den beiden vorangehenden entgegengesetzt schwankte. Diese Pulsationen waren besonders im ersten Jahre hervortretend; in dem letzten Jahre waren die Bewegungen einförmiger: mehrere Perioden hindurch zeigten hier die Gewichtzunahme-Kurven einen grösseren Berg gefolgt von einem kleineren, entsprechend den beiden ungleichen Wärmegebieten und den dazwischenliegenden erkalteten Stellen der Sonnenoberfläche. Das Rückwärtsgleiten der Schlacken auf dem Oberflächenmeer der Sonne machte sich auch in den Gewichtzunahme-Schwankungen schwach bemerkbar.

Jährliche Wachstum-Perioden.

Während die Schwankungen der Wachstums-Energie alle Organismen der Erde zu gleicher Zeit und mit gleicher Stärke incitieren, so modificiert sich das Ergebnis dieser Incitamente verschiedentlich im Verhältnis zu den Jahreszeiten, also im Verhältnis zu dem aus der Neigung der Erdachse gegen die Bahnebene entstehenden Wechsel in der atmosphärischen Wärme und andern meteorologischen Verhältnissen. Diese Variationen innerhalb eines Jahres machen die Kinder mehr oder weniger empfänglich für die Incitamente der Wachstums-Energie, und infolge dessen lässt sich innerhalb jedes Jahres ein Kreis von Hauptperioden in der Gewichts- und Höhen-Entwickelung der Kinder nachweisen.

Die Gewichtverhältnisse der Kinder unterliegen alljährlich drei Hauptperioden, einer Maximal-, einer Mittel- und einer Minimalperiode. Die Maximalperiode beginnt im August und endet in der Mitte des December, dauert also $4^1/_2$ Monate. Die Mittelperiode dauert von der Mitte des December bis zum Ausgang des April, $4^1/_2$ Monate. Die Minimalperiode reicht vom Schluss des April bis zum Schluss des Juli, drei Monate. Während der Maximalperiode ist die tägliche Gewichtzunahme dreimal so gross wie in der Mittelperiode. Fast die ganze in der Mittelperiode gewonnene Gewichtzunahme geht während der Minimalperiode verloren.

Der Längenzuwachs der Kinder unterliegt alljährlich drei Hauptperioden, einer Minimal-, einer Mittel- und einer Maximalperiode. Die Minimalperiode beginnt hier zu Lande im August und dauert bis gegen Ende November, c. $3^1/_2$ Monate. Die Mittelperiode reicht vom Schluss des November bis gegen Ende März, dauert also c. vier Monate. Die Maximalperiode reicht vom Ausgang des März bis in die

Mitte des August und umfasst c. 4½ Monate. Der tägliche Höhenzuwachs ist in der Mittelperiode zweimal so gross wie in der Minimalperiode, in der Maximalperiode 2½ mal so gross wie in der Minimalperiode.

Die eigentliche Wachstum-Periode erstreckt sich also vom Schlnss des März bis in den December und fällt in zwei Teile: erst die Maximalperiode der *Höhe* und dann diejenige der *Gewichtzunahme*.

Während der Maximalperiode der Gewichtzunahme ist der Höhenzuwachs so gering, dass man diese Periode füglich die Ruhezeit der Höhenentwickelung nennen kann.

Die Mittelperioden der Gewichtzunahme und des Höhenzuwachses fallen mit dem grössten Teil ihrer Ausdehnung in dieselbe Zeit, doch ist der Höhenzuwachs in dieser Zeit verhältnismässig bedeutend grösser als die Gewichtzunahme.

In derselben Weise fallen auch die Minimalperiode des Gewichts und die Maximalperiode der Höhe hauptsächlich in dieselbe Zeit. Die Maximalperiode des Höhenzuwachses ist Ruhezeit der Gewichtzunahme und bringt sogar bedeutende Gewichtverluste.

Die Höhenperioden beginnen und schliessen c. funfzehn Tage vor den Gewichtperioden.

Die Reihenfolge der Höhenperioden ist umgekehrt wie die der Gewichtperioden: die Höhenentwickelung arbeitet sich vom Minimum durch eine Mittelperiode zur Maximalperiode empor und fällt dann plötzlich bis zum Minimum. Die Gewichtzunahme dagegen steigt auf einmal vom Minimum zum Maximum und sinkt dann langsam durch eine Mittelperiode zum Minimum herab.

Die Schwankungen der Gewichtperioden sind bedeutend grösser als die der Höhenperioden. Ein Centimeter

Höhenwuchs entspricht in der Maximalperiode des Gewichts einer Gewichtzunahme von 2,84 Kg., in der Mittelperiode des Gewichts 0,48 Kg., und in der Minimalperiode des Gewichts ÷ 0,49 Kg.

Die Gewichtzunahme während der Maximalperiode ist wesentlich als *Dickenzunahme*, und die Gewichtabnahme in der Minimalperiode als *Dickenabnahme* aufzufassen. Der Gegensatz zwischen den Maximal- und Minimalperioden lässt sich deshalb auch so ausdrücken: In der Maximalperiode der Längenzunahme hat die Dickenzunahme ihr Minimum, und umgekehrt hat die Dickenzunahme ihr Maximum in der Minimalperiode des Längenzuwachses.

Ein ähnliches Verhältnis zwischen Längen- und Dickenzunahme findet sich im Pflanzenreich: Während das *Längenwachstum der hiesigen Bäume*, insofern es sich in dem Längenzuwachs der Triebspitzen kundgiebt, im April beginnt, zwischen Mitte und Ende Mai sein Maximum erreicht, und in allem Wesentlichen in der Mitte des Juni aufhört, so beginnt das *Dickenwachstum der Bäume* (der Stämme) erst im Juni und erreicht sein Maximum im Schluss des Juni und Anfang des Juli. Ganz wie bei den Kindern folgt hier die Maximalzeit des Dickenwachstums auf die Maximalzeit des Längenwachstums, und während des Längenwachstums der Bäume hat das Dickenwachstum hauptsächlich Ruhezeit, und umgekehrt.

Alltägliche Gewicht- und Höhenschwankungen.

Sowohl in dem Gewicht als in der Höhe der Kinder findet sich innerhalb jedes Tages ein Kreis von regelmässigen Schwankungen, die von der Nachtruhe, von der Tagesordnung und Verköstigung u. a. m., kurz, von örtlichen Verhältnissen im engsten Sinne abhängig sind:

Im Durchschnitt von drei Monaten, December 1883, Januar und Februar 1884, verlor jeder Knabe der hiesigen Anstalt 0,13 Kg. an Gewicht vom Abschluss des Mittagsmahls gegen 2 Uhr, bis 9 Uhr abends, und erlitt ferner im Laufe der Nacht, von 9 Uhr abends bis 6 Uhr morgens, jeder einen Gewichtsverlust von 0,57 Kg., und zwar durch Schweiss und Ausatmungsprodukte 0,28 Kg. und durch Harnentleerung 0,29 Kg. Danach nahm jeder Knabe von 6 Uhr morgens bis 1 Uhr vor dem Mittagsessen 0,11 Kg. zu; das Mittagsessen endlich gab jedem Knaben täglich eine durchschnittliche Gewichtzunahme von 0,59 Kg.

Innerhalb 24 Stunden im Durchschnitt von 5 Wochen, vom 7. Januar bis 9. Februar 1878, schwankte von 22 Knaben (im Alter von 13—16 Jahren) jeder an Höhe folgendermassen: In der freien Zeit 6—8 Uhr morgens 4 Mm. an Höhe verloren; während der Ruhe auf der Schulbank 8—9 Uhr 0,3 Mm. gewonnen; während des fortgesetzten Unterrichts 9—10 Uhr 1 Mm. verloren. Von 10$^{1}/_{2}$—11 Uhr hatten die Kinder Zwischenstunde zum Spielen; infolge dessen war jeder Knabe um 11 Uhr 3 Mm. kürzer als um 10 Uhr. Auf der Schulbank dehnte sich der Körper von 11—12 Uhr um 2 Mm.; von 12—1 gingen bei fortgesetztem Unterricht 0,4 Mm. und in der freien Zeit von 1—5 Uhr 3 Mm. verloren. Von 6 Uhr morgens bis 5 Uhr nachmittags gingen also c. 9 Mm. an Höhe verloren. Von 5 bis 9 Uhr abends waren die Schwankungen unbedeutend. Von 9 Uhr abends bis 6 Uhr morgens dehnte sich der Körper um c. 9 Mm.

Der Nutzen.

Jeder Forscher, der die einmal gesteckten Grenzen überschreitet und ins unbekannte Land hinein Bahnen zu brechen versucht, wird recht bald einem kühlenden Regen von Fragen nach dem *Nutzen* ausgesetzt werden. Es gehört eine gewisse innere Wärme dazu, um bei einer Reihe derartiger kalter Güsse den Muth nicht zu verlieren; wenn man sich aber an dem stetigen Fortarbeiten nicht irre machen lässt, und dann die geahnten neuen Gegenden allmählich aus dem Nebel hervorschimmern, so kann doch einmal auch die Zeit kommen, wo der Arbeiter selbst nach dem Nutzen fragen, sich selbst und Andern klarlegen muss, welche Ergebnisse erreicht sind, und welche bei stetem Fortarbeiten auf den neugebahnten Wegen noch zu erhoffen sind. Und der Hauptzweck dieser *vom Arbeiter selbst* aufgestellten Fragen nach dem Nutzen wird dann zum öftesten, wie gerade in diesem Falle, derjenige sein, andere Kräfte heranzulocken und für die eröffneten Arbeitsgebiete zu gewinnen.

Eine neue Untersuchungs-Methode.

Es sind noch nicht viele Jahre vergangen, seitdem die Wissenschaft erst anfing, durch umfassende Wägungen und Messungen von Individuen neue physiologische Aufschlüsse zu suchen. Die ersten Arbeiten dieser Art sind wahrscheinlich im Jahre 1833 von dem Engländer *Cowel* ausgeführt worden. Noch umfassendere Wägungen und Messungen von Kindern wurden danach von dem Belgier *Quetelet* ausgeführt, dessen Arbeiten in dieser Beziehung doch sowohl an Umfang als an Klarheit der Ergebnisse denen des Amerikaners *Bowditch* nachstehen. Die erste öffentliche Auseinanderszetzung Bowditch's über die Gewichts- und Höhen-Verhältnisse der Knaben und Mädchen erschien im Jahre 1872; seit der Zeit hat er die Gewicht- und Höhen-Zahlen von beiläufig 25 000 Kindern bearbeitet.*) Die Arbeiten des Italieners *Pagliani* vom Jahre 1879**) umfassen ausser den Wägungen und Höhenmessungen auch Bestimmungen der Körperkraft bei Kindern, u. a. m. Die belangreichen Beiträge des letzteren, wie mehrerer andern Forscher umfassen eine weit geringere Anzahl Kinder, als die von Bowditch.

Die im Jahre 1882 in Dänemark und später in Schweden zur Untersuchung der hygienischen Verhältnisse der Schulen niedergesetzten Kommissionen haben unter ihre Arbeiten auch Wägung und Messung von Schulkindern aufgenommen. In Dänemark wurden ungefähr 28 000, in Schweden c. 18 000 Kinder mit Bezug auf Gewichts- und Höhenverhältnisse untersucht.***)

Noch ist anzuführen, dass »The Anthropometric Committee of the British Association for the Advancement of Science« eine ungeheure Zahl von Erwachsenen und Kindern gewägt und gemessen hat.

Sämtliche obenerwähnte Arbeiten gleichen einander darin, dass sie jedes einzelne Individuum nur ein Mal behandelt haben. Sie haben sich alle die Hauptaufgabe gestellt, ein Normalgewicht und eine Normalhöhe für jede

---

*) »The growth of children«. Boston 1877 und 1879.
**) »Lo sviluppo umano«. Milano 1879.
***) »Betænkning« afgiven af den under 23. Juni 1882 nedsatte Kommission til Undersøgelse af Skolers hygiejniske Forhold. Kjøbenhavn 1884. — »Läroverkskomiténs Betänkande«. Stockholm 1885. In der letzgenannten Arbeit hat der Verfasser, Prof. *Axel Key*, eine ausführliche Bearbeitung und Vergleichung der Ergebnisse der von beiden Kommissionen bewerkstelligten Wägungen und Messungen geliefert.

Altersklasse von Mädchen und Knaben, ausserdem den Unterschied an Gewicht und Höhe zwischen den beiden Geschlechtern innerhalb jeder Altersklasse, sowie zwischen den Kindern wohlhabender und den Kindern armer Leute, auch zwischen Kindern verschiedener Nationalität festzustellen.

Im Gegensatz zu dieser »generalisierenden« Methode steht die »individualisierende«, welche die Entwickelung des einzelnen Kindes verfolgt, zunächst in der Absicht, durch wiederholte Wägung und Messung — gewöhnlich einmal jährlich -- zur Kenntniss zu gelangen, inwiefern Gewicht und Höhe des Kindes seiner Altersklasse gemäss sind, und daraus auf den Gesundheitszustand desselben schliessen zu können. Derartige Wägungen scheinen zuerst von *Wretlind* in Göteborg vorgenommen zu sein, welcher seine Untersuchungen im Jahre 1870 in Angriff nahm.*) Seit 1874 hat der Direktor von »Frederik den Syvendes Stiftelse« zu Jægerspris, Dr. *Vahl*, die Mädchen der Anstalt zweimal jährlich gewägt.**) Die häufigsten derartigen Wägungen sind wahrscheinlich durch Direktor *Jensen* am Kgl. »Opfostringshus« in Kopenhagen unternommen, indem derselbe seit 1882 seine Zöglinge einmal monatlich gewägt hat. Ähnliche Wägungen und Messungen, gewöhnlich 1—4mal des Jahres, sind in den letzten Jahren an einer Menge Schulen und Erziehungsanstalten in allen Ländern eingeführt worden.

Prof. Pagliani — und Andere nach seinem Vorgang — hat in seiner Arbeit eine sorgfältige Auseinandersetzung der beiden Methoden (der generalisierenden und der individuali-

---

*) »Iakttagelser rörande helsotillståndet i några af Göteborgs flickskolor«. Eira 1878.
**) »Om Vejning af Børn«. Kjøbenhavn 1881.

sierenden) zur Untersuchung des Gewichts und der Höhe u. a. m. der Kinder gegeben. Es scheint fast, als habe er — und auch Andere — die Möglichkeit eines dritten, noch bei weitem mehr versprechenden Verfahrens übersehen, nämlich: *Die möglichst häufige Wägung und Messung der grösstmöglichen Anzahl Kinder*, eine Methode, die, wenn man will, eine Vereinigung der beiden andern, und zugleich im Gegensatz zu diesen bezüglich der Zeit generalisierenden Methoden, gerade in dieser Beziehung eine individualisierende zu nennen ist.

Falls man wirklich an ein solches Verfahren gedacht hat, so wird wol die Ursache seiner Nichtanwendung entweder diejenige gewesen sein, dass man gemeint hat, auf diesem Wege sei nichts zu holen, als was schon die beiden bekannten Methoden darböten und versprächen, oder dass man es für unmöglich gehalten hat, die zu solchen *täglichen* Wägungen und Messungen einer grossen Anzahl Kinder nötige Zeit zu erübrigen. Die bisher allgemeine Meinung über das Verhältnis solcher Arbeiten zu den Schülern und der Schulzeit erhellt aus folgenden Äusserungen in einem Redaktions-Artikel der Weltzeitung »The Times«[*]), wo es bei der Besprechung meiner täglichen Untersuchungen über Gewichts- und Höhenverhältnisse der Kinder heisst: »Unsre Leser werden sich erinnern, dass *Sir Crichton Browne* in seinen Schriften über Gesundheit und Erziehung mehr als einmal vorgeschlagen hat, man solle die Kinder jeder Schule regelmässig wägen und messen, und dass er deswegen einer Reihe von täppischen Versuchen der Lächerlichmachung ausgesetzt wurde, indem man es nämlich für unmöglich hielt, die zu einer solchen Untersuchung nötige

---

[*]) Vom 7. Januar 1886.

Zeit zu opfern.« Und doch war Sir Crichton's Forderung wahrscheinlich noch lange nicht auf *tägliche* Untersuchungen gerichtet.

Das bisher für unmöglich oder doch gänzlich ungereimt angesehene hat sich aber jetzt in hiesiger Anstalt durch vier ganze Jahre als leicht durchführbar und den Zöglingen, ihrem Unterricht und ihrer Erziehung ganz unschädlich erwiesen, und zwar trotzdem dass alle c. 130 Zöglinge der Anstalt täglich sowol gemessen als gewägt werden, letzteres sogar viermal. Jedes Kind wird einzeln gemessen, wogegen die täglichen Wägungen feste Gruppen der Kinder umfassen; zugleich werden die Kinder einmal monatlich einzeln gewägt (s. übrigens S. 5). Während diese »Methode« das selbe bietet, wie die beiden andern, giebt sie zugleich bedeutend mehr, was man schon aus der vorliegenden Arbeit ersehen haben wird, und was in dem Folgenden noch ferner dargethan werden wird. Die Schwierigkeiten bei der Durchführung dieser Wäge- und Mess-Ordnung finden sich durchaus nicht auf dem pädagogischen, sondern lediglich auf dem finanziellen Gebiete: Es sind mehrere kostspielige Wäge- und Mess-Apparate erforderlich, und die von dem ganzen Lehrerpersonal der Anstalt geleistete bedeutende Beihülfe muss vergütet werden.

Berichtigung falscher Annahmen.

Es hat sich also als falsch erwiesen, dass es zur Untersuchung des Gewichts und der Höhe der Individuen nur zwei Methoden geben sollte, und ebenso falsch, die häufigen Wägungen und Messungen aus pädagogischen Gründen verwerfen zu wollen. Meine Arbeiten haben zu einer ganzen Reihe von ähnlichen Berichtigungen anderer bisher als wohlbegründet angesehenen Annahmen geführt:

Die bis hierher zu Ende gebrachten Untersuchungen haben unter anderem gezeigt (Fragm. I u. II, Fragm. III S. 51—53), dass sich bei den Kindern von Morgen bis Abend und von Tag zu Tag sehr grosse Gewichtschwankungen finden können. Diese Beobachtung muss den Wert der bisher als zweckdienlich angesehenen, auf grössere Zwischenräume als einen Tag basierten Wägungen bedeutend verringern. Gesetzt, dass ein Kind nach einer überstandenen Krankheit zur Bestimmung seiner körperlichen Erholung alle acht Tage gewägt wird, so wird diese Wägung, auch wenn sie, wie es gewöhnlich geschieht, an demselben Wochentag und zu derselben Stunde unternommen wird, durchaus unzuverlässig sein. Die Gewichtkurven auf Taf. 3 mit den dazu gehörigen Zahlen S. 52—53 zeigen z. B. dass, wenn ein Knabe am 27. Jan. 1884 um 9 Uhr abends, und dann acht Tage später zu derselben Stunde wieder gewägt würde, diese Wägungen ergeben würden, dass er in der verflossenen Zeit 0,13 Kg. verloren hätte. Ein solches Resultat würde warscheinlich Besorgnis erregen; um so grössere Freude würde aber die folgende Wägung erwecken, denn die Zeit vom 3. zum 10. Februar bietet eine Gewichtzunahme von 0,22 Kg. Die Besorgnis und die Freude sind indessen gleich grundlos; die Tafel und die Tabellen zeigen, dass, wenn die erste Wägung am 28. statt am 27. Februar stattgefunden hätte, die Wägungsresultate ganz verschieden ausgefallen wären: der Knabe hätte alsdann in der ersten Woche keinen Gewichtverlust erlitten, sondern im Gegenteil einen kleinen Gewinn von 0,04 Kg. gehabt, und statt einer grösseren Gewichtzunahme in der nächsten Woche einen kleinen Zuwachs von 0,05 Kg. erhalten. Werden dergleichen Wägungen an wechselnden Wochentagen und zu verschiedenen Stunden vorgenommen, so müssen sie die unsinnigsten Resultate geben, über die man wol gewöhnlich hinwegzukommen sucht durch den leidigen Trost: »Na, da muss wol falsch gewägt sein«, oder — »die Wage ist nicht richtig!«

Sind aber die wöchentlichen Wägungen unzuverlässig, so sind die monatlichen Wägungen noch weit mehr irreleitend, und also schädlich. Hierüber geben meine täglichen Wägungen auch sicheren Aufschluss; wären die hiesigen Zöglinge nur einmal monatlich gewägt worden, und die Wägetage wären z. B. auf den 23. December 1882 und 23. Januar 1883 gefallen, so würden laut der Tabelle S. 8 die 72 Knaben in der Zwischenzeit die erfreuliche Zunahme von 43,5 Kg. erfahren haben. Wären sie dagegen nur 9 Tage später, also am 1. Januar, und dann wieder am 1. Februar gewägt worden, so wäre ihnen der Besorgnis erregende Verlust von zusammen 10 Kg. verzeichnet worden.

Auch zeigen meine täglichen Wägungen, dass die seiner Zeit in Deutschland von *Dr. Varrentrapp* und anderswo von Andern angestellten Wägungen von Kindern vor und nach den Sommerferien sehr unzuverlässig sein müssen. Ich habe dies schon in Fragment II S. 4 durch ein Beispiel dargethan.

Wie beirrend und unverständlich muss es den Eltern, die ihre Kinder (z. B.) allmonatlich wägen, erscheinen, wenn diese in einem Monat rasch zunehmen, im nächsten still stehen oder gar an Gewicht verlieren, und dann wieder im folgenden Monat zunehmen, u. s. w.! Meine täglichen Wägungen beweisen, dass ein solcher Fortgang der Gewichtsentwickelung gänzlich normal sein kann.

Oder man denke sich das Erschrecken eines Vaters und einer Mutter, die ihre zahlreiche Kinderschar am Ende des December gewägt haben und nun dieselbe ein halbes Jahr später wieder wägen! Das Resultat wird sein, dass ganze sechs Monate hindurch keins der Kinder an Gewicht zugenommen hat. Die Eltern werden überzeugt sein, das es mit ihren armen Kindern zum schlimmsten steht, und der Arzt wird die Besorgnis bestätigen und der Ursache in schlechten hygienischen Verhältnissen, schlechter Nahrung, Überanstrengung in der Schule, versteckten Krankheiten u. s. w. nachspüren. Meine täglichen Wägungen haben nun hinlänglich dargethan, dass dieser anscheinende Stillstand in der Gewichtzunahme, obgleich sich derselbe durch ein halbes Jahr erstreckt hat, durchaus nichts Besorgliches bietet, sondern ganz natürlich, ganz normal ist, dass alle Kinder unter der selben und naheliegenden Breiten um die ganze Erde herum ebenfalls in der Gewichtsentwickelung gestockt, oder vielmehr in der ersten Hälfte der sechs Monate etwas an Gewicht gewonnen, in den nächsten drei Monaten aber das Gewonnene wieder eingebüsst haben.

Hier muss man sich doch erinnern, dass die Wägungsresultate auf Mittelzahlen beruhen, dass sie die Gewichtsverhältnisse eines *Normalkindes* angeben. Es kann also geschehen, dass ein einzelnes Kind in dem erwähnten Halbjahre dennoch eine kleine Gewichtzunahme gewinnt, während ein anderes ganz bedeutend an Gewicht verliert, oder mit andern Worten: Es werden sich innerhalb gewisser Grenzen individuelle Verhältnisse geltend machen können.

Ferner zeigen meine täglichen Wägungen, dass die Äusserung *Dr. Wretlind's* in Göteborg in seiner erwähnten Schrift von 1878: »Ich habe nämlich angenommen, dass ein Stillstand im Körpergewicht, oder noch mehr eine Abnahme im Gewicht der beste Beweis eines kränklichen oder doch sehr schwachen Körpers ist«, — auf einer durchaus unrichtigen Annahme bei ihm, wie bei vielen andern Ärzten und Physiologen beruht, indem ein solcher Stillstand oder Verlust ausnahmslos bei jedem Kinde und zu jeder Zeit des Jahres eintreten kann. Derselbe Irrtum findet sich bei dem vorerwähnten *Sir Crichton Browne*. Es heisst nämlich in dem oben genannten Artikel, »sein fundamentaler Gedanke sei gewesen, dass die Kinder mit regelmässigen Zwischenräumen gewägt werden sollten, und wenn sie dann nicht fortwährend zunähmen, müsse man daraus schliessen, dass etwas nicht richtig sei«.

Die herrschende Meinung ist also, wie bei Dr. Wretlind und Sir Crichton, so auch innerhalb wie ausserhalb der Physiologie und Heilwissenschaft diejenige gewesen, dass die Gewichtzunahme einer grösseren Anzahl ungleichaltriger Kinder im Laufe eines Jahres durch eine schräg ansteigende Gerade zu bezeichnen wäre. Ich führe noch ein Beispiel davon an: In seinem Buche von 1877 giebt Prof. Bowditch Anleitung und erlässt zugleich einen Aufruf zur Einsammlung von Gewichts- und Höhenzahlen. (Beiläufig bemerke ich, dass auch er der *täglichen* Wägungen nicht erwähnt.) S. 36 III will er untersucht wissen: »The effect (if any exists) of the season of the year on the rate of growth.« Diese gerade Linie haben aber jetzt die täglichen Wägungen durch einen ungeheuren Reichtum von Gewichtschwankungen ersetzt: »Tagtägliche Schwankungen, *über die ganze Erde hin gleich*, von regelmässigen Perioden durchsetzt, ausserdem auch andere Schwankungen, den *unter der selben Breite* Wohnenden gemeinsam, — gemeinsame Maximalperioden, gemeinsame Minimalperioden, gemeinsame Gewichtverlust-Perioden u. s. w.

An den einzelnen Stellen, wo man durch die vereinzelten Wägungen hindurch einen Schimmer von diesem

Schwankungsreichtum erblickt hat, da hat man diesem Schimmer natürlich eine falsche Deutung geben müssen. In seiner ersten Veröffentlichung der halbjährlichen Wägungen zu Jægerspris kam Dr. Vahl zu dem Resultat, dass seine weiblichen Zöglinge im Sommer eine grössere Gewichtzunahme erführen, als zu andern Zeiten des Jahres. Dieser Irrtum, den damals ein jeder mit ihm geteilt haben würde, lag daran, dass der grösste Teil des Herbstes, wo nach meinen täglichen Wägungen das Maximum der Gewichtzunahme eintritt, mit dem Sommer in dasselbe Wäge-Halbjahr fiel. — Die monatlichen Wägungen im Kgl. »Opfostringshus« führten im ersten Jahre zu demselben Resultat, dass die Knaben im Juni durchgängig an Gewicht verloren hatten. Dies erklärte man sich, wie auch leicht verständlich, durch die in diesem Monat fleissig benutzten Seebäder in Verbindung mit den langen Spaziergängen zu und von dem Bade in der heissen Sommerzeit. Meine täglichen Wägungen beweisen, dass das Baden im Meere gar keinen, oder doch nur sehr geringen Einfluss in dieser Beziehung übt, sowie auch, dass der jährlich wiederkehrende Gewichtverlust keinesweges gleichzeitig mit dem Baden, sondern schon einen oder anderthalb Monate früher begann.

Auch die Annahme, dass die Gewichtsentwickelung derselben Altersklasse von Kindern in dem einen Jahre der Gewichtsentwickelung derselben Altersklasse in einem folgenden Jahre gleich sein müsse, ist, wie ich habe nachweisen können, höchst unwahrscheinlich. Es verhält sich wohl eher so, dass das eine Jahr grössere Gewichtzunahme, reicheres Wachstum an alle Kinder der Erde spendet, als ein anderes Jahr. Ich verweise in dieser Beziehung auf die umständlichen Aufschlüsse hierüber in meinem Fragment II, wo die Gewichtsentwickelungen zweier Jahre zusammengestellt sind.

Ich werde hier eine Sache von geringerer Bedeutung kurz berühren: In dem neulich erwähnten Fragment II habe ich auch die irrige Annahme, dass die Kinder im Winter durchgängig am meisten essen, berichtigen können. Bei unverändertem Speise-Etat zeigte es sich in hiesiger Anstalt, dass die Esslust der Kinder, nach einer Steigerung vom December an, im Anfang des März ihr Maximum erreichte, also zu einer Zeit, wo das eine Wachstums-Maximum, das der Höhe, seinen Anfang nahm.

Die ebenso irrige Annahme, dass man aus ganz kurzen, höchstens acht bis vierzehn Tage dauernden Ernährungsversuchen an einer einzelnen oder nur wenigen Personen auf die fortdauernde Ausnutzung gewisser Nahrungsmittel bei diesen und allen andern Individuen schliessen könnte, ist auch durch die täglichen Wägungen berichtigt worden. Ich verweise wiederum auf Fragment II, wo ich nachgewiesen habe, dass der auf meine Aufforderung durch den verstorbenen Prof. *Panum*, unsern hochangesehenen Physiologen (Präsidenten des internationalen Kongresses der Ärzte in Kopenhagen 1884) mit der grössten Sorgfalt ausgearbeitete Speise-Etat für die hiesige Anstalt, welcher den älteren Etat ablöste, zwar eine Zeit lang im Stande war, den Kindern eine bedeutende Gewichtzunahme zu verschaffen, sogar zu einer Zeit, wo sonst ein Gewichtverlust zu erwarten war, dass aber dieser Einfluss *nur drei Wochen lang andauerte*, seit welcher Zeit dieser Etat keinen andern oder grösseren Einfluss auf die Gewichts- oder Höhen-Entwickelung der Kinder gehabt hat, als der frühere. Wären die täglichen Wägungen nicht gewesen, so hätte man, falls nur in den ersten drei Wochen Wägungen angestellt worden wären, den folgenden — gänzlich falschen — Schluss gezogen: »Da die neue Anstaltskost drei Wochen hindurch einen solchen Einfluss auf die Gewichtsentwickelung der Kinder ausgeübt hat, so muss dieser Einfluss auch bei fortgesetztem Gebrauch dieser Kost andauernd bleiben.« Ich muss mich hier gegen die etwaige Annahme verwahren, als wäre die erwähnte Gewichtzunahme durch die drei Wochen eine durch den Speise-Etat verschuldete Mästung der Kinder. Selbstverständlich ist die von Prof. Panum abgefasste Verköstigungs-Ordnung kein Mästungs-Regulativ. Auch muss ich die Annahme zurückweisen, dass die Kinder etwa durch die neue Kost in den ersten drei Wochen gar keinen Überschuss an Neubildungen in dem Körper gewonnen hätten, und dass nur die Wassermenge des Körpers zugenommen und so die Gewichtsteigerung veranlasst hätte. In dieser Beziehung kann ich anführen, dass der allnächtliche Gewichtverlust der Kinder in den drei Wochen (durch Schweiss und Ausatmungsprodukte), sowie auch die von den Kinderkörpern allnächtlich von 9 Uhr abends bis 6 Uhr morgens producierte Harnmenge keine Andeutungen enthalten, worauf sich eine solche Annahme stützen könnte. Ferner muss ich gegen die Vermutung Verwahrung niederlegen, als wollte ich durch die obige Bemerkung über die Wirkung der beiden Verköstigungs-Ordnungen andeuten, dass es also ungefähr gleichgültig sei, was man den Kindern zu essen gebe. Ich habe im Fragment II nur nachgewiesen, dass die verworfene Speiseordnung bei weitem nicht so schlecht gewesen, wie es die Wissenschaft wollte, und die neue bei weitem nicht so gut, wie es die Wissenschaft wollte, und dass es von Seiten der Wissenschaft durchaus unberechtigt ist, aus dem Resultat eines kurzen Ernährungsversuchs auf künftige Resultate der selben fortgesetzten Eingebung von Nährstoffen zu schliessen, und in noch höherem Grade unberechtigt, aus dem Verhältnis eines oder einiger Menschenkörper zu einer gewissen Menge gewisser Nährstoffe schliessen zu wollen, wie sich die Körper der ganzen Menschheit zu allen Zeiten und unter den selben Umständen verhalten müssen. Endlich muss ich, auf meine täglichen Wägungen gestützt, bemerken, dass solche Ernährungsversuche, wenn sie z. B. im Juni angestellt werden, unzweifelhaft zu andern Resultaten führen werden, als wenn sie im September vorgehen. Hierzu kommt aber noch die aus meinen Gewichtzunahme-Kurven und aus den oben behandelten Kurven der Körpertemperatur hervorgehende Thatsache, dass wissenschaftliche Ernährungsversuche, wenn sie an solchen Tagen angestellt werden, wo alle Funktionen des Organismus über die ganze Erde in lebhaftem Steigen begriffen sind, voraussichtlich ganz andere Resultate geben werden, als wenn sie in eine Zeit fallen, wo in der Intensität aller Funktionen ein allgemeiner Rückgang herrscht. In dieser, wie in mehreren obenerwähnten Beziehungen muss es als unzweifelhaft gelten, dass völlig klare Resultate nur durch tägliche und anhaltende Versuche mit einer grossen Menge von Versuchs-Objekten zu erwarten sind. Ich werde jedoch später auf diese Sache zurückkommen.

Ziemlich allgemein verbreitet ist auch die irrige Annahme, dass die Höhenmessungen unmöglich mit einer solchen Genauigkeit und Sicherheit ausgeführt werden könnten, dass sie wirkliche Aufschlüsse über die *tagtäglichen* Schwankungen in den Höhenverhältnissen der Kinder geben könnten. Natürlich kann die Sicherheit hier nicht so gross sein, wie bei den Wägungs-Ergebnissen, allein, wenn auch ein unwillkürliches Dehnen oder Zusammenziehen des Körpers die Höhenmessung etwas beeinflussen sollte, so werden sich doch solche Ungenauigkeiten durch eine grosse Zahl gleichzeitiger Messungen leicht ausgleichen. Was absichtliche Dehnung oder Zusammenziehung des Körpers betrifft, so wird der Messende dergleichen an dem zu messenden beobachten können, und er wird durch gleichzeitige und frühere Messzahlen leicht die nötige Korrektion dafür finden. Übrigens muss das gute Verhältnis zwischen dem messenden Lehrer und seinen Schülern dafür bürgen, dass dergleichen Fälschungen nicht vorkommen. Auch sind meine Messvorrichtungen (s. S. 5) gerade darauf eingerichtet, unrichtigen Stellungen während des Messens vorzubeugen oder dieselben leicht erkennbar zu machen. Sämtliche Messresultate, besonders die S. 56—61 erwähnten, beweisen ausserdem, dass sogar sehr feine und sehr regelmässige, also auch sehr zuverlässige, Normalschwankungen innerhalb eines Tages auf dem angegebenen Wege nachweisbar sind.

Wie über die Gewichtsentwickelung, so herrscht auch über die Höhenentwickelung ganz allgemein die irrige Annahme, dass die Summe des tagtäglichen Höhenwachstums einer grossen Anzahl ungleichaltriger Kinder durch eine schräg ansteigende Gerade bezeichnet werden kann. Dies erhellt besonders deutlich daraus, dass Alle, die bisher Gewicht und Höhe der Kinder zusammengestellt haben (Cowel, Quetelet, Bowditch, Pagliani, die erwähnten hygienischen Kommissionen und alle Anderen), davon ausgegangen sind, dass zwischen Gewichtzunahme und Höhenzuwachs innerhalb eines Jahres ein unveränderliches Verhältnis bestehen müsse. Meine täglichen Wägungen und Messungen haben nun nachgewiesen, dass sich dies bei weitem nicht so verhält, dass im Gegenteil ein höchst veränderliches

Verhältnis zwischen diesen beiden besteht (S. 40—46), so dass z. B. im Vorsommer ein Centimeter Höhenzuwachs bei einem beliebigen Kinde einem *Gewichtsverlust* von 0,5 Kg. entspricht, während im Herbste ein Centimeter Höhenzuwachs bei demselben Kinde einer *Gewichtzunahme* von 2,8 Kg. entspricht. Es wird demgemäss der Unterschied zwischen den von verschiedenen Untersuchern aufgestellten Tabellen über das Verhältnis zwischen dem Gewicht und der Höhe der Altersklassen leicht verständlich sein, besonders wenn die Wägungen und Messungen des einen zu einer andern Jahreszeit als die des andern vorgenommen sind. Ich werde diesen Umstand durch ein Beispiel erklären: Gesetzt, ich hätte die 75 Knaben meiner Anstalt am 29. Januar 1885 gewägt und gemessen, so hätte das Gesamtgewicht derselben (S. 11) 2832,2 Kg. und die Gesamthöhe (S. 13) 106,205 Meter ausgemacht. Jeder Knabe hätte demnach gewogen und gemessen:

38,3 Kg. und 1435 Mm.

Hätte ich aber die Untersuchung c. fünf Monate später, etwa am 22. Juni unternommen, so hätte das Gesamtgewicht derselben 74 Knaben (S. 12, ein Knabe war ausgetreten) 2826,3 Kg. und die Gesamthöhe (S. 14) 107,810 Meter ausgemacht; jeder Knabe hätte also durchschnittlich gewogen und gemessen:

38,2 Kg. und 1457 Mm.

Es lässt sich hieraus der Schluss ziehen: Hätte ich durch Wägungen und Messungen in den Kopenhagner Schulen zur fortgesetzten Anwendung der »generalisierenden« Methode beigetragen, so würde ich, wenn ich meine Untersuchungen im Januar angestellt hätte, zu einem ganz anderen Resultat gelangt sein, als wenn ich im Juni gewägt und gemessen hätte: Alle Altersklassen würden im Juni ungefähr dasselbe Gewicht gehabt haben, wie die ein halbes Jahr jüngeren Altersklassen im Januar; die gleichen Altersklassen würden also im Januar viel schwerer gewesen sein, als im Juni, während dagegen die Höhe einen bedeutenden Zuwachs vom Januar bis zum Juni zeigte. Gleichviel also, ob ich die eine oder die andere Zeit zur Darstellung des Verhältnisses zwischen Gewicht und Höhe der verschiedenen Altersklassen gewählt hätte, so müssten die Resultate wesentlich fehlerhaft ausfallen. Die selben Mängel, die meinem nur gedachten Beitrag zu den generalisierenden Wägungen anhaften, werden wahrscheinlich alle die erwähnten Wäge- und Mess-Arbeiten, sowie die daraus gefolgerten Zusammenstellungen von Gewicht und Höhe beeinträchtigen. Wenn man wüsste, zu welcher Zeit des Jahres Quetelet, Bowditch, Pagliani u. A. ihre Wägungen und Messungen vorgenommen haben, oder ob diese für jeden der Untersucher über eine längere Zeit zerstreut sind, so würden dieselben wol eine zuverlässigere Grundlage zu Vergleichungen abgeben, als jetzt der Fall ist, und die Untersuchungs-Resultate des Einen würden mit denjeningen des Andern besser zusammenstimmen. Gesetzt, ich hätte darüber Aufschluss gesucht, inwiefern meine am 29. Januar 1885 gewonnenen Mittelzahlen (38,3 Kg. und 1435 Mm.) z. B. mit den Normalzahlen des Prof. Pagliani stimmten, so müsste ich zu diesem Ergebnis gelangen: Das Alter der 75 Knaben war zu der Zeit durchschnittlich c. 14 Jahre. In dem erwähnten Buche von Pagliani finde ich S. 60, dass ein 14jähriger Knabe ein Gewicht von 36,6 Kg. und eine Höhe von 1454 Mm. haben muss. Mein Durchschnitts-Knabe wäre demzufolge c. 2 Kg. zu schwer und c. 20 Mm. zu kurz, also zu dick. Es würde indessen ein Irrtum gewesen sein, wenn ich daraus hätte schliessen wollen, der Speiseetat der Anstalt sei zu mästend

u. s. w., denn die fünf Monate später, am 22. Juni erfolgte Wägung und Messung zeigt ja, trotzdem dass Verköstigung, Tagesordnung u. a. m. unverändert geblieben, bis auf ein weniges sehr gute Übereinstimmung zwischen dem Durchschnitts-Knaben der Anstalt und dem Normalknaben von Pagliani. Die täglichen Wägungen beweisen also, dass die generalisierenden Wägungen und Messungen je nach der Jahreszeit, wo sie stattgefunden, zu verschiedenen Resultaten führen müssen, und dass denselben etwas abgeht, um für das Gewicht und die Höhe der verschiedenen Altersklassen zuverlässige Normalzahlen abgeben zu können.

In einer Erwähnung meiner früheren Publikationen über Schwankungs-Übereinstimmungen zwischen der atmosphärischen Wärme und der Gewichtzunahme der Kinder findet sich eine Annahme, die vielleicht von Andern geteilt wird, die aber nicht richtig sein kann, und die ich deshalb hier berühren werde. Es wird daselbst vom Kritiker un gefähr folgendermassen geschlossen: »Gewisse Körperver richtungen gehen darauf aus, die innerhalb enger Schwar kungsgrenzen konstante Körpertemperatur zu erhalten. Steig die Lufttemperatur, so bedarf es zur Erreichung des ge nannten Zweckes eines geringeren Masses dieser Verricl tungen als vorher, und es wird dadurch ein Mass vor Kraft erübrigt zur Beförderung der körperlichen Entwicke lung in der einen oder der andern Richtung. Der um gekehrte Fall tritt bei fallender Lufttemperatur ein, woraus sich dann überhaupt eine Schwankungs-Übereinstimmung zwischen atmosphärischer Wärme und Körpergewicht fol gert.« Wäre diese Annahme richtig, so müsste, wie oben (S. 89—90) erwähnt, das lebhafteste körperliche Wachstum bei den höchsten Wärmegraden des Jahres stattfinden, wa ja aber nicht der Fall ist. Ausserdem habe ich ja nach gewiesen, dass die Gewichtzunahme des Körpers bisweilen andere Schwankungen zeigt, als die Luftwärme, indem sie sich gar nicht nach den lokalisierten Temperaturschwankungen im Ganzen richtet, sondern nur nach den in der örtlichen Wärme aufbewahrten Grundzügen der von der Sonne ausgestrahlten variierenden Wärme. Es kann also zwischen der letzteren und dem körperlichen Wachstum kein Kausalverhältnis bestehen, und ebenso wenig übrigens (S. 201) zwischen der Sonnenwärme und dem Wachstum. Die Ursache der Wachstum-Schwankungen (S. 203) muss in der mit der Sonnenwärme parallel schwankenden Wachstums-Energie zu suchen sein.

Die erwähnte allgemeine (und irrige) Annahme, dass die Gewichtzunahme und der Höhenzuwachs der Kinder das ganze Jahr hindurch hauptsächlich gleichmässig von statten gehe, und dass in Folge dessen ein konstantes Verhältnis zwischen Gewichtzunahme und Höhenzuwachs bestehen müsse, schliesst zugleich die Annahme in sich, dass die Wachstums-Entwickelung der Menschen nicht wie die der Pflanzen an gewisse Zeiten des Jahres geknüpft sei, keine jährliche Rotation besitze. Die täglichen Wägungen und Messungen haben indessen nachgewiesen (S. 40), nicht nur dass die Menschen, wie die Pflanzen, eine jährliche Wachstum-Zeit haben, die hauptsächlich von dem Breitegrad des Ortes abhängt, sondern dass unsre Wachstum-Zeit auch wie die mehrerer Bäume in zwei Abteilungen zerfällt, erst eine Höhen-, dann eine Dicken-Zunahme. Der oben beobachtete Unterschied zwischen den jährlichen Wachstumzeiten der Bäume und der Menschen zeigt, dass, während die Wachstumzeit sowohl der Kinder als der Bäume auf unserer Breite im April anfängt, diejenige der Bäume nur bis Anfang August dauert, diejenige der Kinder aber sich über eine fast zweimal so lange Zeit erstreckt, nämlich bis gegen Ende December. Ferner zeigt sich der wesentliche Unterschied, dass die Pflanzen zwischen der Wachstumzeit des einen und des andern Jahres eine absolute Ruhezeit haben, während sich im Wachstum der Kinder an keiner Stelle des Jahres ein wirklicher Stillstand findet (jedenfalls nur bei einer einzelnen Seite desselben, der Gewichtzunahme), sondern nur eine Abschwächung des gesamten Wachstums, nämlich im Winter. Die jährliche Wachstum-Zeit der Menschenkörper ist somit zunächst als eine *Maximalwachstum-Zeit* zu charakterisieren. Dass die Tiere ähnliche Wachstumzeiten wie die Pflanzen, oder Maximalwachstum-Zeiten wie die Menschen haben, ist wol unzweifelhaft. Bei den Tieren tritt noch ausserdem in der jährlichen Rotation die Abhängigkeit von der Breite auf andern Gebieten der Körperverrichtungen deutlich hervor, so in dem jährlichen Wechsel der Haarbekleidung bei den Säugetieren und der Federn bei den Vögeln, wie auch im Winterschlaf einiger Tiere, und in der Begattungszeit, welche letztere auf die bestimmte Blüte- und Fruchtzeit der Pflanzen verweist.

Bis vor kurzem war es, wie oft erwähnt, ein angenommener Grundsatz in der Meteorologie, dass die von der Sonne tagtäglich an die Erde ausgestrahlte Wärmemenge unveränderlich sei; zur Berichtigung dieser Annahme haben die täglichen Wägungen auch beitragen können. Das selbe gilt von den damit verwandten Annahmen: — dass zwischen der gleichzeitigen Witterung auf der einen und der andern Seite des Erdballs, am Nordpol und am Südpol, keine Grund-Ähnlichkeit möglich sei, dass die *Hauptgrundlage* aller Veränderungen der Temperatur und zum Teil auch der Witterung (abgesehen von dem Einfluss der Neigung der Erdachse gegen die Bahnebene) in der von der Sonne ausgehenden verschiedenen Erwärmung von Land und Meer, und der verschiedenen Bodenbeschaffenheit der Länder, die dann wieder von der Feuchtigkeit der Luft, der Richtung und Stärke des Windes u. a. beeinflusst werden, zu suchen sei. Es ist jetzt durch die täglichen Wägungen nachgewiesen, dass der tiefste Grund der Veränderungen, nicht nur in der Temperatur der Atmosphäre, sondern auch in den meisten übrigen meteorologischen Erscheinungen ein für die ganze Erde gemeinschaftlicher ist, und dass derselbe in der Wärmequelle selbst, in den täglichen Variationen der von der Sonne an die Erde ausgestrahlten Wärme zu suchen ist.

Neue Beobachtungen.

Schon auf dem internationalen Kongress der Ärzte in Kopenhagen 1884 wurde festgestellt, dass meine in einem Vortrag auf dem Kongress (Fragment II) dargestellten Arbeiten in ihrem Verfahren originell seien und zu bisher unbekannten Resultaten geführt hätten. In der vorliegenden Schrift habe ich S. 231 bis hierher dargethan, wie meine Arbeiten im Stande waren, die auf verschiedenen Gebieten herrschenden irrigen Annahmen zu tilgen und durch neue und richtige zu ersetzen; die täglichen Wägungen und Messungen haben aber auch Beobachtungen auf bisher unbekannten Gebieten veranlasst: Die oben (S. 217—227) mitgeteilte *Übersicht* enthält einen Auszug meiner Arbeits-Ergebnisse, hergeholt aus Gebieten, die bisher durch die Annahme: *»Tägliche Wägungen einer Menge Kinder sind unnützlich und unmöglich«*, und durch die schon von Buijs Ballot und vielleicht noch Anderen teilweise aus dem Wege geräumte Annahme: »*Die von der Sonne an die Erde ausgestrahlte Wärmemenge ist von Tag zu Tag hauptsächlich unverändert*« — der Betrachtung entrückt waren. Was ich in diesen Gebieten gefunden, gipfelt in der wohlbegründeten Annahme, dass alle Organismen der Erde dem unverrückten Einfluss einer Energie unterworfen sind, die von der zum Lebenserhalter eingesetzten Sonne ausgeht oder geregelt wird. Diese Wachstums-Energie erfasst die ganze Reihe der Organismen, vom geringsten bis zum höchsten, durchdringt uns alle, schwankt mit unsern organischen Funktionen auf und ab und erhält uns alle in dem selben Schwankungstakt.

Die Sonne kehrt uns ihre am stärksten strahlende Seite zu, und in uns allen über den ganzen Erdball hin sind die verborgenen Arbeiter alle in der lebhaftesten und angespanntesten Thätigkeit.

Die Sonne dreht uns allmählich die mattere Seite zu, und die Thätigkeit der Arbeiter lässt nach.

Wir erzittern alle von einem Augenblick zum andern unter der Gewalt der Sonne; jede ihrer Pulsationen durchzuckt uns alle.

Vermutungen.

Derartige Vermutungen, wie die hier folgenden, haben in diesem Zusammenhange nur einen Nutz-Wert, indem sie zur Wegräumung von Dunkelheiten auffordern.

Meine Arbeitsergebnisse haben mich also zu weitreichenden Aussichtspunkten geführt. Ich zweifle jedoch nicht, dass es, wie es immer unter ähnlichen Umständen zu geschehen pflegt, nicht an Touristen fehlen wird, die sich von den erwähnten Punkten aus noch weiter vorwärts wagen werden. Ich bin mir solcher weiteren Vermutungen gewärtig und werde selbst solche darstellen, doch lediglich um mich in den gehörigen Abstand von denselben zu stellen:

Es wird vielleicht jemand sagen: »Es ist eine *Wachstums*-Energie, was *alle* organischen Funktionen incitiert, und ist deshalb am besten *Lebens*-Energie zu nennen, zumal alles Leben nur unter einem ewigen Regen von Impulsen seitens dieser Natur-Energie gedeihen kann. Diese lebensweckenden Impulse, die an alles Stoffliche ergehen, müssen in grauen Zeiten, im Jugendalter der Sonne, eine weit gewaltigere Kraft gehabt haben, als jetzt, und haben ohne Zweifel, wo sie glücklich geordnete Atome und Atomkräfte, sowie günstige Lebensbedingungen für diese getroffen, Anstösse gegeben, dass die Atomkräfte anfänglich einen Keim und später einen Organismus bildeten.« — Gegen eine solche vermutende Schlussfolgerung muss der Einwand gestellt werden, dass dieselbe die Möglichkeit voraussetzt, die Impulse der Wachstums-Energie könnten auf das Unorganische einwirken, worüber wir durchaus nichts wissen, und dass sie einen unmöglichen, einen unendlichen Sprung als möglich voraussetzt, nämlich einen Sprung von dem Standpunkte, dass die Impulse der Wachstums-Energie *schon existierende Organismen* incitieren, zu dem, dass dieselbe nicht blos das Unorganische beeinflusst, sondern sogar *das Unorganische zum Leben weckt*.

Von Afterdarwinisten wäre vielleicht eine solche Vermutung zu gewärtigen, wie diese: »Der Menschenkörper hat durch seine Entwickelungsreihe hauptsächlich die selbe jährliche Wachstumperiode bewahrt, die sich noch im Pflanzenreich vorfindet: Unter dem selben Breitengrad beginnt der Menschenkörper seine jährliche Wachstumperiode zu der selben Zeit wie der Baum, und zwar, wie dieser, zuerst mit dem Längenwachstum, und nach dessen Abschluss mit der Dickenzunahme. Der Menschenkörper hat aber allmählich innerhalb jedes Jahres fast die doppelte Zeit gegen den Baum zu seiner Wachstumperiode erobert, und noch dazu allmählich den übrigen Teil des Jahres für eine fortgesetzte, aber schwächere Wachstums-Entwickelung, die wesentlich mit der Ruhezeit der Pflanze zusammenfällt, in Anspruch genommen.« Hierauf ist zu erwidern: Meine Beobachtungen über die jährliche Maximalwachstum-Periode der Kinder und die jährliche Wachstumperiode einiger Bäume belehren uns nur, dass unter dem Einfluss des gemeinschaftlichen Klimas und mehrerer gemeinschaftlichen Existenz-Bedingungen eine Grundübereinstimmung in der Wachstumsentwickelung verschiedener Organismen sich herausstellt, während jedoch diese Einflüsse und Bedingungen je nach der verchiedenen Vollkommenheit der Organismen als solcher in verschiedenem Umfange ausgenutzt werden; — dagegen kann aus den genannten Beobachtungen durchaus kein Schlus auf die Entstehung der Organismen gezogen werden.

Ich werde noch schliesslich auf etwaige sonstige Vermutungen hinweisen, deren Berechtigung ich dahingestellt sein lasse:

Wenn die Wachstums-Energie von der Sonne ausgeht, ist denn diese Energie in der Jugendzeit der Sonne nicht weit grösser gewesen, als jetzt? Ist vielleicht die Wachstums-Energie, welche das Wachstum der Riesentiere und Riesenpflanzen der Urwelt incitierte, gewaltiger gewesen, als die, welche die heutigen Organismen beeinflusst?

Ist es notwendige Bedingung eines günstigen Erfolgs der Wachstums-Incitamente, dass diese an Stärke variieren, wie es heut zu Tage der Fall ist? Oder bedingt vielleicht die von der weniger heissen Seite der Sonne ausgehende schwächere Kraft gar keine nützlichen Ruheperioden in der Wachstums-Entwickelung, sondern nur Hemmnisse und Verluste?

Wird nicht die Wachstums-Energie bei fortgesetzter Erkaltung der Sonne immer mehr abnehmen, das Wachstum der Organismen immer mehr abgeschwächt werden und die Organismen selbst an Vollkommenheit einbüssen?

Die Wachstums-Energie umfasst, durchdringt, verknüpft das ganze Sonnensystem, vielleicht eine Unendlichkeit von Weltkörpern. Wenn die Wachstums-Energie von der Sonne ausgeht, nimmt sie dann mit dem Abstand von derselben an Stärke ab, und ist damit eine Lebensbedingung auf den verschiedenen Körpern des Systems wesentlich verschieden?

Praktische Bedeutung.

Unter den vielen ungelegenen Fragen nach dem Nutzen wollen die meisten keinen Aufschluss über die wissenschaftliche Bedeutung einer Arbeit, sondern beziehen sich nur auf »den praktischen Nutzen«.

Dass forgesetzte tägliche Wägungen und Messungen nebst andern täglichen Untersuchungen einer grossen Anzahl von Individuen unter den Händen der Wissenschafter und Fachmänner eine bedeutende praktische Ausbeute, besonders für die Hygiene und die innerhalb derselben entstehenden neuen Zweige ergeben werden, das unterliegt keinem Zweifel. Obgleich mir die sichre Fachbildung abgeht, und obgleich sich die täglichen Wägungen und Messungen noch in ihrer ersten Kindheit befinden, glaube ich mich doch sowohl berechtigt als verpflichtet, einzelne Andeutungen einer praktischen Ausbeute herzustellen.

Meine Arbeiten haben, wie oben nachgewiesen, eine

Reihe irriger und schädlicher Annahmen, die bisher innerhalb der Hygiene eine gewisse Rolle gespielt, ausmerzen können, und ich habe den Weg andeuten können, auf welchem wir nach und nach zuverlässige Normalbestimmungen bezüglich der Höhe und des Gewichts der Kinder in den verschiedenen Altersklassen, zu den verschiedenen Zeiten des Jahres und im Verhältnis zu den beiden Geschlechtern u. a. m. erlangen können. Schon hieraus ergiebt sich praktische Ausbeute in verschiedenen Richtungen.

Durch die Entdeckung der verschiedenen jährlichen Wachstumperioden der Kinderkörper scheint der Heilwissenschaft und 'der Hygiene die Möglichkeit eröffnet zu sein, durch zeitgemässes Eingreifen auf individuelle Unregelmässigkeiten in der Wachstums-Entwickelung einzuwirken. Durch besonders gute Ernährung, durch starke Begrenzung der geistigen Arbeit und durch bestmögliche hygienische Verhältnisse während der Maximalperiode des Dickenwachstums wird zu hoch aufgeschossenen und muskelschwachen Kindern die Möglichkeit geboten sein, das rechte Verhältnis zwischen Länge und Dicke zurückzugewinnen. Das Umgekehrte gilt von kurzen und zu dicken Kindern: ausser den möglichst günstigen Ernährungsverhältnissen in der Maximalperiode des Längenwachstums wird eine strenge Diät während der folgenden Maximalperiode der Gewichtzunahme wahrscheinlich von Nutzen sein.

In beiden Fällen scheinen auch richtig geplante Reisen belangreich wirken zu können: Es ist anzunehmen, dass die Maximalperiode des Längenwachstums für hiesige zu kurze und zu dicke Kinder an Ausdehnung gewinnen könnte, wenn man den Aufenthaltsort derselben gegen den Schluss des Sommers allmählich nach südlicheren Gegenden unter ein wärmeres Klima verlegte, und die Kinder so dem Einfluss der bei der abnehmenden Wärme des hiesigen Herbstes beginnenden Maximalperiode des Dickenwachstums entrückte. Die Heimreise könnte dann im Anfang des hiesigen Winters geschehen. Umgekehrt müsste ein allzu langes und zu dünnes Kind der hiesigen Maximalzeit des Längenwachstums ausweichen können, wenn es im April oder schon im März nach und nach zu immer nördlicheren und kühleren Gegenden gebracht würde. Es ist leicht ersichtlich, dass die hier hingestellten Andeutungen auf verschiedene Weise kombiniert und variiert werden können, und dass daraus verschiedene, wahrscheinlich lohnende Versuche hervorgehen dürften. Sollte das Vorstehende richtig sein, so geht daraus die Möglichkeit hervor, dass Reisen, wenn sie in unglücklich gewählte Zeiten des Jahres fallen, der Wachstums-Entwickelung der Kinder *nachteilig* werden können.

Es läge hier nahe, die Wahl der Zeit für eine Badereise oder Brunnenkur zu berühren, doch gebe ich nur folgende Andeutung: Es unterliegt wol kaum einem Zweifel, dass *Erwachsene* während des Maximal-*Längen*-Wachstums der Kinder allmählich etwas an Dicke abnehmen, und dass dieselben im Herbst, während der Maximal-*Dicken*-Zunahme der Kinder, besonders geneigt sind »sich auszudehnen«. Allzu dicke Leute werden durch einen zeitigen Aufenthalt an zweckdienlichen Brunnenkur-Anstalten der Einwirkung der Jahreszeit zum Dünnerwerden nachhelfen, und durch einen fortgesetzten Aufenthalt dem Einfluss der nachfolgenden Periode zur Gewichtzunahme entgegen wirken können. Wenn dergleichen Personen im Schluss des August oder früher die Badeorte verlassen, so bringen sie sich gerade unter den vollen Einfluss der Dickenperiode, und Ausschweifung in diätetischer Beziehung wird sie alsdann in kürzerer Zeit wieder verdicken, als unter gleichen Verhältnissen im Winter. Die Diät während der Nachkur muss also von grosser Bedeutung sein und unter gewissen Umständen durch längere Zeit ausgedehnt werden.

Es scheint fast, als wären die Chinesen auch auf diesen Gebieten vor uns Andern voraus gewesen, und als hätten sie die beiden Perioden in der Wachstumzeit der Bäume schon lange gekannt. Ein Mittel zur Heranziehung ihrer Zwergbäume dürfte es sein, die Bäume jedes Jahr während der Längenwachstum-Periode unter besonders anbequemte ungünstige Ernährungsbedingungen zu stellen, u. s. w. Dass das Heranziehen von Spielarten der Pflanzen und die Rassen-Zucht im Tierreich (wenn man will, auch die Mästung) aus dem Vorhandensein der beiden aufeinander folgenden Maximalperioden der Höhe und der Dicke grossen Vorteil ziehen könnten, darf wol als entschieden angesehen werden.

Ich will indessen von dergleichen Fragen absehen und meinen Standort auf festeren Boden verlegen: — Die Ergebnisse der täglichen Wägungen und Messungen können zur Beantwortung der wichtigen Frage über die Zeit und Ausdehnung der grössten Ferienzeit unsrer Kinder, der Sommerferien, mit beisteuern. Ich werde mich in dieser Beziehung aller Weitschweifigkeiten enthalten und nur kurz und gut sagen: *Wir müssen einen möglichst grossen Teil der beiden Maximalwachstum-Perioden unter die Sommerferien hineinbringen.* Die Schweden und die Süddeutschen sind uns Dänen in dieser Beziehung vorangeeilt, indem sie ihren Kindern zwei ganze Monate Sommerferien geben, an einzelnen Orten noch mehr. Wenn sich die Sommerferien vom Ende des Juni bis in den Anfang des September erstreckten, so würde ein bedeutender Teil der Maximalperiode sowol der Längen- als der Dickenzunahme unter weit günstigeren Bedingungen, als jetzt, auf die Kinder einwirken können. Besonders für Kinder armer Leute würde eine solche Ordnung von der grössten Bedeutung sein, wenn sie in der Ferienzeit unter günstigere Ernährungsverhältnisse gebracht werden könnten. Ich wage anzunehmen, dass man für den Ausfall von sechs Wochen aus der jetzt normierten Unterrichtszeit in der Kräftigung, welche dadurch der körperlichen wie der geistigen Gesundheit der Kinder zufliessen müsste, mehr als reichlichen Ersatz erhalten würde.

Aufruf.

Unter die Rubrik des Nutzens darf es wol auch gerechnet werden, für neueröffnete weite Felder die Arbeiter heranrufen zu können.

Durch die in der Gewichtzunahme gefundenen Perioden und Perioden-Eigentümlichkeiten wurde es ermöglicht, entsprechende Schwankungsverhältnisse in den meteorologischen Erscheinungen nachzuweisen, welche Verhältnisse immer deutlicher hervortraten, je nachdem immer mehr verwandte Erscheinungs-Reihen von über die ganze Erde zerstreuten Beobachtungsorten zusammengelegt wurden. Es ist hierdurch wahrscheinlich geworden, dass man auch ohne die aus den Gewichtzunahme-Schwankungen gewonnene Anleitung im Stande sein wird, durch solche Aufsummierungen die zu verschiedenen Zeiten vorherrschenden, den meteorologischen Erscheinungen über die ganze Erde zu Grunde liegenden Perioden und Perioden-Eigentümlichkeiten aufzufinden. Sollte es in dieser Weise gelingen, diese Grundschwankungen durch einen längeren Zeitraum aufzuzeichnen, so würde man vielleicht dadurch nach und nach über die Gesetze der von der Sonne ausgehenden Variationen zur

Klarheit gelangen, und wenn man dann zugleich zur Einsicht gelangte, wie diese Sonneneinflüsse in der Regel an verschiedenen Stellen der Erde modificiert werden, so würde man möglicherweise von da aus nach und nach zur Grundlage eines wissenschaftlichen Vorauswissens der örtlichen meteorologischen Erscheinungen gelangen können. Ich habe schon zu dergleichen Versuchen den Anfang gemacht, welche sich vor der Hand recht vielversprechend anlassen.

Ob man durch Sonnenbeobachtungen und Sonnenphotographien wird erfahren können, dass die Sonne eine heissere und eine kältere Seite hat, zwei Wärme-Maxima und zwei Wärme-Minima darbietet, dass die Rotationsgeschwindigkeit des Sonnenmeeres variiert, dass es dort 25tägige und 75tägige Perioden giebt u. a. m., das muss ich der Erwägung der Astronomen überlassen. Ich muss hier noch eins erwähnen: Es wird als unzweifelhaft angesehen, dass lokale Revolutionen auf der Sonne, auch wenn sie von den grösstmöglichen Wärme-Durchbrüchen begleitet sind, die von der Sonne an die Erde ergehenden täglich gleichen Wärmeausstrahlungen um kein Plus verstärken können. Nun ist es aber durch die Ergebnisse meiner Untersuchungen sichergestellt, dass die von der Sonne ausgestrahlte Wärme variiert, je nachdem heissere oder weniger heisse Gebiete der Sonne an der Erde vorbeipassieren; auch haben es die gefundenen 75tägigen Perioden und namentlich die Wärme-Umschläge in der dritten 25tägigen Periode innerhalb der 75tägigen Periode wahrscheinlich gemacht, dass lokale Wärmeveränderungen auf der Sonne in der Summe der ganzen von der Sonne an die Erde ausgestrahlten Wärme (und zwar in sehr hohem Grade) ihren Einfluss kundgeben können. Der Einfluss dieser lokalen Veränderungen zeigt sich auch an andern Verhältnissen in

den gefundenen Summen von Sonnenwärme-Schwankungen:
Ich erinnere hier nur daran, dass in allen den drei oben
behandelten Jahren die 75tägigen Perioden besonders in
zweimal 75 Tagen vom Anfang Septembers an hervortreten (s. S. 97 und Taff. 13, 14, 15), und ich verweise
gleichzeitig darauf, dass der S. 169 erwähnte Querschnitt
durch die Perioden aller drei Jahre in der Zeit vom September bis in den November das bekannte Sonnenwärme-
Bild, einen grösseren und danach einen kleineren Berg,
nicht wiedergiebt. Sollte dies nicht dahin deuten, dass
sich in den Sonnengebieten, die zu dieser Zeit des Jahres
von der Bahnebene der Erde geschnitten werden (Gebiete
nördlich vom Sonnen-Äquator), eigentümliche Wärmevaria-
tionen finden, die sich in der ganzen von der Sonne an
uns ergehenden Wärmesumme kundgeben? Sollte es nicht
möglich sein, auch in dieser Beziehung auf dem Wege der
direkten Sonnen-Beobachtung weiter vorwärts zu gelangen?

Die durch die zum ersten Mal versuchten *täglichen*
Wägungen und Messungen von Internat-Zöglingen erreichten
Resultate enthalten, scheint es mir, eine starke Aufforde-
rung, überall, wo es nur irgend thunlich ist, dergleichen Arbeiten in Angriff zu nehmen. Es giebt auf diesem Felde eine
Unzahl von Aufgaben, die ihrer Lösung harren, weit über
das hinaus, was ich in dem vorliegenden Fragment III dargestellt; und nicht ohne Grund habe ich ihm den Namen
»Fragment« gegeben, denn ich habe das Material und die
Vorarbeiten zu einem Teil dieser Unzahl schon unter den
Händen. Ich werde kürzlich erwähnen, was dieses Material
und diese Vorarbeiten bis jetzt umfassen: In dem vorliegenden Fragment habe ich hauptsächlich nur das Abendgewicht der hiesigen Knaben benutzt. Da ich aber auch

das tägliche Gewicht sowohl der Knaben als der Mädchen morgens um 6 Uhr, vor und nach dem Mittagsmahl, und um 9 Uhr abends aufgezeichnet habe, so bin ich im Stande, die Kurven und die Kurven-Unterschiede dieser Wägungen für die ganze Zeit, sowie auch die variierenden Verhältnisse derselben zu den von dem Kreislauf des Jahres abhängigen sowohl als unabhängigen Perioden zusammenzustellen; ferner kann ich die Unterschiede zwischen den Gewichtschwankungen der Knaben und denjenigen der Mädchen innerhalb der Zeit von 24 Stunden, sowie den Unterschied in der Kurvensumme der Knaben und der Mädchen vergleichen. Auch die Höhenentwickelung der Mädchen und deren Zusammenstellung mit derjenigen der Knaben wird neue Verhältnisse an den Tag bringen. Noch wichtigere Resultate erwarte ich aber aus den zwei Jahre hindurch im hiesigen chemischen Laboratorium des Prof. *Stein* vorgenommenen täglichen Untersuchungen des (von 6 Uhr abends bis 9 Uhr morgens) abgesonderten Harns von Knaben und Mädchen, welcher in Bezug auf spezifisches Gewicht, Harnstoff, Chlornatrium und Phosphorsäure untersucht wurde. Die hierher gehörigen Kurven zeigen Schwankungsverhältnisse unter einander, Verhältnisse zum Kreislauf des Jahres, ferner Variationen in Bezug auf das Verhältnis zur Wachstums-Energie, und ausserdem Abhängigkeit von den verschiedenen Nahrungsmitteln u. a. m. Die Esslust-Kurve der Kinder für die drei Jahre wird auch in verschiedenen Beziehungen interessante Aufschlüsse bringen.

Einen zweckdienlichen Apparat zur Anstellung von täglichen Kraftproben an einer kleineren Anzahl Kinder habe ich herstellen lassen. Auch davon darf ich, nach den angestellten Versuchen, über das Verhältnis der Körperkraft zum Jahre, zur Wachstums-Energie, zur Ernährung u. s. w. Aufschlüsse gewärtigen.

Die täglichen Messungen und Wägungen der Kinder werden zur Beantwortung vieler anderen physiologischen und hygienischen Fragen behülflich sein. Ich werde einige derselben andeuten, und muss in dieser Beziehung vorerst als wünschenswert hinstellen, dass wir auch von den täglichen Gewicht- und Höhenschwankungen der Kinder während der Sommerferien zur vollen Kenntnis gelangen. Zur Erreichung dieses Zweckes müsste dann die Hälfte der Zöglinge eines Internats Ferien halten und auf einen Monat entlassen werden, die übrigen aber im nächsten Monat feriieren, nachdem die ersteren in die Anstalt zurückgekehrt wären. Auch der Einfluss der kleineren Ferien in Laufe des Jahres auf alle genannten Verhältnisse sollte untersucht werden, ebenfalls der tägliche und gesamte Einfluss des Badens und des Turnens. Verschiedene Bekleidungs-Fragen sind auch zur Zeit auf dem Tapet: wenn man die Zöglinge eines Internats nach den durch Wägung, Messung, Kraftproben u. s. f. eingewonnenen Resultaten in zwei Hälften teilte, deren eine nach der bisher im Internat gebräuchlichen Weise, die andere nach einer der jetzt so stark angepriesenen Bekleidungsarten angezogen würde, so würde sich vielleicht auch über diese Frage ein helleres Licht verbreiten, als der Irrlichtschein der Reklame. Ähnliche Teilung der Zöglinge würde z. B. über die Bedeutung einer vollständigen Körperwäsche jeden Morgen Auskunft geben können, falls eine solche nicht schon an der Anstalt eingeführt sein sollte; ebenfalls über die in den Schlafsälen verwendete Ventilationsmethode im Verhältnis zu einer etwaigen neueren und als zweckdienlich anerkannten Lufterneuerungs-Methode. Es ergiebt sich von selbst, dass man auch nach einem begrenzten Massstabe Messungen der Brustweite und andere von den Physiologen gutgeheissene Körpermessungen mit aufnehmen könnte.

Selbstverständlich ist es nicht meine Meinung, eine solche Fülle von Experimenten auf eine einzelne Anstalt verlegt zu wissen: Die Arbeit sollte unter die Anstalten verschiedener Länder verteilt werden und diese müssten dann Hand in Hand mit einander arbeiten. Werden erst solche Arbeiten in den verschiedenen Zonen der Erde unternommen, so werden auch neue Fragen entstehen und ihre Lösung finden. z. B.: ob vielleicht in der heissen Zone die Maximalgewicht-Periode der Kinder, wie die Wachstumperiode der Pflanzen, eine grössere Ausdehnung besitzen sollte, als in der gemässigten Zone.

Während aller drei Wägejahre ist die hiesige Anstalt von Epidemien verschont geblieben. Sollte eine leichtere Epidemie, während welcher die angegriffenen Kinder nicht evakuiert würden, z. B. eine Maserepidemie, eine Anstalt befallen, so würden die täglichen Wägungen, Messungen u. s. w. wertvolle Aufschlüsse über die Zeit der Rekonvalescenz und über die Entwickelung der nicht angegriffenen Kinder während der Epidemie geben können. Ich muss aus mehreren Gründen annehmen, dass die anscheinend gesund gebliebenen Kinder auch unter dem Einflusse einer, wenn auch sehr schwachen, Infektion leiden werden.

Es versteht sich von selbst, dass dergleichen Arbeiten alle unter die Oberleitung von Physiologen und Hygienisten gestellt werden müssten; ich hege keinen Zweifel, dass diese im Stande sein werden, eine Reihe physiologischer Fragen unter dergleichen Untersuchungen heranzuziehen und dass die dadurch gewonnenen Resultate vielleicht grössere Lebenskraft gewinnen werden, als bis jetzt von den Wissenschaftern den Lehrsätzen der Physiologie beigelegt wird. Ich muss hier hervorheben, dass die Physiologen schwerlich geneigt sein werden, den nur auf 9 von den 24 Tagesstunden beruhenden Harnuntersuchungen dieselbe grosse Bedeutung zuzuschreiben, die sonst den Untersuchungen der ununterbrochenen Reihe von Harnproduktionen beigelegt wird; und dennoch muss ich, nach den schon gewonnenen Erfahrungen, annehmen, dass auch aus den unterbrochenen Reihen sichre und bedeutsame Aufschlüsse zu holen sind; ferner muss ich behaupten, dass es in einem Kinderinternate unmöglich sein wird, zuverlässige Ansammlungen von dem ganzen Kreise der Entleerungen zu beschaffen. Sollte etwas derartiges je zum Gelingen Aussicht haben, sollte man je dahin gelangen können, solche *tägliche* Massen-Untersuchungen in dieser und in andern Beziehungen mit der durchdringenden und umfassenden Feinheit durchzuführen, wie sie von Wissenschaftern wie *Pettenkofer*, *Voigt* und mehreren andern an einzelnen Individuen und während einer kürzeren Zeit ausgeführt wurden, so würde man ein besonderes Institut für derartige Untersuchungen einrichten müssen. Kostspielig würde das freilich sein, und eine Anstalt für Kinder würde man aus pädagogischen Gründen dazu nicht benutzen können; vielleicht könnten sich aber in einem oder mehreren Ländern junge medizinische Studierende zusammenthun, um in einer vom Staate dazu eingerichteten und erhaltenen Anstalt dergleichen Selbst-Untersuchungen anzustellen, und zwar in wechselnden Abteilungen alle Halbjahre, oder noch besser alle Jahre.

Es sei mir noch schliesslich erlaubt, an das Ergebnis meiner Untersuchungen von Dr. Reinl's Temperaturzahlen zu erinnern. Sollte es so schwierig sein, dergleichen Temperaturuntersuchungen in Hospitälern anzustellen? Auch kleine derartige Beiträge würden zu Zusammenstellungen dienlich sein, die noch klarer als die Gewichtzunahme der Kinder alle Schwankungen der Wachstums-Energie und der Sonnenwärme zeigen, vielleicht auch Aufschluss geben würden über den verschiedenen Einfluss der Wachstums-Energie auf die verschiedenen Geschlechter, vielleicht sogar auf die verschiedenen Alter, vielleicht auch in Bezug auf verschiedene Krankheiten. Ist es ferner nicht sehr wahrscheinlich, dass die auf die Körpertemperatur einwirkende Wachstums-Energie dem Körper eine verschiedene Empfänglichkeit gegenüber der therapeutischen Einwirkung beibringt? Wäre es nicht möglich, dass die bei der periodischen Einwirkung der beiden Minima der Wachstums-Energie höchst wahrscheinlich eintretenden Depressions-Zustände einem allzu starken operativen Eingreifen auf den Körper ungünstig sind? In allen diesen Beziehungen sollten auch Untersuchungen angestellt werden.

Neue Gebiete sind eröffnet, nur ein kleiner Teil derselben ist untersucht, seltene Funde sind ans Licht gezogen, Aussichtspunkte haben den Blick auf grosse und reiche Landstrecken gestattet: Raum und Arbeit giebt es die Fülle; möchten doch recht Viele als Mitarbeiter herantreten!

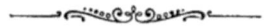

Nachträgliches.

Seite 69. Zur Bildung von Temperaturkurven auf Taf. 4 sind die Zehntelgrade nur benutzt, wenn deren fünf oder mehr als fünf waren, in welchem Falle die Zahl um einen ganzen Grad erhöht ist.

Seite 183. Nach *Faye* rotiert das Sonnen-Innere schneller als die Oberfläche Auf eine hydrodynamische Untersuchung von *Jukowsky* gestützt hat *Belopolsky* die kleinste Rotationsperiode einer inneren Sonnenschicht zu $21_{,3}$ Tagen berechnet (Astronomische Nachrichten No. 2722).

Seite 186. Prof. *Zenger* (Die Meteorologie der Sonne und ihres Systemes, Wien 1886) ist durch Sonnen-Photographien auf Perioden in den meteorologischen Erscheinungen aufmerksam geworden, die von einer relativen Sonnenrotation von c. 27 Tagen abhängig sein sollen. Er meint, dass sich in der Nähe des Sonnenäquators zwei Centren aller Hauptstörungen finden, und dass diese Centren etwa 180° von einander abstehen. *Broun*, *Hornstein* und *Liznar* haben in den Schwankungen der erdmagnetischen Elemente eine 26tägige Periode gefunden

Seite 203. Im »Nordisk Tidsskrift« des Letterstedtschen Vereins (Heft I 1887) hat Dr. *Alf. Lehmann* am Schlusse einer Anmeldung und Kritik der dänischen Ausgabe meines Fragments III geschrieben: »Entweder kann man, wie der Verfasser, eine neue Naturkraft als Ursache des Wachstums setzen, oder man wird annehmen können, dass es wirklich die örtliche Wärme ist, welche in Verbindung mit allen übrigen meteorologischen Erscheinungen (der Feuchtigkeit und dem Ozon-Gehalt der Atmosphäre, dem Luftdruck, den Winden und den magnetischen Verhältnissen) die Wachstum-Perioden bewirkt. Wenn die Summe der Einwirkungen aller dieser Erscheinungen auf das Wachstum der in jedem Augenblick von der Sonne ausgestrahlten Wärme gleich ist, so werden die Wachstums-Veränderungen eine genauere Abspiegelung der Sonnenwärme-Variationen geben, als die örtliche Wärme. Die Unmöglichkeit dieser Annahme muss erst dargetban werden, ehe es wissenschaftlich berechtigt ist, neue Naturkräfte anzunehmen.« — Zuerst bemerke ich, dass Dr. Lehmann unrichtig das zu umfassende Wort »Wachstum« benutzt, es hätte »Gewichtzunahme« heissen müssen. Besonders unrichtig ist es, wenn es in dem zuerst citierten Satze heisst: »*Ursache des*

Wachstums« anstatt: »*Ursache der Gewichtzunahme-Schwankungen*«. Die Ansicht Dr. Lehmann's in Betreff des gesuchten X kann ich nicht teilen: Auf gleich grossen Strecken der Erde sind die Summen der gleichzeitig physiologisch thätigen Sonnen-Energien, theils wegen der verschiedenen Einfalls-Winkel, theils wegen der verschiedenen Verwendung und Aufspeicherung in den meteorologischen Erscheinungen und wegen der verschiedentlichen Ausstrahlung in den Himmelsraum, sehr ungleich. Diese ungleiche Energien-Summen können nicht die Ursache der über die ganze Erde gleichen und gleichzeitigen Schwankungen der betreffenden Gewichtzunahme sein (Seite 199 u. 217). Besonders muss hervorgehoben werden, dass die in der Gewichtzunahme gefundenen, eigentümlichen Perioden mit Schwankungen, welche den Schwankungen der vorhergehenden und der nachfolgenden Periode entgegengesetzt sind, in der aufsummierten Wärme mehrerer Beobachtungsorte sich nur unvollständig wiederfinden und in anderen meteorologischen Verhältnissen noch undeutlicher abgespiegelt sind. Die Summen dieser meteorologischen Perioden können also nicht als Ursache der betreffenden umgedrehten Perioden der Gewichtzunahme gesetzt werden.

Seite 245—46. Bei den Höhenmessungen der hiesigen Zöglinge im J. 1877 (S. 4 u. 56—61) entdeckte ich, dass der Höhenzuwachs im Herbst sein Minimum habe. Bei den Wägungen im J. 1882 beobachtete ich jährliche Hauptperioden in der Gewichtzunahme und den Gegensatz derselben zu dem Höhenzuwachs. Fragment I erschien 1883; Fragment II enthält meinen im August 1884 bei dem internationalen Kongress der Ärzte gehaltenen Vortrag. Zwei Zeitungsartikel in der »Berlingske Tidende« November 1885 und in ausländischen Journalen (»The Times« vom 7. Januar d. J.) gaben Aufschlüsse über die jährlichen Wachstumperioden und die vom Kreislauf des Jahres unabhängigen Perioden, zugleich über die Verhältnisse zwischen Gewichtzunahme und Höhenzuwachs, sowie zwischen Gewichtzunahme und atmosphärischer Wärme. Sämtliche Tafeln in Fragment III B waren druckfertig in der Mitte des April 1886. Alle Hauptpunkte des Fragments III wurden im Schluss des Mai 1886 in der »Berlingske Tidende« veröffentlicht.

Erklärungen und Tabellen

in Fragment III A zu Kurvenzeichnungen in Fragment III B.

	Erklärung, Seite:	Tabellen, Seite:
Tafel 1	21.	8—12 und 17—20.
— 2	30.	12—15 und 48.
— 3	54.	51—53.
— 4, 5, 6, 7	64.	17-20 und 68—71
— 8	80.	18—19 und 68
— 9	93.	19—20.
— 10	95.	17—18.
— 11	95.	18—19 und 68.
— 12	96.	19—20.
— 13, 14, 15	96—97.	17—19.
— 16	102.	19—20 und 103—105
— 17, 18	123.	20 und 106—107.
— 19	125.	
— 20	126.	
— 21	126.	
— 22, 23, 24	130—131.	17—19 und 108—115.
— 25	131.	
— 26	132.	
— 27	134.	
— 28	136.	
— 29	137.	17—19, 113 und 116—120
— 30	154.	113 und 116—120
— 31	156.	
— 32	143.	109 und 144—145.
— 33	158.	

		Erklarung, Seite	Tabellen, Seite:
Tafel	34	149.	17–19
—	35	151.	108–115.
—	36	153.	108–113.
—	37	195.	17–19.
—	38	196	19–20.
—	39	196.	17–19.
—	40	162.	17 19
—	41 u. 42	163.	17–20.
—	43 u. 44	168.	17–20.
—	45 (in Fragment III A)	212.	208–211.

Inhalt.

Seite:

Tägliche Wägungen und Messungen von Kindern:

Veranlassung dazu. Wäge- und Messarbeit; Apparate	3—5.
Alter und Zahl der gewägten Knaben	6—7.
Tägliches Gewicht und Höhe	8—15.

Perioden im Wachstum der Knaben:

Wochenperiode des Körperwachstums	16.
Tagtägliche Gewichtschwankungen	17—20.
Drei jährliche Hauptperioden des Körpergewichts	21—30.
Drei jährliche Hauptperioden der Körperhöhe	30—39.
Zusammenstellung der drei jährlichen Perioden des Gewichts und der Höhe	39—43.
Gewichtzunahme und Höhenzuwachs als Wachstum	43—46.
Dickenwachstum und Höhenwachstum der Bäume	46—50.
Gewichtschwankungen der Knaben innerhalb jedes Tages	50—56.
Höhenschwankungen der Knaben innerhablb jedes Tages	56—61.
Gewichtzunahme-Schwankungen und Schwankungen in der örtlichen atmosphärischen Wärme	61—77.
Regeln für das Verhältnis zwischen diesen beiden Arten von Schwankungen	77—83.
Übersicht über sechs verschiedene Reihen von Schwankungen im Wachstum der Kinder	83—85.

Perioden in der Wärme der Sonne und in der Gewichtzunahme der Kinder:

Über die Ursachen einiger Reihen von Schwankungen in dem Wachstum der Kinder	85—87.
Schwankungen in der örtlichen atmosphärischen Wärme können nicht die Ursache der übereinstimmenden Schwankungen in der Gewichtzunahme der Kinder sein	87—91.
Beide Schwankungsarten müssen eine gemeinschaftliche Ursache haben. Einige Bestimmungen darüber	91—92.
Die Gewichtzunahme hat durch drei Jahre 24—26tägige und 72—78tägige Perioden	92—99.

	Seite:
Die Gewichtzunahme giebt ein besseres Bild der in der Sonne zu suchenden gemeinsamen Ursache, als die örtliche Wärme. Die Wärmeschwankungen der Sonne müssen sich in Summen von Wärmekurven der ganzen Erde wiederfinden	99—102.
Die Gewichtzunahme hiesiger Knaben und Mädchen zusammengestellt mit der Wärme von Kopenhagen, Wien, San Fernando und Lucknow 102—105 u.	121—123.
Die hiesige Gewichtzunahme zusammengestellt mit der Wärme in Kopenhagen und Wien 106—107 u.	123—124.
Die hiesige Gewichtzunahme zusammengestellt mit der Wärme in Kopenhagen, Wien, Lucknow, Nagpur, Paramaribo, Cordoba (Argentina), Port Dover und Vivi 108—115 u.	124—135.
Die hiesige Gewichtzunahme und die Wärme in Cordoba 113 u.	136.
Die hiesige Gewichtzunahme zusammengestellt mit verschiedenen meteorologischen Erscheinungen 116—120,	137—142
Die hiesige Gewichtzunahme und der Ozongehalt der Luft in Wien, die magnetische Deklination ebendaselbst und die Elektricität der Luft in Utrecht	143—148.
Schwankungsverhältnisse zwischen den drei 25tägigen Perioden innerhalb der 75tägigen Perioden der Gewichtzunahme	148—150.
Ähnliche Verhältnisse in der atmosphärischen Wärme der vorerwähnten Orte	150—154.
Ähnliche Verhältnisse in verschiedenen meteorologischen Erscheinungen	154—160.
Übersicht über alle Vergleichungen zwischen der Gewichtzunahme und den meteorologischen Erscheinungen. Gewichtzunahme-Kurven gleich Sonnenwärme-Kurven	160—161.
Übereinstimmungen und Unübereinstimmungen zwischen den 24—26tägigen Gewichtzunahme - Perioden (Sonnenwärme-Perioden) innerhalb jedes der drei Jahre	161—163.
Die Gewichtzunahme-Perioden (Sonnenwärme-Perioden) aller drei Jahre verglichen. Summe der alljährlichen Perioden. Summe der dreijährigen Perioden	163—172.
Minimaltage der Gewichtzunahme (Sonnenwärme) durch alle drei Jahre	172—176.

Seite

Hypothesen über die Sonne:

Der Entstehungsort der gefundenen Perioden in der Sonnenwärme in der Sonne selbst zu suchen 176—177.

und zwar im Oberflächenmeer der Sonne, das eine geschwindere Rotation als die bisher angenommene besitzen muss 177—181.

Das Oberflächenmeer der Sonne hat eine variable Rotationsgeschwindigkeit. Theorien, die diese Annahme stützen 181—184

Die eine Sonnenhälfte ist heisser als die andere. Gradeinteilung des Sonnenäquators 184—190.

Pulsationen in der Wärme der Sonne; 25- und 75tägige Perioden 190—197.

Das gesuchte X und Hypothesen darüber:

Wachstums-Energie 197—205

Schwankungen in der Körpertemperatur von Frauen:

Übereinstimmung zwischen den Schwankungen in der Körpertemperatur von vierzehn in einem Hospital zu Freiburg befindlichen Frauen und den gleichzeitigen Schwankungen in der Gewichtzunahme der in hiesiger Anstalt befindlichen Mädchen 206—217.

Übersicht:

Sonne 218—219.
Atmosphäre der Erde 219 - 220.
Wachstums-Energie 220—223.
Jährliche Wachstumperioden 223—225.
Alltägliche Gewicht- und Höhenschwankungen 225—226.

Nutzen:

Neue Untersuchungsmethode 227—231.
Berichtigung falscher Annahmen 231—246.
Neue Beobachtungen 246—247.
Vermutungen 247—250
Praktische Bedeutung 250—254.
Aufruf 254—261.

Nachträgliches 262—263.

Erklärungen und Tabellen zu den Tafeln 264—265.